普通高等医学院校药学类专业第二轮教材

药物毒理学

（第2版）

（供药学类专业及临床医学专业用）

主　编　宋丽华　王立辉

副主编　朱正光　王　斌　赵宇红

编　者（以姓氏笔画为序）

王　丽（大连医科大学）　　　　王　斌（陕西中医药大学）

王　鹏（昆明医科大学）　　　　王立辉（沈阳药科大学）

王彩艳（广州中医药大学）　　　毋亚男（长治医学院）

甘诗泉（贵州医科大学）　　　　龙　军（南京中医药大学）

朱正光（南方医科大学）　　　　宋丽华（长治医学院）

陈美华（山东第一医科大学）　　封　瑞（中国医科大学）

赵宇红（广东药科大学）　　　　章常华（江西中医药大学）

秘　书　毋亚男（长治医学院）

中国健康传媒集团

中国医药科技出版社

内 容 提 要

本教材为"普通高等医学院校药学类专业第二轮教材"之一，系根据本套教材的编写指导思想和原则要求，结合专业培养目标和本课程的教学目标、内容与任务要求编写而成。本教材具有专业针对性强、紧密结合新时代行业要求和社会用人需求；内容主要包括总论（药物毒理学的基本理论）、药物对机体各器官及系统的毒性作用和机制、药物的特殊毒性作用和机制、药物毒性作用的研究方法、生物/基因类药物和纳米材料的安全性评价、药物非临床安全性评价、临床药物毒理学概述等。本教材为书网融合教材，即纸质教材有机融合电子教学配套资源（PPT、微课、题库、案例解析等），使教学资源立体化、多样化。本教材主要供全国普通高等医学院校药学类、临床医学专业师生使用，也可作为其他从事药学工作人员的自学使用。

图书在版编目（CIP）数据

药物毒理学 / 宋丽华，王立辉主编 . —2 版 . —北京：中国医药科技出版社，2021.7

普通高等医学院校药学类专业第二轮教材

ISBN 978 - 7 - 5214 - 2459 - 1

Ⅰ. ①药…　Ⅱ. ①宋…②王…　Ⅲ. ①药物学 - 毒理学 - 医学院校 - 教材　Ⅳ. ①R99

中国版本图书馆 CIP 数据核字（2021）第 131321 号

美术编辑　陈君杞
版式设计　易维鑫

出版　**中国健康传媒集团** | 中国医药科技出版社
地址　北京市海淀区文慧园北路甲 22 号
邮编　100082
电话　发行：010 - 62227427　邮购：010 - 62236938
网址　www.cmstp.com
规格　889 × 1194mm $^1/_{16}$
印张　14 $^3/_4$
字数　457 千字
初版　2016 年 1 月第 1 版
版次　2021 年 7 月第 2 版
印次　2022 年 5 月第 2 次印刷
印刷　廊坊市海玉印刷有限公司
经销　全国各地新华书店
书号　ISBN 978 - 7 - 5214 - 2459 - 1
定价　**39.00 元**

获取新书信息、投稿、为图书纠错，请扫码联系我们。

出版说明

全国普通高等医学院校药学类专业"十三五"规划教材，由中国医药科技出版社于2016年初出版，自出版以来受到各院校师生的欢迎和好评。为适应学科发展和药品监管等新要求，进一步提升教材质量，更好地满足教学需求，同时为了落实中共中央、国务院《"健康中国2030"规划纲要》《中国教育现代化2035》等文件精神，在充分的院校调研的基础上，针对全国医学院校药学类专业教育教学需求和应用型药学人才培养目标要求，在教育部、国家药品监督管理局的领导下，中国医药科技出版社于2020年对该套教材启动修订工作，编写出版"普通高等医学院校药学类专业第二轮教材"。

本套理论教材35种，实验指导9种，教材定位清晰、特色鲜明，主要体现在以下方面。

一、培养高素质应用型人才，引领教材建设

本套教材建设坚持体现《中国教育现代化2035》"加强创新型、应用型、技能型人才培养规模"的高等教育教学改革精神，切实满足"药品生产、检验、经营与管理和药学服务等应用型人才"的培养需求，按照《"健康中国2030"规划纲要》要求培养满足健康中国战略的药学人才，坚持理论与实践、药学与医学相结合，强化培养具有创新能力、实践能力的应用型人才。

二、体现立德树人，融入课程思政

教材编写将价值塑造、知识传授和能力培养三者融为一体，实现"润物无声"的目的。公共基础课程注重体现提高大学生思想道德修养、人文素质、科学精神、法治意识和认知能力，提升学生综合素质；专业基础课程根据药学专业的特色和优势，深度挖掘提炼专业知识体系中所蕴含的思想价值和精神内涵，科学合理拓展专业课程的广度、深度和温度，增加课程的知识性、人文性，提升引领性、时代性和开放性；专业核心课程注重学思结合、知行统一，增强学生勇于探索的创新精神、善于解决问题的实践能力。

三、适应行业发展，构建教材内容

教材建设根据行业发展要求调整结构、更新内容。构建教材内容紧密结合当前国家药品监督管理法规标准、法规要求、现行版《中华人民共和国药典》内容，体现全国卫生类（药学）专业技术资格考试、国家执业药师职业资格考试的有关新精神、新动向和新要求，保证药学教育教学适应医药卫生事业发展要求。

四、创新编写模式，提升学生能力

在不影响教材主体内容基础上注重优化"案例解析"内容，同时保持"学习导引""知识链接""知识拓展""练习题"或"思考题"模块的先进性。注重培养学生理论联系实际，以及分析问题和解决问题的能力，包括药品生产、检验、经营与管理、药学服务等的实际操作能力、创新思维能力和综合分析能力；其他编写模块注重增强教材的可读性和趣味性，培养学生学习的自觉性和主动性。

五、建设书网融合教材，丰富教学资源

搭建与教材配套的"医药大学堂"在线学习平台（包括数字教材、教学课件、图片、视频、动画及练习题等），丰富多样化、立体化教学资源，并提升教学手段，促进师生互动，满足教学管理需要，为提高教育教学水平和质量提供支撑。

普通高等医学院校药学类专业第二轮教材
建设评审委员会

数字化教材编委会

前言

本教材主要根据全国普通高等医学院校药学类专业培养目标的主要就业方向及执业能力要求，按照本套教材编写指导思想和原则要求，结合本课程教学大纲，由全国13所院校从事一线教学工作的教师悉心编写而成。

药物毒理学是一门研究药物对生命有机体有害作用的科学，是药学专业必修课程。主要研究人类在应用药物防病治病过程中，药物不可避免地导致机体局部或全身的病理学改变，甚至引起不可逆损伤或致死作用；同时也研究药物对机体有害作用的发生机制、结果、危险因素及其防治措施。教材内容包括总论（药物毒理学的基本理论）、药物对机体各器官及系统的毒性作用和机制、药物的特殊毒性作用和机制、药物毒性作用的研究方法、生物/基因类药物和纳米材料的安全性评价、药物非临床安全性评价、临床药物毒理学概述等，基本覆盖了临床常见的药物毒性作用及毒性作用的监测和防治，阐述了新药研发和药物安全性评价中所涉及的药物毒理学的基本理论、基本知识和基本技能。通过本教材的学习，可使学生全面系统地掌握药物毒理学知识，为未来开展新药毒理学研究、临床合理用药及药学服务等奠定理论基础。

在本教材修订过程中，仍然坚持紧扣药学类专业本科教育培养目标，以教育部药学教育纲要为基础，坚持培养目标和用人要求相结合；以"三基""五性"为指导思想，既注重对学生"基本知识、基本理论、基本技能"的培养，也力求在教材内容上达到"思想性、科学性、先进性、启发性、适用性"的要求，既能满足岗位工作任务的需要，又能促进学生毕业后的可持续发展。为便于学生学习记忆，在编写上力求突出条理性，在每章节前面加入学习导引，在章节末设置小结和思考题。同时，在各章节主要知识点中增加案例及问题、解析（扫描二维码），使得教材内容重点突出、理论联系实际，学生能够学以致用。在第一版基础上，适度增加了近五年来已确证的新理论，以体现当代毒理学在临床药学服务和新药研究中的重要性。同时，纸质版教材配套了电子教学资源，包括PPT、微课、题库、案例解析等，可更好地帮助学生预习或复习教材内容。本教材主要适用于全国普通高等医学院校药学类专业、临床医学专业本科师生的教学，推荐在完成《药理学》课程后讲授学习。此外，也适用于其他从事药学工作人员的自学。

在本教材的编写过程中，得到了各参编院校领导及编者的大力支持，在此谨致谢忱。参加本教材的编写人员均有相关著作编写或药物毒理学的授课经历，虽然书稿经过了多次修改，但由于药物毒理学是一门新兴学科，还在不断发展中，所以在内容安排及其编写上可能仍会存在欠妥之处，恳请广大师生在使用过程中予以批评指正。

编　者

2021 年 3 月

第一章

PPT

总　论

学习导引

知识要求

1. **掌握**　药物毒理学的概念及与药理学、现代毒理学的区别。
2. **熟悉**　药物毒理学的研究领域和任务。
3. **了解**　药物毒理学的研究方法。

能力要求

1. 熟练掌握药物毒理学研究方法的技能。
2. 具备熟练运用药物毒理学的性质进行临床用药毒性反应监测和防治毒性反应发生的能力。

　　俗话说"是药三分毒"。毒理学实验研究的奠基人 Paracelsus（1493—1541 年）曾说："所有物质都是毒物，剂量将它们区分为毒物和药物"。有些毒物在低于中毒剂量时可作为药物使用，如砒霜、蛇毒等；而很多药物应用过量时会导致中毒，如阿托品、吗啡等。因此药物是一把"双刃剑"，具有两重性的特点，既可以产生治疗作用，也可以产生损害人体健康的不良反应。药物性损害已成为人类主要致死原因之一，仅次于心脏病、恶性肿瘤、慢性阻塞性肺病、脑卒中等。表 1－1 为 20 世纪以来发生在全世界的重大药害事件，由此也就激起了医药工作者对药物毒性作用、毒性作用机制和风险控制的强烈关注，使药物毒理学应运而生。

案例解析

　　【案例】 患者，男，30 岁，当日上山挖野菜，被草丛里的蝮蛇咬伤，遂急诊入院。送院途中，患者自觉头晕、头痛、视物模糊、胸闷，呕吐鲜红色血液 2 次，排血尿 1 次。查体：左侧踝关节外侧有咬痕，少量渗血，口腔牙龈多处渗血，四肢皮下淤血。腹部彩超显示：肝、肾、脾均有出血灶。诊断：蝮蛇咬伤中毒伴多脏器出血。立即用冷盐水和高锰酸钾液冲洗局部伤口，并给予抗蝮蛇毒素血清、对氨甲基苯甲酸、地塞米松、糜蛋白酶等治疗，但患者病情无明显好转，继续恶化，呼吸心跳停止。

　　【问题】 1. 蛇毒的毒性作用主要有哪些？

　　　　　　2. 蛇毒是否具有临床应用价值？如有，可能产生哪些临床应用？

扫描看解析

表 1-1　20 世纪以来重大药害事件

药物	临床应用	毒性作用	估计受害人数
氨基比林	解热镇痛	粒细胞缺乏	死亡超过 2000 人
醋酸铊	儿童头癣	铊中毒	死亡超过 10000 人
氯化亚汞	轻泻剂、驱虫剂	汞中毒	死亡儿童超过 585 人
二硝基酚	减肥	白内障、骨髓抑制	失明多人；死亡 9 人
二甘醇（磺胺类溶剂）	感染性疾病	肾功能衰竭	死亡 107 人
氯碘羟喹	阿米巴痢疾、旅行者腹泻	亚急性脊髓视神经病	残疾 1 万多人，死亡 100 人
黄体酮	习惯性流产	女婴外生殖器男性化	600 人
非那西丁	解热镇痛	肾功能损害	肾损害超过 2000 人，死亡数百人
二碘二乙基锡	感染性疾病	中毒性脑炎	中毒 270 人，死亡百人
沙利度胺	妊娠呕吐	海豹样畸形儿	超过万人
三苯乙醇	高胆固醇血症	白内障	超过千人
己烯雌酚	先兆流产	少女阴道癌	超过 300 人
替马沙星	感染性疾病	溶血性贫血、肝肾损害、低血糖	8 人肝损害、低血糖休克，死亡 3 人
西立伐他汀	高胆固醇血症	横纹肌溶解症	死亡 52 人

一、药物毒理学的性质

　　药物毒理学是现代毒理学的一个分支，是从药理学和毒理学中逐步分化和独立出来的一门新兴学科。现代毒理学（modern toxicology）是研究外源因素（化学、物理、生物等因素）对生物体的损害作用、生物学机制、安全性评价与危险性分析的学科。药物毒理学（drug toxicology）是研究在一定条件下药物对机体的损害作用，并对药物毒性作用进行定性、定量评价以及阐明毒性作用机制的一门科学。其中研究药物对机体的有害作用及其规律的称为药物毒效动力学；研究机体对产生有害作用的药物（毒物）的处置过程及其规律的称为药物毒代动力学。学习药物毒理学的基本目的是认识并掌握药物的毒性作用，为临床安全用药提供科学依据，并在用药过程中避免或减少这些毒性作用的发生。

二、药物毒理学的研究领域和任务

（一）描述性研究

微课

　　描述性研究也称为描述毒理学（descriptive toxicology），是通过设计合理的动物毒性实验，观察药物对动物的毒性作用，以获得用于评价人群特定药物暴露的危险度信息，包括定性描述（是否引起健康危害）与定量描述（剂量-反应关系），如在对金属镉进行危险度评价时，可以通过动物实验和流行病学资料来定性评价镉对人群的健康危害；同时对镉引起的肾功能损伤也需要进行剂量-反应关系的评价。通过描述毒理学的研究，不仅为安全性评价和管理法规与措施的制订提供了基础资料，也为药物的毒性作用机制提供了重要线索，通过形成假设为机制毒理学的研究作出贡献。

（二）机制性研究

　　机制性研究也称为机制毒理学（mechanistic toxicology），是研究药物对机体产生毒性作用的细胞、生化和分子机制，阐明药物的生物转运与生物转化过程及如何与靶器官发生反应并产生毒性作用。在危险度评定中，机制毒理学主要有以下 5 方面应用：①证实与人类直接相关的实验动物中所观察到的损害作用，如癌症和出生缺陷等；②验证可能与人类无关的发生于实验动物中的有害效应，如人造甜味剂糖精在大鼠尿液中达到很高浓度并形成结晶状沉淀时，可引起大鼠膀胱癌，但在人体即使大量使用后，在膀胱中也不可能达到如此高的浓度，故在人类不会引起膀胱癌；③在新药研究阶段，阐明化合物的机制毒理学对指导设计和生产较为安全的药物具有重要的参考价值；④可合理用于防治化学物中毒及临床疾病，如表 1 - 1 中的沙利度胺致海豹胎可能与其干扰某些血管生成基因的表达有关，而该机制的明确使沙利度胺可用于治疗麻风、AIDS 及癌症等，但要避免妊娠期用药；⑤进一步加深对基础生理学、药理学、细胞生物学和生物化学的了解，如通过对河豚毒素的研究，提高了对神经轴突膜离子梯度调节的了解。

目前，可通过遗传毒理学试验来筛检易感个体，从而保护易感个体免受有害因素的暴露，以及根据个体遗传性状制定个体化药物治疗方案，称为毒理基因组学（toxicogenomics）。

（三）管理性研究

管理性研究也称为管理毒理学（regulatory toxicology），是根据描述毒理学和机制毒理学提供的研究资料进行科学决策，协助政府部门制订相关法规条例和管理措施并付诸实施，以确保药品进入市场足够安全，达到保护人群健康的目的。

以上三大研究领域描述毒理学、机制毒理学和管理毒理学，三者之间既有一定的区别，但又相互联系、相互影响。描述毒理学和机制毒理学是管理毒理学的基础，而安全性评价则是三者的核心交叉部分。

三、药物毒理学的研究方法

研究药物毒理学的目的在于阐明药物的毒性和产生毒性作用的条件及剂量 - 反应的关系，为制定卫生标准和防治措施提供理论依据。研究方法有整体动物实验或体内实验、体外实验、临床研究和流行病学研究。

（一）整体动物实验

整体动物实验也称为体内实验（in vivo test），是毒理学的基本研究方法。多用于检测药物的一般毒性，包括急性毒性、亚急性毒性、亚慢性毒性和慢性毒性等。由于哺乳动物在解剖、生理和生化代谢方面，与人体有很多相似之处，因此多采用哺乳动物来观察药物的毒性反应，如小鼠、大鼠、豚鼠、仓鼠、家兔、狗和猴等。在实验时，根据实验要求选择合适的动物，通过控制性别、年龄、遗传特征等，来提高实验结果的参考价值，以更好地将实验结果外推到人体，使之更接近于临床用药实际。该方法的优点是能全面反映药物的各种毒性作用，并能长期观察慢性毒性反应。缺点是干扰因素较多，难以进行代谢和机制的研究。

（二）体外实验

体外实验（in vitro test）是采用动物的离体器官、培养的细胞、细胞器或生物模拟系统等观察药物的有害作用和药物的代谢。多用于药物对机体急性毒性作用的初步筛检、毒性作用机制和生物转化过程的研究。该方法的优点是干扰因素少，易于控制，可进行代谢和机制的研究。缺点是不能全面反映药物的各种毒性作用，缺乏整体毒物代谢动力学过程，难以研究药物的慢性毒性作用。

（三）临床研究

临床研究（clinical research）是指在医疗实践活动或新药临床试验中，观察和研究药物在人体内的毒性作用，对药物的人体安全性做出评价，并提出有效的防治措施，达到开发安全有效的新药、合理用药和防治药物毒性反应的目的。

（四）药物流行病学研究

药物流行病学研究（pharmacoepidemiology research）是运用流行病学的原理和方法，研究人群中药物的利用及其效应，以及药物疗效的卫生经济学评价、生命质量评价和 meta 分析等，主要应用于上市后研究，为上市药品监督的科学基础。常用研究方法有描述性研究、分析性研究和实验性研究。其研究结果能够为社会、药品管理部门、医疗单位及预防保健机构选择最佳用药方案，提供药物利用及药品安全性、有效性信息，提出有利于医疗、保健、药事管理和医疗保险行政决策的意见和建议，以达到合理有效用药、降低药源性疾病发生率的目的。

四、药物毒理学在新药研究中的应用

新药临床前毒理学研究包括全身毒性和局部毒性，通过临床前药物毒理学研究，可以确定：①毒性反应的剂量、症状、程度、时间、损伤的靶器官及损伤是否具有可逆性；②安全剂量和安全范围。通过收集以上实验数据，可以达到以下目的：①预测人体临床用药后可能产生的毒性反应，为临床用药毒性反应监测提供重要信息及制定相应的解救措施；②为临床研究的剂量设计（安全剂量和安全范围）提供依据；③为新药进一步结构改造提供依据。

但是，现有的临床前安全性评价仍存在一定的局限性，包括：①人与动物之间、动物与动物之间的种属差异；②毒理实验的动物数量有限，使发生率低的毒性反应难以发现；③常规毒理实验用动物多为健康动物，一般生理情况较为一致，而临床用药的患者可能处于各种不同的病理生理状态，对药物的敏感性不同，且某一疾病的存在可能会成为某一毒性反应出现的诱因；④现有的毒理学评价体系和研究方法尚不能完全满足新药的安全性评价。

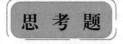

本章小结

药物毒理学是研究在一定条件下药物对机体的损害作用，并对药物毒性作用进行定性、定量评价以及阐明毒性作用机制的一门科学。其研究领域有描述性研究、机制性研究和管理性研究，三大研究领域的核心交叉部分是药物的安全性评价。通过体内实验、体外实验、临床研究和流行病学研究等方法，可以明确药物的毒性和产生毒性作用的条件及剂量－反应关系，并阐明药物的毒性作用机制，为开发安全有效的药物、指导临床合理用药、防治药物不良反应发生以及管理部门制定安全卫生标准等提供理论依据。

题库

思考题

1. 简述药物毒理学的概念及与药理学、现代毒理学的不同点。
2. 请根据前期所学药理学知识，列举出哪些药物的毒性可形成药源性疾病。
3. 临床前药物毒理学的研究目的有哪些？

（宋丽华）

PPT

第二章

药物毒效动力学

学习导引

知识要求

1. **掌握** 药物毒性作用的分类、毒性作用参数和终毒物的概念。
2. **熟悉** 量反应和质反应的剂量-效应(反应)曲线。
3. **了解** 药物毒性作用的机制。

能力要求

1. 具备运用各类毒性作用发生的原因等知识来避免临床用药过程中发生药物中毒的能力。
2. 具备运用剂量-效应(反应)曲线评价药物的安全性和比较不同药物的效价强度和效能的能力。

药物毒效动力学是研究药物对机体的有害作用、作用规律及作用机制的学科。如果将药物视为毒物,即称为毒物效应动力学(toxicodynamics),简称为毒效学。药物的毒效学研究和药效学研究是密不可分的,是研究药物对机体作用不可偏废的两个方面。

第一节 药物毒性作用的分类

课堂互动

1. 药物的毒性作用、不良反应、药源性疾病之间有何关系?
2. 毒物和毒素是否有区别?
3. 生殖毒性和发育毒性及致突变和遗传毒性之间有何关系?

毒物(toxicant)通常是指人工制造的毒性物质,广义上涉及合成或生物类药物。毒素(toxin)一般是指天然存在的毒性物质,如蛇毒、砒霜、箭毒等,某些情况下,少数微量毒素也具有一定的临床应用价值。有毒(toxic)系指某种物质具有产生一种未预料的和(或)有害于健康作用的特征。毒性作用(toxic effect)系指药物对靶组织、靶器官或全身发生的损害作用,为严重的不良反应,也是产生药源性疾病的主要原因。在临床应用药物过程中,应尽量减少或避免药物毒性作用的发生。从临床应用角度可将药物毒性作用分为以下几种。

一、一般毒性反应

一般毒性反应(toxic reaction)是由于剂量过大、用药时间过长或药物在体内蓄积过多时对机体产生的损害性反应。具有在临床治疗剂量下不出现、可预知、可避免发生的特点。一般毒性包括急性毒性和慢性毒性。急性毒性多由剂量过大所引起，一般损害循环系统、呼吸系统及神经系统，如快速静脉注射地西泮，可引起中枢抑制、呼吸抑制和血压骤降。慢性毒性多由用药时间过长或药物在体内蓄积过多所引起，一般损害肝、肾、骨髓及内分泌系统，如长期使用糖皮质激素引起的肾上腺皮质功能紊乱。

二、变态反应

变态反应（allergic reaction）也称过敏反应（anaphylactic reaction），大多数情况下系指非肽类药物作为半抗原与机体蛋白结合后，经过敏化过程而发生的反应。常见于过敏体质的患者。具有因药因人而异、反应性质与药理效应及剂量无关、没有相应拮抗药的特点。患者可表现为皮疹、皮炎、发热、支气管哮喘、过敏性血小板减少、肝肾功能损害、过敏性休克甚至死亡。致敏物质主要有药物本身、代谢物或制剂中的杂质，可通过详细询问用药过敏史、皮肤过敏试验避免，但也有许多药物的过敏反应是无法预知的。

三、致癌作用

致癌作用（carcinogenesis）属于长期用药产生的毒性，主要是通过损伤遗传物质而引起正常细胞过度增生或异常分化而导致恶性肿瘤，如长期应用抗肿瘤药诱发新的肿瘤。此外，也可通过非遗传毒性致癌，即不改变 DNA 或诱发突变，但机体长期接触后可诱发癌症，主要由有丝分裂促进剂和细胞凋亡抑制剂引起。如影响细胞间隙连接通讯信号转导系统、纺锤丝系统、DNA 修复系统以及基因表达调控系统等，常见致癌物有激素、石棉、多氯联苯、四氯二苯并 - 对 - 二噁英（TCDD）。

四、生殖毒性与发育毒性

生殖毒性（reproductive toxicity）系指药物对生殖细胞的发育形成、交配、受精、植入、胚胎形成和发育、分娩和哺乳等过程，引起生理、生化功能和结构的变化，使生殖过程的功能出现缺陷和损害，主要是针对亲代而言。生殖毒性具有以下 2 个特点：①对药物毒性作用敏感，在一定剂量下，其他系统的损害尚未出现之前，生殖过程的某个环节可能已经受到损害；②不仅表现在接触药物的机体本身，也可影响到后代。生殖毒性是药物非临床安全性评价的重要内容，也是药物进入临床研究及上市的重要环节。1971 年 WHO（世界卫生组织）规定新药应有生殖毒性研究，尤其避孕药、性激素、性功能障碍药、促精子生成药必须进行生殖毒性研究。

发育毒性（developmental toxicity）系指出生前接触某些有害因素（如药物），从而影响个体从受精卵到性成熟青春期的生长发育过程，主要针对子代而言。可表现为生长迟缓、结构异常（致畸）、功能不全或异常、引起胚胎或胎儿死亡等。

五、致突变性与遗传毒性

致突变性（mutagenisis）系指物质改变生物细胞染色体碱基序列的能力。遗传毒性（genetic toxicity）系指药物作用于机体后，导致其遗传物质在染色体水平、分子水平和碱基水平上受到的各种损伤。根据遗传学角度可将遗传毒性分为：①基因突变；②染色体数目畸变；③染色体结构畸变。药物对遗传物质损伤后如不能使受损细胞存活，则后果相对较轻；但如果受损细胞能够存活下来，则可能会发生致癌性或致畸性。在目前所发现的具有强致癌性毒物中，70% 具有较强致突变性，因此可通过致突变性实验来预测其致癌性。对于分布到生殖细胞中的具有致突变性毒物，也可产生生殖毒性或发育毒性。

六、特异质反应

特异质反应（idiosyncratic reaction）是由于用药者有先天性遗传异常，对于某些药物反应特别敏感，出现的反应性质可能与常人不同，但与药物的固有药理作用基本一致。所以特异质反应的严重程度与药物剂量成比例，通过药理拮抗药救治可能有效。大多数是由于机体缺乏某种酶而引起的，如红细胞内缺乏葡萄糖 - 6 - 磷酸脱氢酶的患者，导致体内还原型谷胱甘肽不足，服用伯氨喹、磺胺类药物时易发生溶血反应。胆碱酯酶缺乏的患者，应用骨骼肌松弛药琥珀胆碱，由于琥珀胆碱不能被胆碱酯酶代谢，使血药浓度提高，引起肌无力甚至呼吸肌麻痹。

七、依赖性

依赖性（dependence）系指连续用药后可使机体对药物产生生理性或精神性的依赖和需求，表现出一种强迫性或定期使用该药的行为和其他反应，同一人可以对一种以上的药物产生依赖性。药物依赖性包括生理依赖性和精神依赖性。生理依赖性（physiological dependence）即身体依赖性（physical dependence），是由于反复用药所造成的一种适应状态，中断用药后产生一种强烈的躯体方面的损害，即戒断综合征，也称为"成瘾性"。精神依赖性（psychic dependence）即心理依赖性（psychological dependence），断药后一般不出现躯体戒断症状，也称为"习惯性"。药物的精神依赖性是构成药物滥用倾向的重要特性。

第二节　剂量－效应（反应）关系

剂量－效应关系（dose－effect relationship）系指药物对机体的毒性作用与剂量在一定范围内成正相关，也称为剂量－反应关系（dose－response relationship）。剂量－效应关系是毒理学的重要概念，是判断某种外源性物质与机体出现某种损害作用之间是否存在因果关系的重要依据，即当机体出现某种损害作用时，如果肯定是某种外源性物质所引起，则存在明确的剂量－效应关系。剂量－效应关系可以用剂量－效应曲线（简称量效曲线）表示，即以剂量为横坐标，毒性反应为纵坐标。根据观察指标的不同，分为量反应的量效关系与质反应的量效关系。

一、量反应与量效曲线

量反应（graded response）系指外源性物质的毒性效应强弱呈连续性增减变化，提示的是药物（毒物）的最大效能。可以用具体的数量或最大作用的百分率表示，如心率、血压、体温、白细胞计数等。以毒性效应为纵坐标，以药物或毒物的剂量（整体动物实验）或浓度（体外实验）为横坐标作图，可得直方双曲线（图2-1A），如将药物浓度改为对数值，则可得到对称的S形曲线。曲线中段斜率较陡，表示毒性效应剧烈；反之，中段斜率较平缓，则表示毒性效应的变化相对较缓和（图2-1B）。

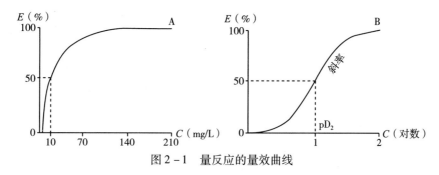

图2-1　量反应的量效曲线

二、质反应与量效曲线

有些毒性效应只能用全或无、阴性或阳性等表示，称为质反应（quantal response），提示的是群体对毒物反应的差异，如死亡与存活、惊厥与不惊厥、发生肿瘤与不发生肿瘤等，其研究对象为一个群体，以发生反应的个体在群体中所占百分率或比值来表示效应强度，如死亡率、肿瘤发生率等。如果按照药物剂量或浓度的分组段出现的阳性反应频率作图，可得到常态分布曲线，对于整个群体来讲，一般呈正态分布，该曲线可反映人体或实验动物对药物（毒物）毒性作用易感性的分布情况，在低剂量下发生毒性作用的为高敏人群，在高剂量下发生毒性作用的为低敏人群。如果按照剂量增加的累计阳性反应百分率作图，则仍可得到对称的S形曲线（图2-2）。

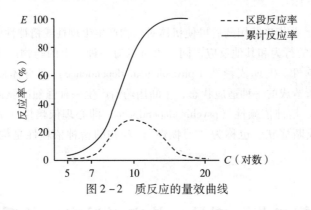

图2-2 质反应的量效曲线

微课

三、毒性作用参数

毒性参数的测定是毒理学实验中剂量-效应（反应）关系研究的重要内容，是为了描述或比较药物（毒物）的毒性作用。毒性描述方法有两种：①比较相同剂量药物（毒物）引起的毒性作用强度；②比较引起相同毒性作用强度的药物（毒物）剂量。常用为后一种方法，以便于定量。通过动物体内实验得到的毒性参数分为两类：①毒性上限参数，是在急性毒性实验中以死亡为观察终点得到的各项毒性参数；②毒性下限参数，是在急性、亚急性、亚慢性和慢性毒性实验中观察最低有害作用或最大无有害作用得到的剂量参数。

（一）致死剂量或浓度

1. 绝对致死剂量（LD_{100}）或浓度（LC_{100}） 系指外源性化学物引起受试实验动物全部死亡所需的最低剂量或浓度。由于不同个体对外源性化学物的耐受性存在差异，个别个体耐受性过高而使 LD_{100} 或 LC_{100} 明显增加。因此，表示一种外源性化学物毒性高低或对不同外源性化学物的毒性进行比较时，一般采用受试实验动物个体差异影响相对较小，剂量-效应关系较敏锐，重现性较好的 LD_{50} 或 LC_{50}，而不采用 LD_{100} 或 LC_{100}。

2. 半数致死剂量（LD_{50}）或浓度（LC_{50}） 系指外源性化学物引起一半受试实验动物死亡所需的剂量或浓度。常用来表示急性毒性的大小。

3. 最小致死剂量（MLD、LD_{01}）或浓度（MLC、LC_{01}） 系指外源性化学物引起受试实验动物中个别动物死亡的最小剂量或浓度。

4. 最大非致死剂量（MTD、LD_0）或浓度（LC_0） 系指外源性化学物不引起受试实验动物死亡的最大剂量或浓度。

5. 致死剂量或致死浓度（LD 或 LC） 系指外源性化学物对实验动物引起死亡的剂量或浓度，在 LD_{01} 与 LD_{100} 或 LC_{01} 与 LC_{100} 之间。

（二）阈值

阈值（threshold）为一种物质使机体开始发生效应的剂量或浓度，即低于阈值时不发生，而达到阈值时效应将发生。一种物质对某种效应（有害作用和非有害作用）均可分别有一个阈值，易感性不同的个体对某种效应也可有不同的阈值，同一个体对某种效应的阈值也可随机体的病理生理情况而变化。目前，毒理学关注阈值（threshold of toxicological concern，TTC）方法已成为化学物质安全性评价的有效工具，即当人体暴露剂量低于化学物质的毒理学关注阈值时，该化学物质对人体健康造成负面影响的可能性很低。但遗传毒性致癌物和致突变物的剂量-效应关系中是否存在阈值尚无定论，一般认为无阈值。

（三）观察到有害作用的最低水平

观察到有害作用的最低水平（lowest observed adverse effect level，LOAEL）是在规定的暴露条件下，

通过实验和观察，与适当的对照机体比较，外源性化学物引起机体（人或实验动物）形态、功能、生长、发育或寿命某种有害改变的最低剂量或浓度。

（四）未观察到有害作用水平

未观察到有害作用水平（no observed adverse effect level，NOAEL）是在规定的暴露条件下，通过实验和观察，与适当的对照机体比较，外源性化学物不引起机体（人或实验动物）可检测到的有害作用的最高剂量或浓度。在具体实验过程中，比 NOAEL 高一个剂量组的是 LOAEL，而且应用不同物种的动物、暴露时间、染毒方法和观察指标，可以得出不同的 NOAEL 和 LOAEL。此外，急性、亚急性、亚慢性和慢性毒性试验均可分别得到各自的 NOAEL 和 LOAEL，有害效应阈值应在 NOAEL 和 LOAEL 之间。因此，在分析 NOAEL 和 LOAEL 数据时应说明实验具体条件（动物种类、染毒途径、毒性效应和研究期限等），同时也应说明有害作用的严重程度。

（五）安全限值

安全限值（safety limit）是指为保护人群健康，对于与人群身体健康有关的各种因素（物理、化学、生物）所规定的浓度和暴露时间的限制性量值，暴露低于此浓度和时间，不会观察到任何直接和（或）间接的有害作用。NOAEL 和 LOAEL 是制定安全限值的重要依据（图 2-3），安全限值可以是每天容许摄入量、可耐受摄入量、参考剂量、参考浓度和最高容许剂量。但对无阈值的外源性化学物（遗传毒性致癌物和致突变物）是不能应用安全限值的，因为应用该类物质在零以上的任何剂量，都存在着某种程度的危险，此时可应用实际安全剂量（virtual safety dose，VSD）的概念。实际安全剂量是指低于此剂量时，致癌物能以 99% 可信限的水平使超额癌症发生率低于 10^{-6}，即 100 万人中癌症超额发生低于 1 人。

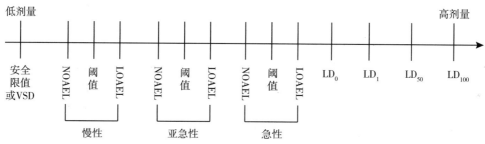

图 2-3 各种毒性参数和安全限值的剂量轴

（六）毒作用带

毒作用带（toxic effect zone）是表示化学物质毒作用特点的参数，包括急性毒作用带和慢性毒作用带。

1. 急性毒作用带（acute toxic effect zone，Zac） 为半数致死量与急性阈剂量的比值，即 $Zac = LD_{50}/limit(ac)$。此值越大，说明药物产生轻微损害到发生急性死亡的剂量范围就越大，该药引起死亡的危险性就越小；反之，比值越小，则引起死亡的危险性就越大。

2. 慢性毒作用带（chronic toxic effect zone，Zch） 为急性阈剂量与慢性阈剂量的比值，即 $Zch = limit(ac)/limit(ch)$。此值越大，说明急性阈剂量与慢性阈剂量之间的剂量范围大，由轻微的、易被忽视的慢性毒效应到较为明显的急性中毒之间剂量范围宽，引起慢性中毒的危险性就越大；反之，比值越小，说明发生慢性中毒的危险性越小。

（七）效价强度和效能

在剂量-效应关系研究中，为了比较两种或多种外源性化学物的毒性作用，可通过比较效价强度和效能来实现。效价强度（potency）是表示外源性化学物达到一定效应时所需的剂量，反映外源性化学物与受体的亲和力，可表明两种或多种外源性化学物产生相等效应（一般采用最大效应50%）时剂量的差别，所需剂量越小，效价强度越高。效能(efficiency)是指随外源性化学物剂量或浓度的增加，效应相应增加直至达到最大效应（E_{max}），反映外源性化学物的内在活性，可表明两种或多种外源性化学物效应的差别，以最大效应代表效能的高低。如图 2-4 所示，表示四种不同外源性化学物的效价强度和效能的比较，由图中可见，效能为 a > b，c = d，效价强度为 a = b，c > d。

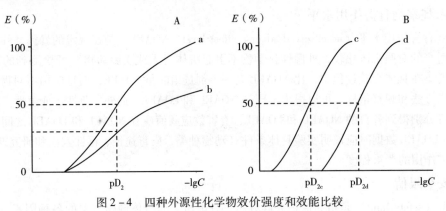

图 2-4 四种外源性化学物效价强度和效能比较

（八）治疗指数和安全范围

治疗指数（therapeutic index，TI）是指半数致死量（LD_{50}）和半数有效量（ED_{50}）的比值，为药物安全性指标，治疗指数大的药物相对治疗指数小的药物安全。但以治疗指数来评价药物安全性，并不完全可靠，如图 2-5 中，B 药的 ED 和 LD 两条曲线首尾有重叠，即该药物的有效剂量和致死剂量之间有重叠。此时，可用安全范围（margin of safety，MOS）来表示药物安全性，即 1% 致死量（LD_{01}）与 99% 有效量（ED_{99}）的比值，该数值表明了最小致死量和最大有效量之间的距离，比值越大越安全。

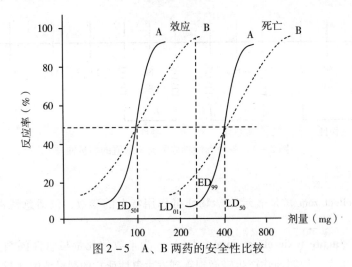

图 2-5 A、B 两药的安全性比较

第三节 毒性作用的机制

药物（毒物）的毒性作用机制包括药物（毒物）如何进入靶器官（见第三章第一节），如何与靶分子相互作用、如何表现其有害作用（即表现在分子、细胞和组织水平结构和功能的损伤）及机体最终如何产生这样的结果（图 2-6）。通过作用机制的阐明，可以估计药物（毒物）引起有害作用的可能性，预测毒性作用的结果，制定防治毒性作用的措施，指导设计低毒性药物等。

一、终毒物与靶部位

终毒物（ultimate toxicant）是指与生物靶分子（如受体、酶、DNA、微丝蛋白、脂质）反应或严重地改变生物学微环境、启动结构和（或）功能改变，使其作用结果表现为毒性的化合物。在靶部位发挥毒性作用的终毒物可以是化合物的原型，也可以是其在体内生物转化过程中产生的活性氧和活性氮等物质。如氨基糖苷类抗生素主要以原型经过肾小球滤过，对肾组织有极高的亲和力，可在肾上腺皮质内大量蓄积，导致肾小管尤其是近曲小管上皮细胞溶酶体破裂，线粒体损害，产生肾毒性（图 2 - 6 途径 A）。终毒物毒性作用的强度主要取决于其在作用部位的浓度和持续时间，而外源性化学物在体内的吸收、分布、代谢活化和重吸收过程可促进终毒物在靶部位的蓄积。

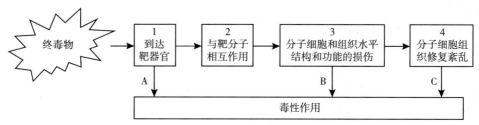

图 2 - 6　药物（毒物）毒性作用的途径与步骤

二、终毒物与靶分子的作用

（一）靶分子的属性

终毒物毒性作用的靶分子主要包括 DNA、蛋白质（酶、受体、离子通道）和膜脂质等。作为终毒物的靶分子，必须具有合适的反应性和空间构型，以允许终毒物与其发生共价或非共价反应。靶分子必须接触足够高浓度的终毒物，才能与终毒物发生反应产生毒效应，这就要求终毒物在靶位达到有效浓度。一般来讲，位于反应活性化学物邻近或接近其形成部位的内源性分子更容易成为靶分子，如肝细胞中的DNA、蛋白质分子。此外，活性代谢物作用的靶分子通常是与其代谢有关的酶或邻近细胞结构，如抗甲状腺药甲巯咪唑可被甲状腺过氧化物酶代谢形成活性自由基，而形成的自由基可反过来使甲状腺过氧化物酶失活，诱发甲状腺肿瘤。活性代谢物如果在形成的部位没有适当的内源性分子时，其可通过扩散方式以遇到可结合的靶分子，如硬亲电子剂 N - 甲基 - 4 - 氨基偶氮苯在胞质中产生的芳香硝镓离子代谢物的靶分子是细胞核内的 DNA。此外，并非所有终毒物与靶分子结合后都可产生毒效应，如 CO 与亚铁血红蛋白结合可产生毒性，但与 CYP450 中的铁结合却不出现毒性。

因此，为最终确认引起药物毒性的靶分子，就必须证实：①终毒物在靶位是否能达到有效浓度；②终毒物是否能与靶点结合并进一步影响其功能；③终毒物是否以某种机制与所观察的毒性相关的方式改变靶分子。

（二）终毒物和靶分子反应的类型

大多数终毒物可通过化学反应作用于内源性分子，常见的有以下 5 种反应类型，具有多种活性的终毒物可经过多种方式与各种靶分子产生反应。

1. 非共价结合（noncovalent binding）　系指终毒物通过非极性交互作用或氢键、离子键等非共价结合方式，与膜受体、细胞内受体、离子通道以及某些酶等靶分子相结合，该种结合方式键能相对较低，具有可逆性。如士的宁（马钱子碱）与脊髓运动神经元甘氨酸受体的结合，华法林与维生素 K_2 及 3 - 环氧还原酶的结合，蛤蚌毒素与钠通道的结合等。

2. 共价结合（covalent binding）　共价结合具有持久性、不可逆性，能从结构上改变体内生物大分子，因而具有重要的药物毒理学意义。包括以下 3 种方式：①带有非离子和阳离子基团的亲电子药物，能与生物大分子（核酸、蛋白质）中的亲核基团发生反应，形成共价加成物，如银、汞、锂、钙、钡、铬、铅等；②亲核毒物能够与亲电内源性分子结合，该种结合方式比较少见，如 CO、氰化物、硫化氢和叠氮化合物与血红蛋白中的铁形成配位共价键；③中性自由基（HO·、NO_2·、CCl_3·）也能与生物大分子发生共价结合，如 HO·加入到 DNA 碱基中，生成多种产物，CCl_3·加到脂质的双键碳或脂质自由基生成含有氯甲基脂肪酸的脂质。

3. 去氢反应（hydrogen abstraction） 自由基能引起内源性化合物去氢，而生成新的内源性自由基。如自由基使 DNA 分子脱氧核糖去氢生成 C－4′自由基，该基团经过水解后可引起 DNA 链断裂；使脂肪酸去氢生成脂质自由基，启动脂质过氧化；使游离氨基酸或氨基酸残基的 CH_2 基团去氢生成羰基化合物，进一步与胺类化合物反应，引起与 DNA 或其他蛋白质的交联。

4. 电子转移（electron transfer） 如终毒物能将血红蛋白中的 Fe（Ⅱ）氧化生成 Fe（Ⅲ），形成高铁血红蛋白血症，如亚硝酸盐。酚类化合物（如 5－羟基伯氨喹）能与血红蛋白共氧化，生成高铁血红蛋白和过氧化氢。

5. 酶促反应（enzymatic reaction） 少数毒物可通过酶促反应作用于特定的靶蛋白。如蓖麻毒素为一种 N－糖苷酶，能水解核糖核酸的糖苷键，阻断蛋白质合成。肉毒素为锌依赖蛋白酶，能水解胆碱能神经元神经递质分泌过程中的融合蛋白，使囊泡不能与突触前膜融合，从而有效地阻断神经递质乙酰胆碱的释放，引起瘫痪。白喉毒素能阻断蛋白质合成过程中延伸因子的功能。

（三）终毒物对靶分子的影响

1. 靶分子的结构破坏 毒物通过与内源性分子形成加合物、发生交联和断裂而改变内源性分子的一级结构。如烷化剂所含的烷基能和细胞 DNA、RNA 或蛋白质中亲核基团起烷化作用，形成交叉联结或引起脱嘌呤，导致 DNA 链断裂。某些自由基如 HO· 和 $Cl_3COO·$ 可通过脂肪酸脱氢，而启动脂质过氧化降解，脂质过氧化不仅破坏细胞膜脂质，引起膜流动性下降和通透性增高，而且还产生许多自由基（如 LOO·、LO·）和亲电子基团（如醛类）等，与邻近的分子如膜蛋白质反应或进入核内与 DNA 反应。

2. 改变靶分子的功能状态 某些毒物可模拟内源性配体激活靶分子而改变其功能，如吗啡、海洛因、冰毒可激动阿片受体；氯贝丁酯可激动过氧化物酶体增殖物激活受体。此外，多数毒物是表现为抑制靶分子的功能，如阿司匹林抑制环氧化酶的活性，胺碘酮阻滞钠离子通道减少钠离子内流，阿托品阻断乙酰胆碱和 M 受体的结合等。

当毒物与蛋白质发生相互作用时，可通过改变其构象或结构而引起蛋白功能受损。如巯基是许多蛋白质分子重要的功能基团，特别是维持酶的活性中心所必需的。当巯基与毒物发生共价结合或氧化修饰时，其活性发生改变，触发异常的信号转导，损害细胞的能量和代谢的稳态。

毒物也可干扰 DNA 的模板功能。终毒物与 DNA 共价结合，可引起 DNA 复制过程中核苷酸错配。如黄曲霉素 8，9－氧化物能共价结合于鸟嘌呤的 N-7 位上，导致 G-A 配对，而不是与胞嘧啶（C）配对，使蛋白质翻译错误，引起 *ras* 原癌基因和 *p53* 抑癌基因发生突变。多柔比星能嵌入到双螺旋 DNA 的碱基对之间，并紧密结合到 DNA 上，导致邻近碱基对分开，通过移动读码框架引起移码突变。

3. 形成新抗原 某些终毒物与体内生物大分子结合后可形成完全抗原，激发免疫反应。如氟烷在肝脏中被 CYP450 代谢产生活性代谢产物 1，1－二氟－2－氯乙烯和 1，1－二氟－2－氯乙烷，可与蛋白质结合并在肝细胞表面表达，该表达产物被免疫系统识别为异物，即成为免疫原，刺激机体免疫系统产生抗体，当机体再次接触氟烷时，即可发生免疫反应，导致肝细胞坏死。此外，药源性狼疮和药源性粒细胞减少症，通常是由于药物与蛋白质结合后触发的免疫反应所介导的，如氯氮平、普鲁卡因胺、异烟肼、甲巯咪唑、丙硫氧嘧啶、卡托普利等。

三、细胞结构损伤和功能紊乱导致的毒性

终毒物与靶分子反应并导致细胞结构和功能的损害，是毒性发展过程中的第三个阶段（图2－6 途径B）。细胞是一个独立有序、能够进行自我调控的结构与功能体系。从细胞的增殖、分化、成熟到凋亡，以及细胞分泌物质的多少、收缩或舒张、对物质的转运功能等都接受细胞内外信号分子的调控。终毒物引起的细胞功能紊乱与靶分子功能有关。如靶分子与调节有关，则表现为基因表达失控和（或）短暂的细胞功能失调；如靶分子与细胞内部（细胞膜、细胞器）维持作用有关，则可影响细胞的生存；如靶分子与行使细胞外部功能（支持其他细胞的生命活动）的靶点有关，则影响到其他细胞的功能。

毒物引起的细胞功能损害可分为两类：①引起细胞调节功能障碍；②引起细胞维持功能改变。

（一）细胞调节功能障碍

1. 基因表达调控障碍 终毒物可通过直接作用于顺式反应元件，也可通过作用于细胞内信号转导分子或影响细胞外信号分子的合成、贮存和释放，导致基因表达调控障碍。

（1）转录失调 在遗传信息由 DNA 转录到 mRNA 的过程中，受转录因子与基因的调节或启动区域间的相互作用所调节。终毒物可与启动区域、转录因子或转录前复合物相互作用而影响转录过程，其中通过影响配体激活的转录因子活性是终毒物调节基因表达的主要方式（表2-1）。

表2-1 作用配体激活的转录因子的终毒物及其毒效应

活化转录因子	内源性配体	外源性配体（终毒物）	毒效应
糖皮质激素受体	皮质醇	地塞米松	淋巴细胞凋亡、腭裂
雌激素受体	雌二醇	乙炔雌二醇、己烯雌酚	乳腺癌、阴道癌、肝癌
过氧化物酶体增殖物激活受体	脂肪酸	氯贝丁酯	大鼠肝癌

（2）信号转导失调 终毒物除通过影响配体激活的转录因子活性而影响基因表达外，还可通过影响信号分子激活的转录因子而影响基因表达。终毒物引起信号转导障碍的途径有：改变蛋白磷酸化、干扰 G 蛋白 GTP 酶活性、破坏蛋白 - 蛋白交互作用、建立异常蛋白 - 蛋白交互作用、改变信号蛋白的合成与降解等。当信号转导障碍时可影响细胞周期的进展。如 NF - κB 是多种基因的转录因子，可维持 $c-myc$ 基因转录，使细胞存活；同时可诱导抗凋亡的 IAP 蛋白表达，抑制 caspase 活性，阻止细胞凋亡。霍乱毒素为霍乱弧菌分泌的外毒素，可将 NAD^+ 上的 ADP - 核糖基团转移到 $Gs\alpha$ 基因上，使 G 蛋白核糖化，从而抑制了 α 亚基的 GTP 酶活性，不能将 GTP 水解为 GDP，从而使 Gs 处于不可逆的激活状态，不断活化腺苷酸环化酶，使 cAMP 的生成失去控制，导致胞质内 cAMP 的含量增加到正常的 100 倍以上，使患者细胞内 Na^+ 和水分持续转运到肠腔导致严重腹泻。

知识拓展

酪氨酸蛋白激酶的活性与肿瘤的关系

以信号转导蛋白为靶分子是目前治疗某些疾病的方法之一。细胞增殖异常和细胞周期调控障碍不但涉及肿瘤的发生，也与动脉粥样硬化和血管成形术后再狭窄有关。目前研究较多的是抑制酪氨酸蛋白激酶（TPK）介导的细胞信号转导，这是由于与肿瘤相关的原癌基因和癌基因产物中85%是 TPK，且肿瘤发生时 TPK 活性表现为增高，故以 TPK 为靶分子可阻断细胞增殖，如采用单克隆抗体阻断配体与 TPK 的结合、TPK 抑制剂等。

（3）细胞外信号产生失调 如苯巴比妥可促进甲状腺激素代谢，使甲状腺激素水平降低，此时可通过下丘脑 - 垂体 - 甲状腺轴的负反馈调节，使垂体释放 TSH 增多，过多的 TSH 刺激甲状腺细胞分裂增殖，引起甲状腺肿或甲状腺肿瘤。

2. 细胞活动失调 细胞的正常活动由膜受体信号分子调控，这些受体通过调节 Ca^{2+} 进入细胞质或刺激细胞内第二信使，引起功能蛋白质的磷酸化或去磷酸化而改变其活性，引起细胞功能的变化。终毒物可通过干扰信号转导过程中的任何一个环节而影响细胞活动。

（1）电兴奋细胞活动失调 包括以下几种方式：①改变神经递质水平，如酰肼可减少GABA合成，引起惊厥；有机磷酸酯类抑制AChE，导致ACh堆积而激动胆碱受体产生中毒症状；②影响受体功能，如巴比妥类激动 $GABA_A$ 受体，大量时可导致中枢严重抑制；③影响信号转导过程，某些终毒物可通过影响信号转导过程而改变神经和（或）肌肉的活动，如氯化钡可激活心肌细胞膜上电压依赖性钠通道，引起 Na^+ 内流，导致心律失常；而河豚毒素能选择性与神经、肌肉细胞膜上的钠通道结合，阻断电压依赖性钠通道，抑制神经肌肉兴奋的传导，引起神经和肌肉的麻痹；④药物信号终端相互作用，洋地黄毒苷抑制 $Na^+ - K^+ - ATP$ 酶，使胞内 Na^+ 增加，激活 Na^+/Ca^{2+} 双向交换，导致胞内 Ca^{2+} 增加，引起心肌收缩力加强，甚至胞内钙超负荷而发生心律失常。

（2）非电兴奋细胞活动失调　如 M 胆碱受体阻断药阿托品可减轻有机磷中毒的毒蕈碱样症状（流涎、流泪和支气管腺体过度分泌）；磺酰脲类降血糖药可抑制胰腺 B 细胞的 K^+ 通道，增加胰岛素分泌。

（二）细胞维持功能改变

1. 细胞内维持损伤　所有细胞必须合成内源性分子，组装成大分子复合物、膜及细胞器以维持细胞内环境的稳定，同时产生细胞生命活动所需的能量。终毒物可干扰上述功能而导致细胞中毒死亡。主要机制如下。

（1）ATP 耗竭　许多终毒物可影响线粒体 ATP 的生物合成：①干扰氢向电子传递链传递，如氟乙酸抑制三羧酸循环和还原性辅助因子的产生；②抑制电子沿电子传递链转移到分子氧，如氰化物；③干扰氧传递到终末电子转运蛋白细胞色素氧化酶；④抑制 ATP 合酶的活性；⑤引起线粒体 DNA 损伤和损害由线粒体基因组编码的特定蛋白质（如 ATP 合酶）的合成，如抗 AIDS 的双脱氧核苷类药物。

（2）钙超负荷　钙稳态的破坏可导致能量耗竭、微丝功能障碍、水解酶（如蛋白质、磷脂和核酸的水解酶）活化及活性氧（ROS）和活性氮（RNS）过度生成。钙超负荷是许多组织器官发生病变的基础，如地高辛引起心肌细胞中钙超负荷可导致心律失常和心肌细胞凋亡。

2. 细胞外维持损伤　终毒物可以干预提供其他细胞、组织和整个器官支持的细胞。如肝细胞产生并释放许多蛋白质进入循环中，并从循环中清除胆固醇和胆红素，将它们分别转化为胆汁酸和胆红素葡萄糖醛酸酯，干扰这些过程可能对机体、肝脏或对两者均产生有害作用，如低蛋白血症发生全身水肿、腹水；胆固醇和胆红素清除障碍分别发生高胆固醇血症和高胆红素血症等。如华法林可减少凝血因子 Ⅱ、Ⅶ、Ⅸ、Ⅹ 在肝脏的修饰，导致机体出血甚至死亡，但并不损害肝脏。

四、修复

毒性发展的第四步是修复（图 2-6 途径 C），修复可表现为：①完全修复，恢复其原有功能；②修复不完全或错误修复，只是使细胞能够耐受损伤而继续生存，但修复不完全或错误修复可导致存留下来的损伤引起组织纤维化或细胞的癌变等；③细胞完全不具备修复功能，则导致细胞死亡，组织坏死。修复机制可发生在分子、细胞和组织水平，其中分子水平修复包括蛋白质、脂质和 DNA 修复；组织水平修复包括凋亡和增生。

（一）分子修复

1. 蛋白修复　蛋白质的修复可通过以下途径：①通过还原反应将蛋白质中被氧化的巯基还原，可利用的内源性还原剂包括硫氧还原蛋白（thioredoxin）和谷氧还原蛋白（glutaredoxin，又称巯基转移酶），其中硫氧还原蛋白可作为氢供体，也可以结构域的形式出现于二硫键异构酶中；谷氧还原蛋白为一种依赖 GSH、催化氧化状态的蛋白质二硫键还原为巯基，修复蛋白质活性的小分子酶蛋白；②高铁血红蛋白的还原依赖于高铁血红蛋白还原酶，通过细胞色素 b_5 获得电子；③通过产生大量 HSP 来修复变性蛋白质；④通过溶酶体蛋白酶的作用降解受损蛋白。

2. 脂质修复　通过体内的还原剂和抗氧化酶的作用可防止脂质过氧化导致的膜损伤，如 NADPH、超氧化物歧化酶（SOD）、过氧化氢酶（CAT）、过氧化物酶（POD）、谷胱甘肽过氧化物酶（GST）和谷胱甘肽还原酶（GR）等。

3. DNA 修复

（1）直接修复　是利用特定的化学反应使受损的碱基恢复为正常碱基。如 6-烷基鸟嘌呤、4-烷基胸腺嘧啶和甲基化的磷酸二酯键可由 Ada 酶直接修复。

（2）切除修复　①碱基切除修复，首先通过糖苷酶作用于 N-糖苷键，切除受损碱基（尿嘧啶、次黄嘌呤、烷基化碱基和被氧化碱基等），形成脱嘌呤或脱嘧啶（AP）位点，AP 核酸内切酶辨认并切开该位点，由 DNA 聚合酶将正确的碱基补上并由连接酶封口；②核苷酸切除修复，通过核酸内切酶识别 DNA 损伤部位，在其附近将 DNA 单链切开，再由外切酶将损伤链切除，由聚合酶以完整链为模板进行修复合成，最后由连接酶封口。

（3）重组修复　也叫复制后修复，对于 DNA 双链断裂损伤，细胞必须利用双链断裂修复，通过与姐妹染色单体正常拷贝的同源重组来恢复正确的遗传信息即重组修复。所需要的酶包括与重组及修复合成有关的酶，如重组蛋白 A、B、C 及 DNA 聚合酶、连接酶等。

（二）细胞、组织修复

1. 凋亡　细胞凋亡（apoptosis）是由基因控制的细胞自主的、有序的死亡，主要用于清除机体不需要的细胞（如衰老、受损的细胞）。凋亡可阻止受损细胞发生坏死和进一步发生炎症反应，并阻止炎性介质的释放。细胞凋亡后造成的细胞缺失可通过活细胞分裂增殖而补充，如表皮细胞、黏膜上皮细胞、淋巴细胞、造血细胞及各种腺体或腺样器官的实质细胞等。而无再生能力的细胞（心肌细胞和神经细胞）损伤后由瘢痕组织修复，会造成严重的后果。如脑及脊髓内的神经细胞破坏后不能再生，由神经胶质细胞及其纤维修补，可形成胶质瘢痕。神经纤维受损时，如果与其相连的神经元胞体仍然存活，则可完全再生。

2. 增生　具有再生能力的细胞可通过分裂增殖的方式完成组织的再生过程，如上皮组织、纤维组织、软骨组织、骨组织及血管的再生，但如果细胞分裂活跃则可导致组织或器官内细胞数目增多，则为增生。如雌激素可引起子宫内膜过度增生而导致子宫出血。

案例解析

【案例】患者，女，49 岁，已婚，孕 2 产 1，有剖宫产史。近半年来月经周期不规则、经期延长、血量多或经期前后淋漓出血。盆腔 B 超：子宫内膜厚 1.3cm，双侧附件未见异常；诊断性刮宫病检：子宫内膜单纯性增生。询问病史发现该患者多年来为预防更年期综合征和骨质疏松症，常自行服用雌激素类药物。

【问题】1. 患者发生子宫内膜单纯性增生的原因是什么？

2. 子宫内膜单纯性增生可能会产生什么后果？

扫描看解析

（三）修复不全导致的损伤

1. 炎症　巨噬细胞在组织损伤时能够分泌 TNF - α、IL - 1 等细胞因子，刺激内皮细胞和成纤维细胞等释放炎性介质，引起毛细血管扩张及通透性增加；同时活化的内皮细胞可释放趋化因子，促使巨噬细胞和白细胞向损伤组织游走、趋化。聚集在损伤部位的巨噬细胞和白细胞可产生并释放大量自由基和水解酶，损害邻近正常组织。此外，TNF - α 和 IL - 1、IL - 6 可作用于细胞表面受体，分别增加或减少阳性或阴性急性期蛋白的基因转录。阳性急性期蛋白有 C 反应蛋白（为诊断组织损伤、炎症和肿瘤的指标）、α_2 - 巨球蛋白和 α_1 - 反向转运酶（抑制损伤细胞释放溶酶体酶，减轻组织损伤，促进修复）。阴性急性期蛋白有血浆蛋白、CYP450 和谷胱甘肽 - S - 转移酶，后两种酶参与终毒物代谢，在组织损伤急性期可显著改变终毒物的代谢。

2. 坏死　组织坏死是由于药物剂量过高，使损伤超过机体的修复能力或机体各种修复能力相对不足而引起。主要包括 3 种修复能力失效导致细胞坏死：①受损分子修复失效；②凋亡对受损细胞的清除失效；③邻近细胞分裂增殖替代受损细胞的机制失效。机体接触低剂量终毒物时主要引起细胞凋亡与增殖，继而阻止损伤细胞坏死和继发的炎症反应。如给予大鼠低剂量四氯化碳数小时内，就可观察到肝脏中有大量有丝分裂的细胞，而给予十氯酮（可阻断肝细胞有丝分裂过程）预处理后，低剂量四氯化碳就可引起肝组织坏死。因此，早期细胞分裂增殖对修复损伤组织和防止组织坏死是必需的。

3. 纤维化 终毒物引起组织器官损伤较大或反复损伤超出了损伤周围实质细胞的再生能力时，细胞外基质将大量增生对受损组织进行修复，即发生了组织的纤维化。由此可见，纤维化是组织受损后的修复反应，以保护组织器官的相对完整性，但纤维结缔组织不具备原有实质细胞的结构和功能。因此，如果纤维化持续进展则可导致器官结构破坏和功能减退甚至器官衰竭。如博来霉素和胺碘酮引起的肺纤维化。

4. 致癌 当 DNA 修复失效、细胞凋亡失效、终止细胞分裂增殖失效时可促进致癌作用。

（1）DNA 修复失效 是致突变和致癌的起始阶段。DNA 损伤后修复不全可通过 DNA 复制而使突变固定，并通过原癌基因活化和抑癌基因失活，最终形成肿瘤。

（2）细胞凋亡失效 机体通过凋亡来清除 DNA 损伤的细胞和抵抗癌前细胞的克隆扩展。如凋亡抑制剂苯巴比妥可促进癌前细胞克隆表达而诱发肿瘤。

（3）终止细胞分裂增殖失效 有丝分裂活性的增高，通过增加突变概率、引起原癌基因过表达、启动细胞克隆扩展形成结节和肿瘤以及破坏细胞 – 细胞间通讯和细胞间黏附等机制，促进肿瘤发生。

本章小结

药物毒效动力学的研究内容有药物对机体的有害作用、作用规律及作用机制。其毒性作用包括一般毒性反应、变态反应、致癌作用、生殖毒性与发育毒性、致突变性与遗传毒性、特异质反应、依赖性。剂量 – 效应（反应）关系是判断某种外源性物质与机体出现某种损害作用之间是否存在因果关系的重要依据，而毒性参数的测定是剂量 – 效应（反应）关系研究的重要内容，如 LD_{50}、LOAEL、NOAEL、TI 和 MOS 等。那么药物（毒物）是如何进入靶器官、如何与靶分子相互作用、如何表现其有害作用及机体最终如何产生这样的结果，这就是外源性物质产生毒性作用机制的阐明，通过机制的明确可以估计药物（毒物）引起有害作用的可能性，预测毒性作用的结果，制定防治毒性作用的措施及指导设计低毒性药物等。

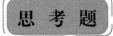

题库

1. 简述药物毒性作用的分类。
2. 定量描述或比较药物（毒物）毒性作用的参数有哪些？
3. 机体对药物（毒物）产生的损伤修复不全时可导致哪些后果？

（宋丽华）

PPT

第三章

药物毒代动力学

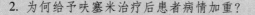

学习导引

知识要求

1. **掌握** 药物毒代动力学的概念及研究内容。
2. **熟悉** 药物（毒物）在体内的吸收、分布、代谢、排泄过程的特点与规律；药物毒代动力学模型与相关参数的概念和意义。

能力要求

1. 具备运用药物毒代动力学知识分析药物毒性作用规律的能力。
2. 具备对药物毒代动力学研究进行实验设计与结果分析的能力。

案例解析

【案例】 患者，男，58 岁，轻中度关节疼痛 4 周，血清类风湿因子阳性，诊断为"类风湿关节炎"。服用常规剂量的阿司匹林，症状未能缓解，又先后服用其他非甾体抗炎药数种，效果均不佳。试用金制剂口服治疗，因严重毒副反应而终止。后改用甲氨蝶呤口服每周 7.5mg，症状控制良好。数月后医生为治疗其无症状性高尿酸血症，在应用甲氨蝶呤基础上给予丙磺舒 250mg，一日三次，口服，2 周后患者发生显著的全血细胞减少和败血症。停用丙磺舒，对症处理及抗菌治疗，患者恢复，随后数月的甲氨蝶呤治疗效果良好。但患者再度出现发热、气喘、无痰干咳，体检发现两肺野干啰音，胸片显示对称性肺间质浸润。医师按轻度心衰给予呋塞米治疗，续用甲氨蝶呤。次周症状恶化而住院，血气分析示低氧血症，气管插管辅助呼吸，肺活检确认为"间质性肺炎"。经停用所有药物，给予亚叶酸钙、糖皮质激素、防治感染、对症处理等治疗，数日后呼吸系统症状缓解，3 周后患者基本痊愈出院。

【问题】 1. 为何该患者同时服用甲氨蝶呤和丙磺舒会出现败血症？
        2. 为何给予呋塞米治疗后患者病情加重？

扫描看解析

  毒物代谢动力学（toxicokinetics）简称毒代动力学或毒动学，是毒理学的一门分支学科，是应用药物代谢动力学（pharmacokinetics）的基本原理和方法，通过建立数学模型来定量的阐述外来化合物（药物）在体内吸收、分布、代谢和排泄的过程，根据外来化合物（药物）本身或其代谢产物在体内随时间变化而含量不断改变的动态规律，计算各项基本参数。本章讨论的毒物代谢动力学是研究毒性剂量下的药物在体内动态变化的定量规律，属于药物的毒物代谢动力学，亦称为药物毒性代谢动力学，简称药物毒代动力学。其研究结果可用于阐明药物体内暴露与毒性反应的关系及其与临床安全性的关系，对于药物的安全性评价和新药研发过程具有重要意义。

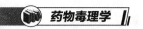

第一节　药物（毒物）的体内过程

机体对药物的处置（disposition）可分成相互有关的吸收（absorption）、分布（distribution）、代谢（metabolism）和排泄（excretion）四个基本过程，即药物的体内过程（ADME 过程）。药物对机体的毒性作用，一般取决于两个因素：一是药物的固有毒性和接触量；二是药物或其活性代谢物在靶器官内的浓度及持续时间。而后者与药物的体内过程有关，故了解药物体内过程对于把握药物体内动态变化规律以及药物毒性发生和发展规律均具有重要意义。

一、吸收

药物的吸收是指药物自给药部位进入血液循环的过程。吸收途径主要有消化道、呼吸道、皮肤及注射部位，血管内给药没有吸收过程。不同的给药途径有不同的吸收过程和特点，一般情况下，常用给药途径药物吸收的速度依次为：吸入 > 腹腔注射 > 舌下含服 > 肌内注射 > 皮下注射 > 口服给药 > 皮肤给药。

（一）消化道给药

口服（peros）是最常用的消化道给药途径，也是最常见的毒物中毒途径。小肠内 pH 接近中性，黏膜吸收面积大，蠕动速度慢，是主要的药物吸收部位。简单扩散是最基本最重要的吸收方式，因此脂溶性大、解离度小的药物容易被吸收。除药物本身理化性质外，影响药物消化道吸收的因素甚多，如药物剂型、崩解时限、胃肠蠕动、胃肠液 pH 和胃肠内容物等。药物在吸收过程中部分被胃肠壁和肝脏的药物代谢酶代谢灭活，使进入体循环的药物量减少，这种现象称为首过消除（first pass elimination）。舌下（sublingual）给药直接进入体循环，可以完全避免首过消除，而直肠（rectum）给药虽可部分避免首过消除，吸收也较迅速，但给药量有限，且有时吸收不完全。

（二）注射给药

静脉注射（intravenous）可使药物迅速而准确地进入体循环，没有吸收过程。肌内注射（intramuscular）及皮下注射（subcutaneous）也可使药物经毛细血管壁吸收，吸收完全且速度较快。注射液中加入少量缩血管药则可延缓药物吸收，延长药物的局部作用时间。动脉注射（intra - arterial）可将药物输送至该动脉分布部位发挥局部疗效以减少全身反应。注射给药起效快，也较易发生不良反应。

（三）吸入给药

肺是呼吸道给药的主要吸收器官，肺泡表面积大，与血液只隔肺泡上皮细胞及毛细血管内皮细胞，而且血流量大，药物到达肺泡后，吸收迅速，气体及挥发性药物（如全身麻醉药）可直接通过肺泡而进入体循环。被吸收入血的药物可被转运到靶组织或靶细胞，到达靶位的药物浓度取决于组织/血分配系数和组织器官血流量，有的气体（如一氧化碳）还能与血红蛋白结合使其载氧能力下降。

（四）局部给药

很少有药物能迅速穿过完整的皮肤，但药物可经皮肤吸收，作为一种局部给药方式。一般药效与其覆盖的表面积和药物的脂溶性成正比。虽然表皮有脂质屏障作用，但很多溶质能自由通过真皮，因此药物通过磨损、创伤或剥脱处皮肤产生的吸收作用要快得多。

二、分布

药物吸收后经过体循环到达机体组织器官的过程称为药物的分布。药物在体内的分布是极不均一的，随着药物的吸收和消除而不断变化，药物的作用强度取决于药物分布到靶器官的浓度。影响药物体内分布的因素很多，包括药物的理化性质、药物与血浆蛋白的结合、药物的 pK_a 和局部 pH、组织器官血流量、药物与组织的亲和力、药物转运体的数量与功能状态、体内的特殊屏障等。

（一）药物与血浆蛋白结合

药物进入血循环后首先与血浆蛋白结合。弱酸性药物多与白蛋白结合，弱碱性药物多与α_1酸性糖蛋白结合，少数药物与球蛋白结合。这种结合和药物与受体蛋白结合情况相似。药物的血浆蛋白结合量受药物浓度、血浆蛋白的质和量及解离常数（K_D）影响，不同的药物血浆蛋白结合率（血中与蛋白结合的药物量与总药量的比值）差异很大，且在过高剂量下，药物的蛋白结合率往往降低。

药物与血浆蛋白的结合是可逆性的，结合物分子变大不能通过毛细血管壁而暂时"贮存"于血液中，故结合后药理活性暂时消失。药物与血浆蛋白结合特异性低，而血浆蛋白结合位点有限，两个药物可能与同一蛋白竞争结合而发生置换现象。如某药物结合率达99%，当被另一种药物置换而下降1%时，则游离型（具有药理活性）药物浓度在理论上将增加100%，可能导致中毒。但一般药物在被置换过程中，游离型药物会被加速消除，血浆中游离型药物浓度难以持续增高。药物也可能与内源性代谢物竞争与血浆蛋白结合，如磺胺类药物置换胆红素与血浆蛋白结合，在新生儿可能导致核黄疸。血浆蛋白浓度降低（如肝硬化）或被修饰（如尿毒症）时药物血浆蛋白结合率下降，也容易发生毒性反应。

（二）药物在组织器官中的蓄积

1. 药物在肝、肾中蓄积 在机体各种组织器官中，肝脏和肾脏血流量大，较快地达到分布平衡，且肝和肾与药物的亲和力较强，有利于药物的消除，但也有一定的蓄积作用。如氨基苷类抗生素与肾组织亲和力高，大量蓄积在肾皮质中而导致肾毒性。在肝和肾细胞内有一类含巯基氨基酸的蛋白能与锌、锡、汞、铅等重金属结合形成复合物。因此，这些毒物在肝、肾组织中的浓度可超过血浆中的浓度100～700倍。

2. 药物在脂肪组织中蓄积 吸收的药物通过血液循环迅速向全身组织输送，首先向血流量大的器官分布，然后向血流量小的组织转移，这种现象称为再分布（redistribution）。如硫喷妥钠在血流量大的脑中发挥麻醉效应，然后向脂肪等组织转移，麻醉效应很快消失。某些高脂溶性药物，如多氯联苯类滴滴涕、有机氯农药林丹、苯二氮䓬类地西泮等，因机体对其代谢较慢，所以进入体内后容易储存在脂肪组织。在脂肪组织中蓄积的脂溶性药物虽不显示毒性效应，但其贮存量有一定限度，一旦达到饱和，或某些原因引起贮存量降低，药物可重新成为游离状态。例如，机体处于饥饿状态时，储备脂肪将被使用而供给能量，其中贮存的药物可重新成为游离状态，随同血液到达靶器官或靶细胞，造成对机体的损害。

3. 药物在骨骼中蓄积 骨骼也是药物沉积贮存的场所，如四环素类、喹诺酮类等抗菌药物与骨组织中的无机盐经磷酸盐结晶的互换吸附作用而沉积于骨组织。体内90%铅可沉积在骨骼内；氟蓄积量大时可能妨碍骨组织对钙等元素的摄取，造成骨骼的明显损害（如氟骨症）；镭在骨骼中可能以其放射性影响近旁的骨骼或其他器官；锶可诱发骨肉瘤。

（三）体内屏障

1. 血－脑屏障（blood – brain barrier） 在组织学上是血－脑、血－脑脊液及脑脊液－脑三种屏障的总称，是保护脑部免受血液循环中有毒物质损伤的天然屏障，对维持脑内环境稳定起着重要作用。脑毛细血管内皮细胞间紧密连接，基底膜外还有星形胶质细胞包围，药物较难穿透。只有未解离的脂溶性药物和未与血浆蛋白结合的小分子药物才可能通过血－脑屏障，解离型药物则不易通过血－脑屏障。在新生儿阶段血－脑屏障还没有完全形成，所以新生儿的脑组织容易受到药物影响。有些药物在治疗量时，虽部分通过血－脑屏障，但不呈现明显毒性，只有当剂量过高时才可产生明显的毒性。如青霉素类抗生素常规剂量下中枢神经系统毒性很小，但大剂量快速静脉给药时，可有较多药物通过血－脑屏障，引起头痛甚至惊厥。

2. 胎盘屏障（placental barrier） 是胎盘绒毛与子宫血窦间的屏障，大部分药物通过胎盘的机制是简单扩散，而胚胎发育所必需的营养物质，则通过主动转运进入胚胎。虽然胎盘屏障是保护胎儿免受药物损害的重要机制，但几乎所有的药物都能穿透胎盘屏障进入胚胎血液循环，因此在妊娠期间应该慎用或禁用对胚胎发育有影响的药物。值得注意的是，胎儿肝脏、肾上腺等器官对进入体内的药物有一定的代谢作用，但代谢能力低，往往出现一些药物的胎儿血药浓度高于母体，如妊娠期应用乙醚、巴比妥类、镁盐、维生素 B、维生素 C 等，胎儿血药浓度是母体的 1 倍或数倍。进入胎儿体内的药物经代谢后极性增强，较难通过胎盘屏障向母体转运，可能滞留在胎儿体内而影响胎儿发育。如沙利度胺的致畸悲剧，就因其水溶性代谢物在胎儿体内蓄积所致。

其他脏器也有与血液之间形成的屏障如血 – 眼屏障（blood – eye barrier）、血 – 睾丸屏障（blood – testis barrier）等，分别在眼毒理学和雄性生殖毒理学中有重要意义。

三、生物转化

药物作为外源性物质在体内经酶或其他作用使药物化学结构发生改变的过程称为生物转化（biotransformation），又称为代谢（metabolism）。生物转化与排泄统称为消除（elimination）。

（一）药物代谢的结果

1. 生物活性的变化 药物在体内经过代谢，大部分药物药理活性减弱或消失即灭活；少数药物经过生物转化后仍然具有药理活性或被活化而产生药理作用；也有的前体药物进入机体后需要经过生物转化才能成为有活性的药物；而有的药物经过生物转化后产生有毒的代谢产物，故不能将药物在体内的生物转化理解为药物的解毒。毒性代谢产物或化学性质活泼的中间体可能与体内的生物大分子（如蛋白质、核酸、脂质膜）结合而产生毒性反应，如与蛋白结合后具有抗原性，与药物性变态反应（如过敏性肝炎、肾炎、皮疹、粒细胞减少等）有关；与核酸结合后可损伤 DNA 或 RNA 的结构和功能，与药物的致突变、致癌、致畸等毒性有关。

2. 极性和水溶性的变化 能大量吸收进入体内的药物多是极性低的脂溶性药物，在排泄过程中易被再吸收，不易消除。药物经代谢后在药物分子上引入或暴露出羟基、羧基、巯基等极性基团，使其脂溶性降低，尤其是药物或其代谢物在结合酶的催化下，与葡萄糖醛酸、甘氨酸、牛磺酸、谷胱甘肽等结合，使其极性和水溶性显著增加，有利于排出体外。

（二）药物代谢的部位

体内各种组织对药物均有不同程度的代谢能力，而药物代谢的主要部位是在肝脏。此外，胃肠道黏膜、肾脏、肺脏、皮肤、体液和血液等也可产生有意义的药物代谢。

（三）药物代谢酶与代谢类型

绝大多数药物代谢需要酶的催化。参与催化药物代谢的酶称为药酶（drug – metabolic enzyme），在亚细胞水平，药酶主要位于内质网、线粒体、胞质液和质膜上。肝脏中催化药物代谢的酶统称为肝药酶，主要是肝微粒体细胞色素 P450（cytochrome P450，简称 CYP）酶系统。在人类肝脏中与药物代谢有关的 CYP 主要是 CYP1A1、1A2、2C9、2C19、2D6、2E1 及 3A4 等，其中被 CYP3A4 代谢的药物约占 1/3。

知识链接

肝微粒体细胞色素 P450 酶系的命名原则

肝细胞微粒体细胞色素 P450（CYP）酶系统为一类亚铁血红素 – 硫醇盐蛋白的超家族，参与生物体内源性和外源性物质的生物转化。因为该类酶蛋白分子与一氧化碳结合后吸收光谱主峰在 450nm 处，故名 P450。已发现 1000 余种 CYP 广泛分布于各种生物体内，在人类有功能意义的就有 50 多种，根据氨基酸序列的同一性分为 17 个家族和许多亚家族，命名原则（Nelson，1993 年）：①氨基酸序列同一性大于 40% 的称为同一家族，表示为 CYP 后标一阿拉伯数字，如 CYP2；②同一家族内氨基酸序列同一性大于 55% 以上者为同一亚家族，用大写的英文字母表示，如 CYP2A；③每一亚家族中的单个 CYP 酶是按照被发现的先后顺序命名，在表达式后再加上一阿拉伯数字，如 CYP2C19。

药物代谢通常包括两相反应：Ⅰ相反应，包括氧化、还原和水解，主要是体内药物在 CYP 等酶的作用下引入或去除某些功能基团如羟基、羧基、巯基和氨基等，使原型药物成为极性增高的代谢产物；Ⅱ相反应为结合反应，主要是在相应转移酶的作用下，代谢产物分子结构中的极性基团与体内的葡萄糖醛酸、甘氨酸、牛磺酸、谷胱甘肽、谷氨酰胺、硫酸、乙酰基和甲基等结合，生成极性高、水溶性很强的代谢产物。Ⅱ相反应和部分Ⅰ相反应的代谢物容易通过肾脏排泄。

（四）药物代谢酶的诱导与抑制

药物的代谢过程受很多因素的影响。CYP 是促进药物代谢的主要酶系统，具有以下特点：①选择性低，能催化多种药物；②个体差异大，代谢活性的个体差异可高达一万倍以上；③酶活性有限，可达饱和状态，在药物间容易发生竞争性抑制；④酶活性可因药物等因素的影响而改变，包括受药物的诱导或抑制。能够增强药酶活性，加速底物药物的代谢，称为药酶诱导剂（drug - metabolic enzyme inductors），加速自身代谢过程，可能是药物产生耐受性的机制之一。如苯巴比妥、苯妥英钠、利福平等药酶诱导剂与香豆素类口服抗凝血药合用，药酶诱导剂可加速后者的代谢，使抗凝血作用减弱，需增加剂量才能保持疗效，但一旦停用苯巴比妥等药酶诱导剂，则因口服抗凝血药的血药浓度过高而发生自发性出血的严重后果。有些药物能够减弱或抑制药酶活性，减慢底物药物的代谢，称为药酶抑制剂（drug - metabolic enzyme inhibitors），如氯霉素、西咪替丁、异烟肼等。临床上氯霉素与口服降血糖药甲苯磺丁脲合用时，因后者代谢减慢，血药浓度升高，可能引起严重的低血糖反应。

四、排泄

排泄是药物以原型或代谢物的形式经不同途径排出体外的过程，是药物体内消除的重要组成部分。药物及其代谢物主要经肾脏从尿液排泄，其次经胆汁从粪便排泄。挥发性药物主要经肺随气体呼出排泄。药物也可经汗液和乳汁排泄。

（一）肾脏排泄

肾脏对药物的排泄方式为肾小球滤过和肾小管分泌，肾小管重吸收是对已进入肾小管内药物的重吸收过程。

1. 肾小球滤过　肾小球毛细血管膜孔较大，除与血浆蛋白结合的药物外，游离型药物及其代谢物均可经肾小球滤过。滤过速度除受药物分子大小和血药浓度的影响以外，肾血流量和肾小球滤过率是影响滤过速度的主要因素。

2. 肾小管分泌　近曲小管上皮细胞能以主动转运方式将药物自血浆分泌入肾小管内。除了特异性转运机制分泌葡萄糖、氨基酸外，肾小管细胞具有两种非特异性转运体，可分别分泌有机阴离子药物和有机阳离子药物。许多药物与近曲小管主动转运体的亲和力显著高于与血浆蛋白的亲和力，因此药物经肾小管分泌的速度不受血浆蛋白结合率的影响。经同一转运体分泌的药物可竞争转运体而发生竞争性抑制，通常分泌速度较慢的药物能更有效地抑制分泌较快的药物。丙磺舒为弱酸性药物，通过弱酸性药物转运体经肾小管分泌，可竞争性地抑制经同一机制排泄的其他弱酸性药物，如青霉素类抗生素，两药合用后青霉素血药浓度增高，疗效增强。但值得注意的是噻嗪类利尿药、水杨酸盐、保泰松等分别与尿酸、甲氨蝶呤、氯磺丙脲等竞争肾小管转运体而诱发痛风、骨髓抑制、低血糖反应等。

3. 肾小管重吸收　非解离型的弱酸性药物和弱碱性药物在肾远曲小管可通过简单扩散而被重吸收。重吸收程度受尿 pH 和药物 pKa 影响。一般来说，pK_a 为 3.0 ~ 8.0 的弱酸性药物和 pK_a 为 6.0 ~ 11.0 的弱碱性药物的排泄速度易因尿 pH 改变而受到明显影响。碱化或酸化尿液可分别使弱酸性药物、弱碱性药物的解离型增加，脂溶性降低，肾小管重吸收减少，排出增加，这对于促进中毒药物及其代谢物的排泄具有重要意义。

（二）消化道排泄

药物可通过胃肠道上皮细胞以简单扩散方式排入胃肠腔内，位于肠上皮细胞膜上的 P - 糖蛋白也可直接将药物及其代谢产物从血液内分泌排入肠道。当碱性药物血药浓度很高时，消化道排泄途径十分重

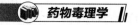

要。如大量应用吗啡（pK_a = 7.9）后，血液内部分药物经简单扩散进入胃内酸性环境（pH = 1.5 ~ 2.5）后，几乎完全解离，重吸收极少，通过洗胃可清除胃内药物；如果不以洗胃将其清除，则进入较碱性的肠道后会再被吸收。

许多药物的原型或经肝脏转化形成的代谢产物，被分泌到胆汁内经胆道及胆总管进入肠腔，随粪便排泄。经胆汁排入肠腔的药物，部分可再经小肠上皮细胞吸收经肝脏进入血液循环，这种肝脏、胆汁、小肠间的循环称为肠肝循环（enterohepatic cycle）。肠肝循环可延长药物的血浆半衰期和作用维持时间，但也可以使毒性剂量的药物在体内停留时间延长，毒性作用也将增强。所以，中断毒性药物的肠肝循环，加快其粪便排泄，是药物中毒的急救措施之一。

（三）其他途径排泄

许多药物也可经汗液、唾液、泪液和乳汁排泄。这些途径的排泄主要是依靠脂溶性分子型药物通过腺上皮细胞进行简单扩散，与体液 pH 有关；药物也可以主动转运方式分泌入腺体导管内，排入腺体导管内的药物可被重吸收。经唾液进入口腔的药物吞咽后也可被重吸收。挥发性药物和吸入性麻醉药可通过肺排出体外。

乳汁酸度较血浆高，故弱碱性药物在乳汁内的浓度较血浆内浓度略高，弱酸性药物则相反。非电解质类（如乙醇、尿素）易进入乳汁达到与血浆相同浓度。虽然乳汁排泄在整个排泄过程中所占比例并不重要，但是对授乳的婴幼儿具有特殊的毒理学意义。

第二节 药物毒代动力学的研究

微课

一、药物毒代动力学的研究目的

药物毒代动力学作为药物毒理学研究的一部分，是联系动物种系间以及临床前研究和临床试验间的桥梁。在新药研发过程中，大多数新化合物可能因安全性或有效性问题被淘汰。在安全性方面，只有进行充分的临床前安全性研究，才能权衡利弊考虑是否向临床试验推进。药物毒代动力学研究的主要任务是定量地分析药物及其代谢产物在毒性剂量下体内的动态过程，如吸收程度和速度、主要分布和蓄积的组织器官、体内停留时间以及排泄的速率和途径等，解释毒性试验结果，描述药物毒性的基本动力学特征。药物毒代动力学研究的最终目的是为药物的安全性提供评价依据，具体目的如下。

（1）描述药物在动物的全身暴露及其与毒性剂量和时间的关系。

（2）了解毒性研究中药物暴露量与毒理学结果之间的关系。

（3）描述重复给药的暴露延长对代谢过程（包括代谢酶）的影响。

（4）评价药物在不同种属、性别、年龄、生理（包括妊娠期）及病理状态下的毒性反应。

（5）评价毒理学实验间的关联性、毒理学实验与药效学实验间的关联性、毒理学结果对临床试验特别是临床 I 期试验的支持作用。

（6）阐明药物的致毒机制和毒性发生、发展的规律。

（7）为进一步的非临床毒性研究设计（如动物种属选择和给药方案）和临床试验的给药剂量的确定和药物的安全性评价提供资料。

二、药物毒代动力学模型和相关参数

（一）房室模型

药物应用后，其吸收、分布、代谢、排泄等过程是同时进行的，故体内的药量随时间而不断变化且十分复杂。房室模型（compartment model）的提出是为了使复杂的生物系统简化，定量地分析药物在体内随时间的变化规律。房室模型是把机体看成一个系统，并非指机体中的某一个器官或组织，而是指在动力学上相互难以区分的，即转运性质相似的组织、器官和体液。不考虑解剖位置或生理功能，只要药物转运速率相同或相近的部位就视为同一房室，因药物可以进、出房室，故称为开放性房室模型。

若药物进入循环后瞬时形成均一单元，即瞬时在机体各部位分布达到平衡，此时整个机体可视作开放性一室模型（one-compartment open model）。若药物进入循环后，不是均匀地分布全身，而在达到平衡前还有一个分布过程，则可视作多房室系统。其中开放性二室模型（two-compartment open model）是由相互连接的中央室和周边室组成；一般中央室包括血液和供血丰富的组织（心、肝、肾、脑等或一种特殊器官中的一个特殊细胞群）；周边室则指供血不良、血流缓慢、药物不易进入的组织（如静止状态的肌肉、脂肪、皮肤等）。复杂的房室模型可由一个中央室连接数个周边室组成。房室的归属与器官、组织的血流量、生物膜的通透性以及药物的性质有关，而不代表体内真正的解剖位置。常见的有一室模型、二室模型和三室模型，并配以相应的数学方程式。从理论上来说，房室模型的层次越多，越接近药物在体内的实际分布。但房室层次太多实际意义并不是很大，因为必须要增加采血点数，且数据解析方法变得更加复杂。因此，大多数药物的体内过程按二室模型进行处理，就能满足药动学的要求，但经过一段时间（分布相）体内药物分布达到平衡后，其清除率恒定时，此时二室可视为一室。

（二）消除速率类型

药物消除是指进入血液循环的药物随代谢和排泄，血药浓度不断衰减的过程。药物的消除速率是指血药浓度随时间的变化率，可用数学式表达为：

$$\mathrm{d}C/\mathrm{d}t = -K_e C^n$$

式中，$\mathrm{d}C/\mathrm{d}t$ 为消除速率；K_e 为消除速率常数；负号表示药物浓度随时间变化而下降；C 为药物的血药浓度。药物在体内的消除速率过程可分为一级速率（一级动力学）、零级速率（零级动力学）和米氏速率（非线性动力学）过程。

1. 一级动力学（first-order kinetics） 是指单位时间内药物按恒定比例消除，即药物消除速率与血药浓度呈正比。一级消除速率公式为：

$$\mathrm{d}C/\mathrm{d}t = -K_e C$$

将上述公式积分移项后得：

$$C_t = C_0 e^{-Ket}$$

变化为对数方程式：

$$\lg C_t = \lg C_0 - (K_e/2.303)t$$

式中，C_t 表示在时间 t 时的血药浓度；C_0 为初始浓度；t 为自 C_0 到 C_t 所经过的时间。

其消除曲线在半对数坐标系上呈直线，故又称为线性动力学。大多数药物在体内按一级速率消除，但在毒性剂量下很可能由于达到或超过肝、肾消除药物的饱和状态，故不按一级速率消除。

2. 零级动力学（zero-order kinetics） 是指单位时间内体内药物按恒定的量消除，即药物消除速率与血药浓度无关。零级消除速率公式为：

$$\mathrm{d}C/\mathrm{d}t = -kC_0 = -K_0$$

经积分得：$C_t = C_0 - K_0 t$

临床常规剂量下按零级速率消除的药物比较少，但在毒性剂量下，按零级速率消除的药物增多。

3. 非线性动力学（non-linear kinetics） 有些药物在小剂量时以一级速率消除，大剂量时以零级速率消除。这类药物的消除类型结合了零级和一级两种速率，通常以米-曼（Michaelis-Menten）方程描述。体内具有饱和现象的反应，如底物-酶、配体-受体等均具有类似的定量关系。公式为：

$$\mathrm{d}C/\mathrm{d}t = (V_{max} \cdot C)/(K_m + C)$$

式中，V_{max} 为消除最大速率；K_m 为米-曼常数，是最大速率一半时的药物浓度。当 $C \ll K_m$ 时，C 可以忽略不计，即在低浓度时为一级速率过程；当 $C \gg K_m$ 时，K_m 可以忽略不计，即在高浓度时为零级速率过程。非线性动力学的特点是：①药物消除遵从米-曼方程；②消除半衰期随剂量增加而延长；③剂量与血药浓度、AUC 和平均稳态血药浓度不成正比。许多药物在中毒剂量下，按非线性动力学消除。

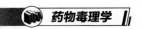

（三）主要参数

1. 消除速率常数（elimination rate constant） 消除速率常数（K_e）表示单位时间内药物从体内消除的分数，即药物从体内任一时间的消除与该时间内药物的量成正比。其单位为时间的倒数（h^{-1}），反映药物从体内消除的快慢。

2. 消除半衰期（elimination half life，$t_{1/2}$） 指体内药量或血浆药物浓度下降一半所需的时间。反映药物的消除速率。

按一级动力学消除的药物，$t_{1/2}$ 为固定值，与药物的初始浓度和给药剂量无关，仅取决于药物的消除速率常数，与消除速率常数呈反比。$t_{1/2}$ 计算公式：

$$t_{1/2} = 0.693/K_e$$

按零级动力学消除的药物，$t_{1/2}$ 与血药浓度有关，可随血药浓度的变化而变化。$t_{1/2}$ 计算公式：

$$t_{1/2} = C_0/2K_e$$

按照一级动力学消除的药物，其消除半衰期在临床上有重要的实际意义。根据半衰期可以确定给药间隔时间，推断血药浓度达到稳态浓度的时间，推断停药后体内药物基本消除干净所需要的时间。需要指出的是，中毒剂量下的药物消除可能会逐渐出现饱和，而使药物不按一级动力学消除，故治疗剂量下固定的 $t_{1/2}$，在毒性剂量下可能会随剂量的增加而延长。此外，机体消除药物的能力存在个体差异，所以不同个体的药物 $t_{1/2}$ 有一定的变化范围。

3. 表观分布容积（apparent volume of distribution，V_d） 是指当血浆和组织药物分布达到平衡后，体内药物量（A）按此时的血浆药物浓度（C）在体内分布时，所需要的体液容积，以 L 或 ml/kg 表示。A 可由剂量（D）和生物利用度（F）求得。计算公式为：

$$V_d(L) = A(mg)/C(mg/L) = FD/C$$

表观分布容积的主要临床意义：①根据 V_d 大小可以推测药物在体内的分布情况；②根据 V_d 可计算达到预期的血药浓度所需要的给药剂量。

V_d 大小取决于药物的理化性质、与血浆蛋白和组织的结合程度及组织的血流量等。虽然 V_d 不具有直接的生理意义，不涉及真正的容积，但 V_d 大小可以粗略反映药物在组织器官中的分布情况，是药物的特征参数之一，对于某一具体药物来说，V_d 是一个确定的值。体内的血浆、细胞外液和体液总量分别约占体重的 5%、20% 和 60%；若 V_d 分别与 50ml/kg、200ml/kg 和 600ml/kg 近似时，说明药物可能分别主要分布于血浆、细胞外液或全身。当 $V_d > 1500 \sim 3000ml/kg$，提示体内某组织器官可能有大量的药物蓄积。当药物与血浆蛋白牢固结合，血浆药物浓度相对变大，V_d 值就变小；当药物向某特定组织很快集中，血药浓度降低，V_d 值就变大。一般水溶性或极性大的药物，不易进入细胞内或脂肪组织中，血药浓度较高，分布容积较小；亲脂性药物在血液中浓度较低，分布容积通常较大，往往超过体液总体积。

4. 清除率（clearance，Cl） 是指消除器官在单位时间内清除含有药物的血浆容积数，即单位时间内有多少毫升血浆（分布容积）中所含的药物被清除，其单位为 ml/min 或 L/h。计算公式为：

$$Cl = K_e V_d = 0.693 V_d/t_{1/2}$$

药物按一级动力学消除时，清除率也是一个恒定值。某一器官在单位时间内能将多少血浆中的药物清除，则称为该器官的清除率。药物的清除是肝脏、肾脏和其他器官共同作用的结果，故总体清除率等于肝清除率、肾清除率和其他器官清除率之和。

$$Cl_总 = Cl_肝 + Cl_肾 + Cl_{其他}$$

5. 曲线下面积（area under curve，AUC） 是血药浓度 – 时间曲线与横坐标围成的面积，是血药浓度随时间变化的积分值，其单位为血药浓度和时间的乘积。药物按动力学一级消除时，AUC 按下式计算：

$$AUC = C_0/K_e$$

式中，C_0 为初始血药浓度；K_e 为消除速率常数。AUC 与吸收后体循环的药量成正比，反映进入体循环药物的相对量，是计算生物利用度的基础数值。

6. 生物利用度（bioavailability，F） 是指药物活性成分从制剂释放吸收进入体循环的程度和速度。

药物的吸收程度用 AUC 表示，狭义的生物利用度则仅表示药物吸收的程度。药物的吸收速度是以用药后到达最高血药浓度（C_{max}）的时间即达峰时间（T_{max}）来表示。生物利用度分为绝对生物利用度和相对生物利用度。

绝对生物利用度（F）用以评价血管外给药（如口服、肌注、舌下、吸入等）被吸收进入体循环的程度，通常以血管内给药 AUC 为对照，计算公式为：

$$F = （AUC_{血管外给药}／AUC_{血管内给药}）\times 100\%$$

相对生物利用度（F'）用于衡量不同剂型、不同给药途径、不同药厂生产的相同剂型、同一药厂生产的不同批号的同一药物的吸收程度，计算公式为：

$$F' = （AUC_{供试药}／AUC_{对照药}）\times 100\%$$

7. 药峰浓度（C_{max}）　是指给药后达到的最高血药浓度，受药物吸收速度和消除速度的影响。

8. 达峰时间（T_{max}）　是指用药后达到最高血药浓度的时间，表示药物吸收的快慢。

9. 稳态浓度（steady state concentration，C_{ss}）　在药物使用时，多数药物都是多次给药，以期达到稳定有效的治疗浓度，并维持在一定水平。当多次给药，并按一级动力学消除时，给药速率与消除速率达到平衡时的血药浓度称为稳态血药浓度，简称稳态浓度，又称坪值（plateau value）。给药后的血药浓度（C）与稳态浓度（C_{ss}）、半衰期的倍数（n）之间的关系为：

$$C = (1 - 0.5^n) C_{ss}$$

从上式得知，当 $n = 1$、2、3.34 和 6.64 时，血药浓度分别为 C_{ss} 的 50%、75%、90% 和 99%。由此可见，达到 C_{ss} 所需的时间取决于药物 $t_{1/2}$。一般来说，连续给药经过 5 个 $t_{1/2}$ 后血药浓度基本达到稳态（97% C_{ss}）。停止给药后，约经过 5 个 $t_{1/2}$，留在体内的药量仅为给药量的 3%，可认为基本消除完毕。

重复给药达到稳态浓度后，其血药浓度是在一定范围内波动，即 C_{ss} 是一个波动型曲线，其最高浓度称为峰浓度 $C_{(ss)max}$，最低浓度称为谷浓度 $C_{(ss)min}$。一级动力学消除的药物，谷浓度与峰浓度的关系是：

$$C_{(ss)min} = C_{(ss)max} e^{-K_e \tau}$$

K_e 为消除速率常数，τ 为给药间隔时间。

第三节　药物毒代动力学研究的实验设计原则

药物毒代动力学研究是药物临床前毒理学研究的重要组成部分，均应符合 GLP 的要求，在安全性评价时进行毒代动力学研究，应在相同条件下设计所有毒性研究内容。进行毒代动力学研究的基本原则：①方法可靠；②实验设计合理，如给药途径、剂量、动物数、取样点等；③结合毒效学和毒代学结果进行综合分析。在熟悉受试药物的纯度、效应、毒性特点及其有关的理化特性如物理状态、熔点、沸点、pH、溶解性和稳定性等的基础上，根据研究目的，药物毒代动力学的实验设计应充分考虑以下因素。

一、实验动物

根据毒代动力学研究的需要和供试物的作用特点、研究目的、样本种类和数量等多种实验需要来选择适宜的实验动物，应与毒效学研究选用相同的种属和品系。通常应包括两种性别的动物，动物数量至少应能获得足够的毒代动力学数据。动物数偏少，则实验误差大，但动物数偏多，会过多损害动物。若毒代动力学研究与长期毒性研究同时进行，对动物进行测定采样影响毒性研究时，应增加毒性实验动物数，专用于药物毒代动力学研究。

若发现药物在体内代谢和血药浓度存在显著性别差异，此时应分别进行雌雄动物体内的毒代动力学研究。儿科用药有必要在幼年动物进行毒代动力学研究。

二、给药剂量

剂量的选择是毒理学研究中重要的环节，直接关系到安全性评价的可靠性。宜采用与毒效学研究中相同的或拟用的剂量。一般方法是先进行预试验，在此基础上确定高、中、低剂量。理想的低剂量应是无毒性反应的最高剂量，相当于临床应用剂量的数倍。但低剂量通常依毒效学而设定，常相当于人拟用的高剂量或动物实验的有效剂量。中剂量是出现轻微毒性的剂量，通常是低剂量暴露的适当倍数和高剂量暴露的适宜分数。高剂量应是出现明显毒性的剂量，但在实验期限内不能发生死亡。剂量设置的前提是假定药物的剂量与毒性呈正比关系。但由于毒性研究中所用剂量较高，往往会造成药物在吸收、分布、代谢和排泄方面呈现出非线性动力学的特征。因此，在毒理学研究的剂量选择过程中，可以通过毒代动力学研究建立剂量与血药浓度之间的定量关系，有助于更合理地进行剂量选择。当毒代动力学研究表明大剂量组的吸收较低时，最高剂量可用能产生最大暴露血药浓度的最小剂量。对所用剂量出现非线性动力学特征时，应注意分析剂量、暴露与毒性之间的关系。

三、给药途径

毒代动力学研究原则上应采用与临床一致的给药途径和药物剂型，以便比较不同种属动物的药物暴露程度与毒性之间的关系。有时毒理学研究的给药途径与临床有差异，如在啮齿类动物中较难多次静注给药，常用腹腔注射代替，但需注意的是腹腔注射也存在肝脏的首过效应，因此其毒性表现往往存在差异。对拟采用新的临床给药途径时，如口服剂型被改为静脉给药，此时应确定给药途径的改变是否会显著降低药物的安全范围。改变给药途径时应比较两种给药途径下原药和（或）其代谢物的 AUC 和 C_{max} 的全身暴露水平。如果新给药途径的 AUC 和 C_{max} 增加或有生物转化通路的改变，则应通过动物毒理学和代谢动力学研究以保证新给药途径的安全性。如果两个途径相比，体内的药物动力学特征无显著改变，则其他的非临床毒性研究可侧重于局部毒性实验。

四、样本种类与采样时间

样本的种类可以是血样（全血、血浆或血清）、尿样，有时也可以选择唾液、胆汁、脑脊液或各类组织器官。在毒理学研究中的药物暴露是指样本中原型药物或其代谢产物的浓度。

采集标本的时间点应达到所需的频度，但过频会引起实验动物过度的应激反应，会干扰正常进行的毒性研究。在每项药物毒代动力学研究中，时间点的确定应以早期的毒性研究和其他动力学研究获得的数据为基础，力求能全面反映药-时曲线的全貌，即应包括吸收相、分布相和消除相。一般在吸收相和分布相至少有 3 次以上采样点，消除相采样 4 ~ 10 次。静脉给药途径，应在给药后设计 8 ~ 12 个时间点采样。对于单剂量口服，初段尽量取浓度接近零的点，峰值附近的点尽可能密，有助于了解实际峰值情况，末端应至少有两个相隔较远的点，否则易造成消除相曲线偏移。为了满足 AUC 计算要求，采样时间一般要大于 3 个半衰期，如果药物的半衰期未知，采样时间应持续到峰浓度的 1/10 ~ 1/20 以后。

五、代谢物测定

药物毒代动力学研究的主要目的是了解药物在产生毒性时的全身暴露情况。测定的暴露目标物可以是药物或活性代谢物。但在下列情况下，测定血浆或其他样本中代谢产物浓度更为重要：①受试药物作为"前药"，且其代谢物是主要的活性成分；②受试药物本身具有药理活性，但其代谢产物仍具有药理或毒理活性，并可导致组织器官产生反应；③药物因在体内代谢迅速等原因，毒性研究只能通过测定代谢物浓度来进行暴露评估。

六、分析方法

按照毒代动力学有关技术要求建立专属性好、灵敏度高的测定分析物和基质的方法，且有足够的精确度和精密度，检测限应满足预期的浓度范围。对待测物（药物和代谢物）和基质的分析方法应能排除生物样本中内源性物质的干扰，通常以血浆、血清或全血作为研究的基质。因此，选用的分析检测方法应可靠、稳定、准确、灵敏、特异、简便。非临床研究检测的药物和基质以及分析方法应与临床研究一致，如果不同，应进行充分论证。

七、统计学评价

所获数据应在评价中毒剂量时具有代表性。应计算样本数据的均值或中位数，并评估变异情况，常用（均数±标准差）表示。如果数据进行了转换，应提供理由。某些情况下，个体动物的数据比整理、统计的资料好。由于毒代动力学资料的个体差异和组间差异大，且多为小样本，因此通常不需要高精度的统计学处理。目前对实验获得的血药浓度–时间数据，主要用计算机处理、拟合，得出血药浓度与时间关系的数学表达式，并进一步求出有关毒代动力学参数，如 AUC、C_{max}、T_{max} 等，并指出所用程序的名称、版本和来源。

本章小结

药物毒代动力学是应用药物代谢动力学的基本原理和方法，通过建立数学模型，研究毒性剂量下的药物在体内吸收、分布、代谢和排泄的过程，并根据药物或其代谢产物在体内的量随时间的变化规律，计算各项基本参数。药物经消化道吸收有首过消除。药物在体内的分布受很多因素的影响。肝脏是药物代谢的最主要器官，主要代谢酶是细胞色素 P450 酶系，并容易被诱导或抑制。肾脏是药物排泄的重要途径之一，胆汁排泄有肠肝循环现象。药物从体内消除的规律有一级动力学、零级动力学和非线性动力学，大多数药物在常用剂量下按一级动力学消除，但在毒性剂量下按零级动力学和非线性动力学消除的药物增多。主要动力学参数有消除半衰期、表观分布容积、清除率和生物利用度等。药物毒代动力学研究的根本目的是为药物的安全性提供评价依据，分析检测方法可靠、实验设计科学合理、毒效学和药动学研究结果综合分析是进行毒代动力学研究的基本原则。

思 考 题

题库

1. 药物吸收、分布、代谢和排泄的主要特点有哪些？
2. 简述药物毒代动力学的概念以及主要参数的意义。
3. 请举例说明 CYP 酶在药物解毒和致毒中的作用。
4. 药物毒代动力学研究的目的是什么？
5. 药物毒代动力学研究的实验设计基本原则是什么？

（王立辉）

PPT

第四章

药物对消化系统的毒性作用

学习导引

知识要求

1. **掌握** 药物对肝脏、消化道、胰腺的毒性作用、机制及其防治措施。
2. **熟悉** 肝脏、消化道、胰腺损伤的检查与评价方法。
3. **了解** 肝脏损伤的生理学与形态学基础。

能力要求

具备运用药物对消化系统毒性作用的知识来防治常见药物引起肝脏、消化道和胰腺损伤的能力。

第一节　药物对肝脏的毒性作用

微课

肝脏是人体内最大的消化腺，也是最主要的药物代谢器官。肝脏结构和功能的正常可直接影响药物的代谢过程，而同时药物原型及其经过肝脏代谢后形成的代谢产物也可能损害肝脏的结构和功能。肝脏对不同外源性化学物质的敏感性不同，其引起肝脏损伤的类型和机制也复杂多样。

一、肝脏损伤的生理学与形态学基础

（一）肝脏损伤的生理学基础

肝脏是维持生命活动的重要器官之一，具有双重血供和最大的网状内皮细胞吞噬系统，来自胃肠道和腹腔的血液，首先经过肝脏的解毒和吞噬过滤后进入体循环。肝脏的主要功能包括分泌胆汁；糖类的储存和代谢；脂肪代谢；合成血浆蛋白、将氨合成尿素及制造凝血因子；多种维生素的储存和代谢、激素、内源性废物和外来化学物质的代谢；解毒、防御功能；旺盛的再生能力等。当肝脏功能受损时，即可出现相应的肝脏毒性综合征。

肝脏易受药物损伤的主要原因包括：①肝脏血流量约占心输出量25%，每分钟进入肝脏的血流量为1000~1200ml，因此肝脏中的药物浓度与血药浓度密切相关，在肝脏蓄积的药物浓度越高，对肝脏的毒性相对也就越大；②药物经过口服在小肠中吸收后，首先通过门静脉进入肝脏，此时肝脏最易受具有潜在毒性作用的原型药物的影响而发生肝损伤；③少数口服药物在肝脏发生首关消除后，会形成毒性代谢产物而损伤肝脏，如对乙酰氨基酚；④部分药物及其代谢产物存在明显的肝－肠循环，会延长化学物质在肝脏中的暴露时间。

（二）肝脏损伤的形态学基础

肝小叶是肝脏的基本结构单位（图4-1），呈多角形，小叶中央为中央静脉，门管区包括小叶间动

脉、小叶间静脉和小叶间胆管，由门管区向小叶中心区过渡的为带中区（图4-2）。围绕中央静脉呈板块状排列的是肝细胞。小叶中心区是毒性化学物质作用的主要靶位。

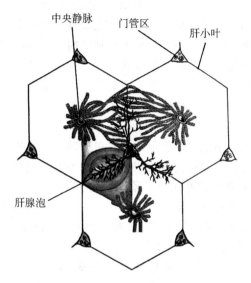

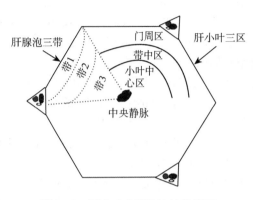

图4-1　肝小叶和肝腺泡　　　　　　　　　图4-2　肝小叶和肝腺泡结构简图

　　肝腺泡是应用肝血管灌注法，根据肝细胞与肝内微循环血流关系而建立的一个肝脏的最小结构单位，平面呈卵圆形，由门静脉和肝动脉的终末分支形成（图4-1）。其中轴由门管区血管发出的终末门微静脉、终末肝微动脉及胆管分支组成，两端以邻近的两个中央静脉为界，故一个肝腺泡是由相邻两个肝小叶各1/6组成。肝腺泡有3个代谢区：①带1是指最接近门脉终末支中轴肝细胞，此区血液成分近动脉性，氧分压高，细胞代谢活跃，抗病能力强，再生出现早，该区谷胱甘肽含量高，主要参与脂肪酸氧化、糖原异生、胆汁分泌以及氨解毒形成尿素；②带2肝细胞营养条件次于带1；③带3为近中央静脉区，肝血窦内氧分压最低，肝细胞营养条件差，细胞再生能力弱。该区细胞色素P450含量高，具有很强的氧化作用，是肝中毒的主要靶位。酒精中毒、药物中毒时，首先引起的是带3肝细胞变性坏死。

　　肝脏中有以下几种细胞：①肝细胞，为肝脏实质细胞，是组成肝小叶的主要部分（约占整个肝细胞的60%），也是毒性化学物质的主要靶点；②肝血窦内皮细胞；③肝巨噬细胞（又称为枯否细胞，Kupffer cells），位于肝血窦内，可吞噬微小粒子和外来物，具有重要的防御功能，也可释放活性氧和细胞因子，参与肝脏的炎症反应；④Ito细胞（星形细胞），位于肝细胞和内皮细胞之间，参与胶原生成、维生素A储存和代谢。

二、药物引起肝损伤的类型及机制

　　药物（毒物）引起的肝损伤类型及常见代表药见表4-1。

表4-1　药物（毒物）引起肝损伤类型及代表药

肝损伤类型	典型药物或毒物
肝细胞死亡	四氯化碳、对乙酰氨基酚、异烟肼、鬼笔环肽、氟烷、乙醇
脂肪肝	四环素、丙戊酸钠、水杨酸盐、苷类抗病毒药、胺碘酮、乙醇
胆汁淤积	氯丙嗪、口服避孕药、甲基睾酮
血管损伤	双苄基异喹啉类生物碱、达卡巴嗪、口服避孕药、同化激素
肝硬化	含砷药物、甲氨蝶呤、乙醇
肿瘤	亚硝酸盐、黄曲霉素B、亚硝胺

（一）肝细胞死亡

肝细胞死亡模式有两种，即凋亡（apoptosis）和坏死（necrosis）。凋亡是指为维持内环境稳定，由基因控制的细胞自主的、有序的死亡，是机体用于清除不再需要或不再有正常功能细胞的生理过程。镜下表现有细胞萎缩、质膜保持完整、核染色质密集、形成凋亡小体，但无炎症反应及炎性细胞浸润。肝细胞坏死镜下表现有细胞肿胀、核解离、质膜碎裂及炎症细胞浸润。当肝细胞发生坏死时，质膜碎裂导致胞质内的酶逸出细胞外，如乳酸脱氢酶、丙氨酸氨基转移酶、天冬氨酸氨基转移酶等，通过测定血清中酶的水平可评价药物对肝脏的损伤。正常情况下，肝脏几乎没有凋亡细胞，但有些药物如苯巴比妥可使肝脏过度生长或体积增大，及时停药后肝脏又可恢复正常大小，在恢复期间可见凋亡细胞数目增加，从而说明肝脏可通过排除自身细胞而恢复正常大小。

肝细胞坏死可呈灶状、带状和全小叶弥漫状。灶状死亡细胞呈单个或小簇随机分散。带状死亡细胞主要分布在带 1 或带 3，以带 3 小叶中心区多见，如对乙酰氨基酚特异性地损伤带 3 肝细胞，当带 3 肝细胞坏死时，位于此处的细胞色素 P450 活性下降，则其对底物的代谢能力下降。全小叶弥漫状死亡细胞呈片状，如哌甲酯引起的广泛性肝坏死。由于肝细胞具有极强的再生能力，故经过若干天后，坏死细胞被清除，代之以再生的肝细胞，发生结构和功能的重建。如果受损细胞过多，肝脏重建能力不能完全修复，则不可逆地发生肝衰竭或死亡。

1. 肝细胞死亡的机制　药物能够通过多种机制引起肝细胞死亡，常见有以下 6 种机制。

（1）脂质过氧化　四氯化碳（CCl_4）致动物肝损伤是目前研究保肝药物时最常用的病理模型，其病理过程与肝毒物引起人体肝损伤的病理过程极其相似。进入体内的 CCl_4 经 CYP2E1 氧化为 $CCl_3\cdot$自由基，$CCl_3\cdot$自由基可与分子氧反应，生成活性更强的 $CCl_3OO\cdot$自由基，$CCl_3\cdot$自由基和 $CCl_3OO\cdot$自由基均可与膜脂质进行共价结合，引起脂质过氧化，导致膜结构和功能完整性被破坏，使膜通透性增加，胞质内可溶性溶酶渗出入血，启动了肝细胞死亡。

（2）不可逆的与生物大分子结合　对乙酰氨基酚经 CYP2E1 代谢活化为 N - 乙酰 - 对苯醌亚胺（NAPQI），正常情况下，NAPQI 可与肝内 GSH 结合而解毒。当大剂量（>4g/d）使用时，GSH 被耗竭，NAPQI 就不可逆的与肝内生物大分子结合而导致小叶中心区肝细胞坏死。N - 乙酰半胱氨酸能够补充GSH，中和对乙酰氨基酚的有害活性代谢产物，用于防治对乙酰氨基酚导致的肝损伤。体内外实验表明，对乙酰氨基酚能引起肝细胞脂质过氧化水平增高，在转化过程中存在有氧化应激现象，故也可用自由基清除剂和抗氧化剂减轻对乙酰氨基酚的肝毒性。

（3）线粒体损伤　齐多夫定、扎西他滨和酒精成瘾者可损伤线粒体 DNA，导致肝线粒体结构和功能损伤，丧失调节水盐平衡能力，发生乳酸酸中毒，能量 ATP 生成减少。

知识链接

半乳糖胺与急性肝衰竭模型

半乳糖胺（D - gal）为肝细胞磷酸尿嘧啶核苷干扰剂，可与 UDP 结合而形成复合物，耗竭UTP，抑制尿苷类化合物环化，使 RNA 和质膜蛋白质合成受阻，使UDPG - 焦磷酸转移酶活性和数量下降，导致糖和磷脂代谢障碍，膜损伤加重，钙内流增加，胞内钙超负荷而引起肝弥漫性坏死。由半乳糖胺诱发的急性肝衰竭模型与临床病毒性肝炎的肝脏病理变化相似，且重复性好，可用于保肝新药的筛选与评价。

（4）钙超负荷　异烟肼被肝 N - 乙酰转移酶催化生成乙酰异烟肼，乙酰异烟肼被进一步氧化为乙酰肼，导致线粒体膜脂质过氧化，使线粒体膜上的钙泵活性下降，线粒体内钙超负荷，从而线粒体膜电位丧失，诱发线粒体通透性转换孔（mPTP）过度开放，导致线粒体外膜发生破裂和不可逆损伤，引起肝细胞坏死。此外，乙酰肼可进一步被 CYP450 催化形成乙酰偶氮、乙酰正离子及乙酰游离基，并与蛋白质、核酸等生物大分子结合，或与 GSH 结合引起肝细胞坏死。快乙酰化者及合用肝药酶诱导剂，可加重异烟肼对肝脏的损伤。此外，利福平在肝脏中去乙酰化时可为异烟肼的乙酰化提供乙酰基，也可增强异烟肼对肝脏的毒性。

（5）破坏细胞骨架　鬼笔环肽可与细胞骨架中的微丝结合，稳定肌动蛋白纤维，抑制肌动蛋白丝的正常解聚，使肌动蛋白网变硬，胆小管收缩性下降，胆小管闭合能力下降，导致胆汁泄露，发生胆汁淤积。

（6）免疫反应　由免疫反应引起的肝损伤具有不可预见性、病程短、无量效关系的特点，通常为特异质反应。如短时间内多次接受氟烷麻醉的患者，虽然发生率很低（1/35000～1/6000），但死亡率高达 50%。氟烷在肝脏中被 CYP450 代谢产生活性代谢物 1,1-二氟-2-氯乙烯和 1,1-二氟-2-氯乙烷，后两者可与蛋白质结合并在肝细胞表面表达，该表达产物被免疫系统识别为异物，即成为免疫原，刺激机体免疫系统产生抗体，当机体再次接触氟烷时，即可发生免疫反应，导致肝细胞坏死。采用二硫砜可抑制氟烷代谢，减少活性代谢产物形成，防止发生免疫性肝坏死。

2. 药物引起肝细胞坏死的主要靶点　药物引起肝细胞坏死是通过影响肝细胞结构及肝细胞内不同的细胞器而产生的，其主要靶点有以下几种。

（1）质膜　质膜上有很多离子泵，可维持细胞内外离子平衡，当质膜离子泵损害或膜紧密连接丢失时可造成离子失控，引起水分进入细胞，造成细胞肿胀。常见药物有对乙酰氨基酚、乙醇、汞和鬼笔环肽等。

（2）线粒体　当能量代谢障碍和 ATP 含量减少时，可引起线粒体内钙超负荷，诱发线粒体渗透转换孔（mPTP）过度开放，线粒体膜电位丧失，导致线粒体外膜破裂和发生不可逆损伤，从而使细胞凋亡或坏死。常见药物有四氯化碳和可卡因等。

（3）内质网　肝细胞内质网具有生物转化功能，含有脱甲基酶、脱羧酶、脱氨酶、葡萄糖醛酸酶及混合功能氧化酶系统等，是形成药物活性代谢产物的场所，也是药物活性代谢产物毒性作用的靶点。常见药物有对乙酰氨基酚、四氯化碳和可卡因等。

（4）溶酶体　为细胞内的消化器官，含有多种酸性水解酶，具有溶解或消化的功能。肝细胞被药物损伤后，溶酶体数量和体积均会增加，这是机体自身更新组织的需要，使衰老细胞器和生物大分子等陷入溶酶体内被消化。

（5）细胞核　主要控制细胞的遗传、生长和发育。药物损害细胞核的方式有：①引起细胞核内消化染色质的核酸内切酶活化，导致细胞 DNA 消化失控而影响正常细胞功能；②引起核内染色质错排，出现核膜、染色质结构、核仁排列改变等核形态损伤；③通过诱变作用使细胞死亡或细胞癌变引起肿瘤。常见药物有抗代谢药、烷化剂、黄曲霉素 B、半乳糖胺和亚硝胺等。

（二）脂肪肝（脂肪变性）

正常人肝脏中含有少量脂肪，约占肝总重量 4%～5%。当脂质积聚含量超过 5% 时为轻度脂肪肝，超过 10% 为中度脂肪肝，超过 25% 为重度脂肪肝。许多药物可引起脂肪肝，常发生在短期用药后，为肝脏急性中毒反应，一般不引起肝细胞坏死。停药后可恢复正常，发生部位与肝坏死相似。但长期脂肪肝可引起肝细胞坏死、纤维增生及肝硬化。

脂肪变性包括 2 种类型：①脂质以空泡形式积聚在胞质中，如大泡脂肪变性，常见药物有乙醇等；微泡脂肪变性，常见药物有四环素、丙戊酸钠、水杨酸盐、苷类抗病毒药等；②磷脂变性，常见药物有胺碘酮，由磷脂在肝细胞内积聚而成，电镜下可见溶酶体包涵体，溶酶体内可见磷脂沉积的髓磷脂征是胺碘酮在肝内蓄积的形态学标志。另外磷脂代谢先天异常也可引起磷脂变性。

导致脂质在肝细胞中积聚的作用机制如下。

（1）抑制蛋白质合成，如嘌罗霉素、四环素、肾上腺皮质激素、环己胺、依米丁、砷、铅、银、汞等，可抑制肝脏中脂蛋白所需的蛋白质合成。

（2）降低三酰甘油与脂蛋白结合，如四氯化碳。

（3）干扰 VLDL 转运，如四环素。

（4）抑制线粒体的脂质氧化过程，如四氯化碳。

（5）增加脂肪酸合成，抑制脂肪酸分解，导致肝内脂肪酸堆积，如乙醇。

（6）干扰脂蛋白的代谢，如降脂药。

案例解析

【案例】 患者，女，65 岁，因心房纤颤伴快速心室反应（心室率 150 次/分）给予胺碘酮 150mg 静脉注射，而后 300mg 胺碘酮 + 5% GS 500ml，以 1mg/min 持续静脉滴注。用药前肝功能检查正常。次日查体：皮肤黏膜及巩膜黄染。肝功能：ALT 2760U/L（0~40U/L），AST 3350U/L（0~40U/L），TBIL 210.2μmol/L（2.52~25.76μmol/L），DBIL 98.4μmol/L（0~7.0μmol/L），IBIL 119μmol/L（0~18.0μmol/L）。即刻停用胺碘酮，给予多烯磷脂酰胆碱，20 天后肝功能恢复正常。

【问题】 1. 患者发生肝脏损伤的原因是什么？

2. 多烯磷脂酰胆碱保肝的作用机制是什么？

扫描看解析

（三）胆汁淤积

胆汁是一种含有胆汁酸、GSH、磷脂、胆固醇、胆红素等有机阴离子、蛋白质、金属离子和其他外源性化学物的黄色液体，主要促进脂肪在小肠内的消化和吸收。正常肝细胞能不断地生成胆汁酸和分泌胆汁。胆汁形成过程包括以下 4 种方式：①液体和离子直接通过相邻肝细胞间隙扩散；②胆酸进入肝细胞内转运；③白三烯代谢物、磷脂、雌激素和许多药物通过若干蛋白完成在肝细胞内的转运；④清蛋白通过胞饮和胞内转运。在相邻细胞腔形成的胆汁，通过小管周细胞骨架 ATP 依赖性收缩进入更大的胆管，而后经胆管输送到胆囊。当胆汁生成障碍、特殊成分出现在胆汁中造成分泌障碍或细胆管系统完整性受损时即可形成胆汁淤积。常见药物有阿米替林、氯丙嗪、丙咪嗪、巴比妥类、卡马西平、苯妥英钠、氨苄西林、依托红霉素、西咪替丁、雌激素、甲基睾酮、甲苯磺丁脲、乙醇等。

发生胆汁淤积的机制可能有：①摄取抑制；②细胞骨架依赖性转胞吞作用降低；③分泌障碍；④胆小管收缩性下降，使胆小管闭合能力下降，引起胆汁泄漏；⑤在胆小管腔与血液起封闭作用的细胞连接发生渗漏；⑥近胆小管区有毒物质大量蓄积。

胆汁淤积与肝脏损伤可以相互依存也可相互独立。如有些药物可引起原发性肝坏死并伴有胆汁淤积；有些药物可产生原发性胆汁淤积并伴有肝坏死，如氯丙嗪；有些药物引起胆汁淤积但不伴有肝坏死，如口服避孕药、甲睾酮。

（四）血管损伤

血管内皮细胞损伤可引起血流受阻，继而发生组织缺氧，甚至引起坏死、纤维变性、肝硬化。主要发生在小叶中心区。包括 2 种类型：①肝静脉闭塞病变，如双苄基异喹啉类生物碱、达卡巴嗪、口服避孕药等；②肝紫癜，为肝实质腔隙出现大而充满血液的空腔，导致斑状肝，这些空腔偶尔会破裂导致血液进入腹腔，如同化激素。

（五）肝硬化

在反复肝损伤或慢性肝损伤晚期，肝纤维组织逐渐增多，肝脏微循环变形引起细胞缺氧并重建，最终肝脏结构由纤维组织壁包绕互连成为重建肝细胞结节，称为肝硬化。肝硬化为不可逆性损伤，最终发生肝功能衰竭。长期饮酒、含砷药物及甲氨蝶呤可直接引起肝硬化。甲基多巴、呋喃妥因、异烟肼、双氯芬酸等可引起与临床病毒性肝炎相类似的特异质反应，如不及时停药，可发展为肝硬化。

门静脉由脾静脉和肠系膜上静脉汇合而成，还与腔静脉间存在侧支吻合。正常情况下，这些吻合支是不开放的。当肝硬化导致门静脉循环障碍、产生门静脉高压时，可发生：①脾脏淤血肿大；②食管静脉淤血曲张甚至破裂；③直肠静脉丛曲张破裂导致便血；④脐周静脉怒张。

（六）肿瘤

化学物诱发的肝脏肿瘤包括肝细胞瘤、胆管细胞瘤或罕见的高度恶性的窦状隙细胞血管肉瘤等。亚硝酸盐、亚硝胺、黄曲霉素 B、苯巴比妥、合成抗氧化剂、过氧化物酶体增生剂（氯贝丁酯、非诺贝特）等和具有遗传毒性的药物均有引起肝脏肿瘤的可能性。

三、肝损伤的评价

（一）肝脏毒性综合征

肝损伤后可表现为食欲下降、恶心、呕吐、乏力、肝区肿大、腹部压痛、腹水、黄疸等症状。肝功能衰竭时，由于肝脏合成凝血因子减少，对糖代谢的调节功能减弱，可出现出血和低血糖，甚至肾功能衰竭、肝性脑病，预后极差。

（二）血液学检查

1. 血清蛋白　清蛋白由肝细胞合成后分泌入血。为特异性肝损伤指标，肝脏损伤后清蛋白合成减少。

2. 凝血酶原时间　为非特异性肝损伤指标。肝脏可合成凝血因子 Ⅱ、Ⅶ、Ⅸ 及 Ⅹ 并对其进行修饰产生凝血作用，肝脏损伤使其合成减少而导致凝血时间延长。

3. 血清胆红素　为非特异性肝损伤指标。肝脏能催化葡萄糖醛酸苷与血红蛋白分解产物胆红素结合，并分泌这种葡萄糖醛酸苷结合物进入胆汁。结合能力受损时，胆红素在血液中蓄积而出现黄疸。胆汁淤积引起的黄疸以直接胆红素升高为主，溶血主要引起间接胆红素升高，而肝细胞损害引起的黄疸，由于同时有摄取、结合、排泄障碍，因此直接胆红素和间接胆红素均可升高。

4. 血清肝脏酶测定　为肝毒性指标。肝细胞内酶蛋白含量约占肝蛋白总量的 1/3。急性肝损伤后，肝细胞内酶及其他生物大分子逸出细胞进入血液中。故血清酶活性测定可反映肝细胞损害程度及活动度。各种血清酶在不同类型肝损害时敏感性是不一致的。包括 3 类：①反映胆汁淤积损伤，主要有碱性磷酸酶（ALP）、5′-核苷酶（5′-ND）、亮氨酸氨基肽酶（LAP）、γ-谷氨酰转肽酶（GGTP）；②反映肝细胞损害，为药物导致肝毒性时常用指标，主要有丙氨酸氨基转移酶（ALT）、天冬氨酸氨基转移酶（AST）、山梨醇脱氢酶（SDH）、鸟氨酸氨甲基转移酶（OCT）、乳酸脱氢酶（LDH4、LDH5）、醛缩酶（ALD）、异柠檬酸脱氢酶（ICD）、谷氨酸脱氢酶（GDH）、精氨酸酶等；③与前两种相反，肝损害时酶活性降低，主要有血清胆碱酯酶（AChE）。ALT、AST、ALP 及 GGTP 是常规性肝功能评价的指标。其中 ALT 和 AST 是最重要的酶学指标，由于 ALT 存在于细胞质中，对肝细胞损伤更为敏感。ALP 活性升高，可特异性反映胆汁淤积情况。酒精性肝炎和阻塞性黄疸时 GGTP 明显升高，常作为肝炎恢复期患者是否能够恢复正常工作的标志。OCT、SDH、LDH4 和 LDH5 是具有肝脏高度特异性的血清酶，能准确反映肝脏受损的情况。注意，生化改变与肝脏病理损伤有时并不平行，还需结合临床，必要时进行肝脏活体组织检查。

5. 染料廓清试验　主要评价肝脏对某些高摄取染料的排泄清除能力，常用有靛青绿滞留试验和磺溴酞钠排泄试验，肝损伤时可引起靛青绿滞留量增加、磺溴酞钠排泄减少。

6. 药物廓清试验　主要评价肝脏对药物的生物转化能力。方法是通过测定在肝脏代谢而其他消除途径（如肾排泄）不显著的药物，清除速率下降表示肝功能下降。

（三）影像学检查

评价肝功能的影像学检查方法有超声多普勒、电子计算机断层扫描（CT）、磁共振（MRI）和肝血管造影等。超声多普勒可测定门静脉系统血流动力学参数；CT 可测定肝脏容积；采用 MRI 特异性对比剂（钆贝葡胺、钆塞酸二钠）增强扫描，可对肝胆排泄期的各级胆管显示情况进行评估。

（四）形态学评价

肝穿刺活检细胞学检查是在超声引导下，采用经皮肝穿刺的方法，从肝内抽取少量肝组织，直接在显微镜下观察其组织形态的改变，同时结合临床数据，对肝病做出诊断。该方法适用于肝脏病变呈弥漫性改变，如病毒性肝炎、肝硬化等。

第二节 药物对消化道的毒性作用

消化道包括上消化道（口腔、咽、食管、胃、十二指肠）和下消化道（空肠、回肠和直肠）。消化道的主要功能是消化食物和吸收营养。

一、药物对口、咽、食管的损伤及机制

口腔由唇、颊、腭、牙、舌和口腔腺组成。当受到食物刺激，口腔腺即分泌唾液，将食物与唾液混合，唾液中的淀粉酶能部分分解碳水化合物。咽是消化道与呼吸道的共同通道，分为鼻咽部、口咽部、喉咽部，具有吞咽、呼吸、保护防御及共鸣作用。食管为长条形肌性管道，是消化道中最狭窄部分，无任何消化作用，主要功能是运送食物入胃、防止呼吸时空气进入食管及阻止胃内容物反流入食管。

（一）药物对口、咽的损伤

常见药物有抗肿瘤药、抗生素、糖皮质激素等。抗肿瘤药在杀死或抑制肿瘤细胞的同时，对增殖活跃的消化道黏膜组织也产生明显的细胞毒性作用，引起口腔黏膜病变导致口腔炎、口腔溃疡、舌炎、食管炎等，如5-氟尿嘧啶、6-巯基嘌呤、甲氨蝶呤、长春新碱、环磷酰胺、柔红霉素、阿霉素、三尖杉碱、顺铂、丝裂霉素、放线菌素等。生理状态下，口腔中有正常菌群繁殖，当长期应用广谱抗生素或广谱抗菌药时，易发生菌群失调，使真菌趁机生长繁殖，导致口腔白色念珠菌感染而发生口腔溃疡，如第三代头孢菌素、四环素类、氟喹诺酮类等。吸入糖皮质激素治疗支气管哮喘时，要求吸入后立即漱口，防止药物残留诱发口咽部念珠菌感染、声音嘶哑、声带萎缩变形等。此外，四环素类抗生素可与新生成的牙组织中的钙结合，可造成牙釉质发育不良、牙齿黄染等。苯妥英钠自唾液腺排出刺激胶原组织增生而引起儿童和青少年齿龈增生。中枢性降压药可乐定可引起腮腺肿痛，停药后大多可自行消退。

（二）药物性食管炎

口服药物引起食管损伤主要表现为药物性食管炎，见于主动脉弓压迹处和食管狭窄处，常见于口服非液体制剂的药物后1~4小时发生，表现为渗出、水肿、狭窄、胸骨后疼痛、吞咽痛、咽下困难，甚至引起食管溃疡与呕血。机制主要有：①药物溶解后对食管黏膜产生直接的刺激和腐蚀作用，如高酸性药物盐酸多西环素、盐酸四环素、硫酸亚铁、色甘酸钠及维生素C等；②具有细胞毒性作用的药物，如奎尼丁、氟尿嘧啶、氯化钾、地高辛及非甾体类抗炎药等，以奎尼丁、5-氟尿嘧啶毒性最大；③加重食管反流产生食管炎，如溴化依米波宁可降低食管括约肌张力引起食管反流；对于②或③原因者，可给予口服黏膜保护剂、质子泵抑制剂、H_2受体阻滞剂及促胃肠动力药物防治；④药物在食管滞留时间过长，常见于服药方法不当、原有食管狭窄或运动功能障碍的患者，尤其老年人多见，建议用足够水顺服药片或改为水剂、粉剂、微胶囊形态药物，采取立位、坐位或半卧位服药。

二、药物对胃肠道的损伤及机制

胃肠道具有消化食物、吸收营养物质及分泌的功能，也是口服药物的主要吸收部位，尤其是小肠。可引起胃肠道黏膜损伤的药物主要有非甾体类抗炎药（阿司匹林、布洛芬、吲哚美辛、吡罗昔康、美洛昔康）、抗血小板药及糖皮质激素等，其损伤部位有胃、十二指肠、小肠及结肠黏膜，可造成不同程度的糜烂、溃疡，甚至消化道出血和穿孔。对小肠损伤常见于具有肠肝循环的非甾体类抗炎药（NSAIDs），

这是由于 NSAIDs 与胆汁结合后形成的复合物对小肠黏膜的损伤更大，且肠肝循环延长了 NSAIDs 与小肠壁的接触时间。对结肠的损伤常见于控释剂型 NSAIDs。

目前认为，NSAIDs 致胃肠黏膜损伤的机制有局部和全身两种方式。局部作用有：①通过直接刺激作用，导致黏膜上皮细胞损伤，膜通透性升高，为细菌入侵打开了门户，引起黏膜上皮细胞炎症反应；②药物在胃肠道中崩解使白三烯等细胞毒性物质释放增多，从而刺激损伤黏膜；③药物通过简单扩散进入黏膜上皮细胞，损伤线粒体，使氧化磷酸化脱偶联，导致胞内 ATP 减少，破坏了胞间紧密连接的完整性，引起黏膜通透性增大；④干扰胃黏膜上皮细胞合成硫糖蛋白，减弱脂蛋白膜的保护作用，引起 H^+ 逆扩散，导致黏膜固有层肥大细胞释放组胺，刺激胃酸和胃蛋白酶分泌，引起胃黏膜损伤。全身作用有：①抑制前列腺素的合成与释放，前列腺素具有增加胃黏液和碳酸氢盐分泌、增加黏膜血流、稳定肥大细胞和溶酶体膜、保持血液内皮细胞完整、促进细胞增殖、抑制胃酸分泌的作用，阿司匹林通过抑制 COX 活性，减少前列腺素生成，导致形成新的炎性病灶或旧的溃疡性病灶复发；②促进炎性介质的释放，活化中性粒细胞，通过脂氧酶途径生成的白三烯，可诱发中性粒细胞在胃肠黏膜毛细血管床黏附、聚集，使血管收缩，减少局部血流，并活化中性粒细胞释放氧自由基和蛋白酶，引起自身免疫损伤；③一氧化氮合成增加，通过诱导黏膜中诱导型一氧化氮合酶（iNOS）活性，产生过量 NO，发生细胞毒作用或通过氧自由基氧化生成毒性更大的 $ONOO^-$，$ONOO^-$ 能够严重抑制细胞线粒体氧化呼吸作用，导致能量代谢障碍，细胞脂质过氧化损伤，最终引起胃肠黏膜损伤；④干扰生长因子，减少溃疡边缘内皮细胞增生，减少溃疡面血管生成，延缓溃疡愈合；⑤抑制血小板聚集和黏附，增加了 NSAIDs 致溃疡的出血率。

案例解析

【案例】患者，男，55 岁，因冠状动脉粥样硬化行 PTCA 植入支架，术后口服阿司匹林 100mg，1 次/日；氯吡格雷 70mg，1 次/日。用药 5 个月后，出现无任何诱因的鼻出血及暗红色血便。

【问题】1. 请分析患者发生鼻出血及暗红色血便的原因。

2. 如何处理患者发生的暗红色血便？

扫描看解析

抗血小板药氯吡格雷并不直接损伤消化道黏膜，而是通过抑制血小板衍生的生长因子和血小板释放的血管内皮生长因子，阻碍新生血管生成和影响溃疡愈合，加重已存在的胃肠道黏膜损伤。以上两类药物引起的胃肠黏膜损伤多见于老年人长期用药（服药 1 个月~1 年）、幽门螺杆菌阳性者及联合抗血小板治疗或联合使用 NSAIDs 和糖皮质激素，可选择 H_2 受体阻断剂、质子泵抑制剂、增强胃黏膜屏障功能药及根除幽门螺杆菌的方法来预防消化道损伤。

三、药物对消化道毒性作用的检查方法

对怀疑有药物引起的胃肠道损伤，可通过便常规、便潜血、消化系统钡剂造影、内窥镜超声检查、胃肠镜、电子计算机断层扫描（CT）、磁共振（MRI）等方法来确定，其中胃肠镜对消化道出血、息肉、溃疡、狭窄等不仅可以进行微创治疗，还可以进行病理活检，有助于明确诊断。

1. 便常规 包括粪便性状、颜色、幽门螺杆菌检测、白细胞、红细胞、寄生虫卵、隐血试验等。便色黑暗或呈柏油状，多为胃及十二指肠出血；便血鲜红，多为大肠或痔疮出血。

2. 影像学检查 包括消化系统钡剂造影、超声内窥镜、电子胃肠镜、智能胶囊消化道内镜系统等方法。通过以上方法，可获得消化道各器官的形态特征及组织学变化。其中电子胃肠镜检查不仅可以直接拍摄食管、胃及肠黏膜表面是否充血、水肿、糜烂、溃疡等，而且还可以对消化道出血、息肉、溃疡、

狭窄等进行微创治疗、病理活检及细胞学检查。智能胶囊消化道内镜系统检查方法具有检查方便、无创伤、无导线、无痛苦、无交叉感染等优点，不仅扩展了消化道检查的视野，也克服了传统插入式内镜所具有的耐受性差，适用于年老体弱和病情危重的患者，可作为小肠疾病诊断的首选方法。

3. 肠道屏障功能检查

（1）反映肠黏膜机械屏障的指标　以非代谢性的乳果糖/甘露醇双糖分子探针进行检查，其中小分子的甘露醇为跨细胞途径转运，大分子的乳果糖为旁细胞途径转运，当肠黏膜屏障功能受损，细胞间紧密连接受损时，大分子乳果糖通过肠黏膜明显增加，此时尿中两者比值升高则表明肠黏膜通透性增高，黏膜机械屏障功能受损；内镜下取黏膜活检，采用图像分析系统，可测定肠黏膜的绒毛高度、宽度和隐窝深度及1mm内绒毛数量等。

（2）反映肠黏膜生物屏障的指标　通过对大便中双歧杆菌等厌氧菌选择性培养，以了解肠道菌群变化。

（3）反映肠黏膜免疫屏障的指标　包括肠黏膜浆细胞分泌 sIgA 和上皮内淋巴细胞的细胞毒样功能等的检测。

（4）反映肠道屏障功能完整性的指标　常用细菌移位间接反映黏膜屏障功能的异常。细菌移位是指肠内细菌经肠黏膜至局部淋巴结或血液，临床可用的诊断方法为 PCR 法检测血液中肠源性细菌，其中大肠杆菌占 50% 以上；在厌氧菌血症中 50%～90% 为脆弱类杆菌。

第三节　药物对胰腺的毒性作用

胰腺为人体第二大消化腺，兼有外分泌功能和内分泌功能。外分泌部分由腺泡和导管组成，主要分泌胰液，其成分有胰蛋白酶、糜蛋白酶、胰脂肪酶、胰淀粉酶和电解质等，具有分解和消化蛋白质、脂肪、糖的作用。内分泌部分由胰岛细胞组成，包括4种类型：①A 细胞分泌胰高血糖素；②B 细胞分泌胰岛素，数量最多；③D 细胞分泌生长抑素；④PP细胞分泌胰多肽。

一、药物对胰腺的损伤及机制

（一）药源性高血糖

1. 破坏胰岛 B 细胞　常见药物：①链脲佐菌素（streptozotocin，STZ），为烷化剂，具有抗菌和抗肿瘤作用，对实验动物的胰岛 B 细胞具有高度选择性毒性作用，能干扰葡萄糖转运，影响葡萄糖激酶，诱导 DNA 双链断裂，破坏 B 细胞导致糖尿病；多次小剂量注射 STZ 导致的 B 细胞破坏与 T 淋巴细胞介导有关；②四氧嘧啶（alloxan），该物质化学性质极不稳定，在体内易被代谢为 5－羟巴比妥酸，而后经过自身氧化产生大量过氧化物、超氧阴离子和自由基等，选择性与胰岛 B 细胞中巯基发生反应，损伤胰岛 B 细胞，使 B 细胞发生不可逆性坏死；此外，也与干扰锌代谢有关。前两者常用于制备实验性糖尿病动物模型；③喷他脒（pentamidine），为抗寄生虫药，可溶解胰岛 B 细胞，在早期表现为大量胰岛素释放引起低血糖，随着 B 细胞的溶解，B 细胞数量急剧减少，最终发展成为胰岛素缺乏和糖尿病。

2. 抑制胰岛素生物合成与分泌　①L－门冬酰胺酶，通过抑制胰岛素分子中门冬酰胺残基，从而抑制胰岛素生成过程；②二氮嗪，可引起 K_{ATP} 通道持续开放，钾离子外流增多，膜超极化，膜兴奋性降低，钙离子内流减少，从而抑制胰岛素的释放；③噻嗪类利尿药，通过诱发低血钾，使胞内钾离子耗竭而抑制胰岛素分泌及减少组织对葡萄糖的利用；④β 受体拮抗药，可以抑制胰岛 B 细胞在胰高血糖素、葡萄糖和精氨酸刺激下的胰岛素分泌，使非糖尿病患者出现糖耐量受损。

3. 诱导胰岛素抵抗或影响胰岛素在靶组织的利用　①氯氮平和奥氮平，该类药可引起精神病患者体重增加，并显示与血清瘦素增加呈正相关，由此通过增加体重而引起与肥胖相关的胰岛素抵抗；②糖皮质激素，通过抑制胰岛素与受体的结合，损伤外周组织胰岛素受体后效应而干扰葡萄糖转运系统，使脂肪和肌肉对葡萄糖的利用减少而诱发胰岛素抵抗；同时可促进糖异生及减少组织对葡萄糖的利用。

使用有可能导致糖尿病的药物时，应经常监测血糖、尿糖，及时发现并采取相应措施。

（二）药源性低血糖

大多数情况下，引起药源性低血糖反应是由于药物不合理应用所引起，常见药物有：①增加胰岛素水平或胰岛素分泌的药物，如胰岛素、口服降糖药磺酰脲类、阿司匹林（使胰岛素代谢清除减少）、加替沙星（通过阻断胰岛 B 细胞中 K_{ATP}，促进胰岛素释放）、大剂量乙醇（刺激 B 细胞分泌胰岛素）；②改善胰岛素抵抗的药物，如血管紧张素转化酶抑制药、磺酰脲类、噻唑烷酮类化合物。

（三）药源性胰腺炎

药源性胰腺炎（drug－induced pancreatitis，DIP）是指由用药继发并伴有相应临床表现的胰腺分泌功能或胰腺组织器官损害，常表现为急性胰腺炎。引起 DIP 的主要机制如下。

1. 直接毒性作用　如去羟肌苷可通过线粒体毒性引起急性胰腺炎，四环素的代谢产物可破坏胰腺腺泡蛋白质合成和分泌功能。

2. 奥狄括约肌痉挛　奥狄括约肌痉挛可使胆管内压超过胰管内压，引起胆汁反流入胰管，启动胰酶引起胰腺炎，如红霉素和奥曲肽。

3. 启动多胺代谢　如男性避孕药棉酚能通过诱导精脒/精胺乙酰转移酶（SSAT）表达，启动多胺分解代谢，血清淀粉酶升高而导致急性坏死性胰腺炎。

4. 高血脂或高血钙　高血脂或高血钙可导致胰腺导管渗透性增加及促使胰腺分泌增强，如雌激素、他卡西醇。

5. 过敏反应和特异质反应　磺胺类药物、硫唑嘌呤等，可引起胰腺充血、水肿，从而释放组胺、炎性物质等激活胰酶，继而引发 DIP。少数患者对某些药物比较敏感，当这些特异体质的患者使用法莫替丁、胺碘酮等药物后可发生 DIP。

二、药物对胰腺毒性作用的检查方法

1. 生化检查　包括血糖、血脂、血/尿淀粉酶、血清脂肪酶、血清钙、尿糖和尿酮等。

2. 影像学检查　评价胰腺功能的影像学检查方法有超声多普勒、电子计算机断层扫描（CT）和磁共振（MRI）等。CT 和 MRI 不仅能诊断急性胰腺炎，也能鉴别水肿性和坏死性胰腺炎。

3. 腹腔穿刺　通过对穿刺获得的腹水进行常规检查（颜色、透明度、比重和凝固性）及淀粉酶测定。

本章小结

药物对消化系统的毒性作用主要包括对肝脏、消化道和胰腺的损伤。肝脏是代谢外源性化学物质的主要器官。肝小叶中心区和肝腺泡 3 带为近中央静脉区，氧分压最低，肝细胞营养条件差，细胞再生能力弱，CYP450 含量高，具有很强的氧化作用，是毒性化学物质作用的主要靶位。药物引起肝损伤类型有肝细胞死亡、脂肪肝、胆汁淤积、血管损伤、肝硬化及肿瘤等，常见药物有乙醇、对乙酰氨基酚、异烟肼、氟烷、胺碘酮等。血清肝脏酶测定是评价肝脏损伤的主要毒性指标，如 ALT、AST、SDH、OCT、LDH4 和 LDH5、ALD、ICD、GDH、精氨酸酶等。一旦发现有异常，应减量或停药，并采用相应的治疗措施进行干预。

药物对消化道的损伤主要有口腔溃疡、药物性食管炎及胃肠道黏膜溃疡、出血和穿孔等，其中胃肠黏膜损伤较为常见，主要药物有非甾体类抗炎药、抗血小板药及糖皮质激素等。

胰腺是人体的第二大消化腺，药物对胰腺的损伤主要有药源性高血糖、药源性低血糖和药源性胰腺炎，应注意监测血糖、血脂、血/尿淀粉酶、血清脂肪酶、血清钙、尿糖和尿酮等。

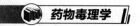

题库

思 考 题

1. 肝脏损伤的类型及常见药物有哪些？
2. 药物引起肝细胞坏死的机制有哪些？
3. 简述对乙酰氨基酚引起肝损伤的机制和防治措施。
4. 简述药源性糖尿病的作用机制及常见药物。

（毋亚男）

第五章

药物对泌尿系统的毒性作用

PPT

学习导引

知识要求

1. **掌握** 肾脏对药物毒性易感性的原因，药物对肾脏的毒性作用和机制。
2. **熟悉** 药物的膀胱毒性，肾损伤的评价方法及防治原则。
3. **了解** 肾脏损伤的生理学与形态学基础。

能力要求

具备运用药物对泌尿系统毒理学的基本概念和检查方法，进行评价和防范药物对泌尿系统毒性的能力。

案例解析

【案例】患者，男，31岁。以腹痛、腹泻7日，无尿3日收住院。既往无肾病史。入院时血压7.5/4kPa（大约持续4小时），眼球下陷，皮肤干燥，诊断为"急性肠炎"，每天给予氨苄西林3.0g 联合庆大霉素360mg 静脉滴注，持续3日，肠炎症状改善。第4日再次出现无尿，查体：体温36.9℃，血压120/90mmHg，眼睑无浮肿，心肺正常，脐周轻压痛，肝脾未触及。尿常规：蛋白（++），比重1.01；BUN 21.7mmol/L，SCr 546μmol/L，血钾3.3mmol/L，血钠146mmol/L。B超：双肾大小正常，光点增多。诊断：急性肾功能不全。治疗：停药，腹膜透析。透析第8日尿量增至2000ml/d，BUN 降至4.9mmol/L，SCr 195μmol/L，尿蛋白（±），痊愈出院。

【问题】1. 患者入院时和住院治疗期间两次出现无尿，发生的原因分别是什么？
2. 急性肾功能不全可能是哪个药物所导致的？损伤的机制是什么？
3. 本案例药物毒性诱发的急性肾功能不全，通过采用腹膜透析的方法得以治愈，请问如果采用利尿药治疗是否可以呢？

扫描看解析

　　泌尿系统是机体的主要排泄通道，绝大多数药物及其代谢物都是通过泌尿系统排出体外的。肾脏作为泌尿系统的主要器官，是药物毒性损伤最常见的靶器官之一。肾脏在维持机体内环境稳定中发挥着极其重要的作用，药物对肾脏的毒性作用必须高度重视和认真防范。

第一节　肾脏损伤的生理学与形态学基础

　　肾脏的主要生理功能是通过生成尿液，排出体内代谢产物，调节机体水、电解质和酸碱平衡。此外，肾脏还具有内分泌功能，分泌的生物活性物质参与了肾脏自身及其他组织器官的生理功能调节。

肾脏的泌尿功能是由肾单位和集合管共同完成的。肾单位是肾脏结构和功能的最基本单位（图5-1），由肾小体（包括肾小球、肾小囊）和肾小管组成。肾小体位于肾皮质，肾小管可深入肾脏的髓质。肾小球是血液过滤器，血液从肾小球毛细血管网流过，经滤过膜进入肾小囊。肾小球滤过膜由毛细血管内皮细胞、基膜和肾小囊脏层上皮的足细胞组成（图5-2）。滤过膜上有大小不等的筛孔，并含有带负电荷的唾液黏蛋白。药物通过滤过膜的能力主要取决于其分子大小、理化性质和带电负荷状态。

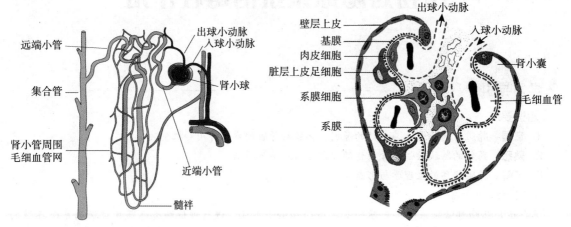

图5-1　肾单位结构示意图　　　　　图5-2　肾小球及滤过膜结构示意图

近端肾小管是尿液重吸收和分泌的最重要部位，能量代谢旺盛，含有丰富的转运载体和代谢酶类。髓袢升支粗段和远端小管是电解质重吸收（尿液稀释过程）的重要部位，含有大量离子转运的载体，远端小管还有泌 H^+ 的作用。髓袢细段和集合管深入髓质部位，是水被动重吸收（尿液浓缩过程）的区段。集合管与远端小管相接，一条集合管接受多条来自远端小管的液体。多条集合管最终在髓质乳头处汇集入乳头管，尿液最后经肾盏、肾盂、输尿管进入膀胱。

在尿液形成过程中，几乎全部的氨基酸和葡萄糖，大部分的水和电解质被重新摄取入体内，而大部分的代谢废物，如肌酐、尿素、尿酸等则被排出体外。肾脏排出的终尿量仅为肾小球滤过原尿量的1%左右。

肾脏血流量约占心输出量20%~25%。血流在肾脏的分布是不均匀的，约94%血液分布在肾皮质层，髓质血流较少，且越向内髓血流越少，肾乳头部位的血供仅占大约1%~2%。肾脏毛细血管网丰富，肾血流流经两次毛细血管网：入球小动脉形成的肾小球毛细血管网和出球小动脉形成的肾小管周围毛细血管网。肾小球位于皮质部，供血量大，毛细血管网的血压高，有利于血液的滤过；肾小管周围毛细血管网的血液经过了肾小球滤过，其胶体渗透压升高，并且此处毛细血管的血压比较低，这样有利于肾髓质间隙液体重吸收入毛细血管。肾脏供血的调控除受交感神经系统、肾素-血管紧张素-醛固酮系统及抗利尿激素的影响外，肾脏自身合成的缓激肽和前列腺素类物质也有重要的作用。

肾脏的生理学与形态学特点决定了肾脏容易受到药物毒性作用的损伤，其主要原因如下。

（1）肾脏作为血液滤过、排出代谢废物和药物的重要器官，其血流丰富、组织代谢活性高，每克肾组织的耗氧量仅次于心肌，是药物高积聚、高排泄和高代谢的器官。因此，肾脏不仅容易受到药物直接毒性的损伤，而且也容易受到药物在肾脏代谢所产生的毒性反应的攻击，同时还容易受到药物引起的循环障碍、缺血、缺氧等肾外因素的损伤。此外，肾脏的合成代谢也比较旺盛，合成的前列腺素、缓激肽等血管活性物质对肾脏的供血有重要作用，药物对这些活性物质合成的影响，可以直接影响肾脏组织的自身供血而造成肾功能障碍。

（2）肾小球的滤过作用使其容易发生免疫复合物沉积，诱发免疫性损伤。肾小球系膜细胞具有吞噬功能，对各种沉淀物和毒性损伤等异常刺激都非常敏感，容易诱发系膜增生、肥厚。这些损伤反应都将使肾小球的滤过功能降低。

（3）肾脏排出的终尿量仅为原尿量的1%左右，这意味着药物在尿液形成过程可被高度浓缩，尤其是由于肾髓质渗透压梯度的存在，髓质深部和乳头处的药物浓度会升高，容易遭受药物毒性作用的损伤。

（4）肾小管（尤其是近端小管）上皮细胞含有丰富的酶类以及有机溶质和离子的转运载体，许多药物会在肾小管被吸收、代谢或分泌，药物可因此被蓄积和代谢而造成肾小管的损伤。

（5）肾小管具有分泌 H^+ 的功能，可以改变尿液 pH，影响药物溶解度。尤其是在尿液浓缩的过程中，尿液的 pH 变化可引起药物在肾小管及其他尿路管腔内析出结晶和沉淀，损伤肾小管上皮细胞，并阻塞肾小管和尿路，造成肾功能障碍。

第二节　药物引起肾损伤的类型及机制

能够引起肾损伤的药物非常多，其中以抗生素、非甾体类抗炎药、血管紧张素转化酶抑制剂、抗肿瘤药、抗病毒药、造影剂，以及含马兜铃酸的中药等最为常见。药物的肾毒性损伤可以是直接的，也可以是间接的，其损伤的起源和毒性作用的机制也非常复杂，许多药物肾毒性作用的分子作用机制迄今不明。

一、药物肾脏毒性作用的机制

尽管许多药物肾毒性作用的具体机制并不明确，但大体上而言，药物肾脏毒性作用机制可分为以下5种类型。

微课

1. 对肾脏的直接毒性　药物（包括其代谢物）对肾脏的直接毒性作用是药物导致肾损伤的最主要机制。药物的直接毒性对肾脏细胞的损伤作用是多方面的。如破坏细胞膜，改变膜的通透性和离子转运功能；损伤细胞线粒体、溶酶体；抑制蛋白酶活性和蛋白质合成等。药物直接毒性的损伤程度与药物的剂量和疗程有关，最易发生于药物浓度高、代谢活跃、可被转运到细胞内蓄积的近端肾小管。

2. 影响肾脏供血　药物引起的低血压、弥散性血管内凝血、血容量下降、肾动脉收缩以及药物抑制前列腺素合成等，都会造成肾脏供血减少、肾小球滤过率降低，出现少尿或无尿等肾功能障碍的表现。

3. 物理性肾损伤　药物对肾脏造成的物理性损伤可分为两种类型：①由药物引起的梗阻性肾损伤，包括药物引起的肾内梗阻和在尿路造成的梗阻；②由药物的高渗作用对肾小球和肾小管细胞造成的损伤。

4. 变态反应　药物的变态反应是药源性肾损伤的一个重要原因。这种损伤可以是药物在肾脏组织发生的变态反应造成的，也可以是药物在血浆中形成的抗原－抗体复合物沉积于肾小球基底膜及其他血管引起的。此类损伤与药物剂量无关，肾损伤主要表现为肾小球肾炎、间质性肾炎和膜性肾病。

5. 代谢紊乱　肾脏组织的代谢率高，对影响机体物质代谢的药物敏感性高。药物引起的糖、蛋白质等物质代谢紊乱以及水－电解质平衡失调等，均可导致肾损伤。

二、药物引起肾损伤的类型

任何原因或起源的肾毒性作用都会造成肾小球、肾小管损伤，影响肾脏的正常功能，甚至诱发急性或慢性肾功能衰竭。药物引起的肾损伤可按其发生的起源、损伤的临床表现（表5－1），以及对不同肾脏组织细胞的毒性作用等方法进行分类。

表5－1　药源性泌尿系统损伤的主要临床类型及代表性药物

类型	代表性药物
1. 急性和慢性肾功能衰竭	
（1）肾前性肾衰	ACEIs、NSAIDs、利尿药
（2）肾小管坏死	氨基糖苷类、头孢菌素类、细胞毒类抗肿瘤药、造影剂、马兜铃酸、甘露醇、利福平、重金属制剂

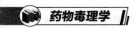

类型	代表性药物
（3）肾乳头坏死	NSAIDs
（4）急性间质性肾炎	青霉素类、头孢菌素类、磺胺类、氨基糖苷类、喹诺酮类、利福平、异烟肼、万古霉素、呋喃妥因、NSAIDs、利尿药、别嘌呤醇、地西泮
（5）急进型肾小球肾炎	丙硫氧嘧啶
（6）溶血性尿毒症	丝裂霉素、顺铂
（7）肾内梗阻	磺胺类、维生素 D、乙酰唑胺
（8）慢性间质性肾炎	NSAIDs、环孢素 A、马兜铃酸
2. 肾病综合征	青霉胺、丙磺舒、卡托普利、金制剂、有机铋
3. 急性肾炎综合征	琥珀胆碱
4. 过敏性紫癜性肾炎	青霉素、别嘌呤醇、噻嗪类利尿药
5. 肾性尿崩症	地美环素
6. 出血性膀胱炎	环磷酰胺

（一）按损伤发生的起源部位进行分类

药源性肾损伤按其起源进行分类，可分为肾前性肾损伤、肾性肾损伤和肾后性肾损伤（又称梗阻性肾损伤）3 类：①肾前性肾损伤是指由药物引起的泌尿系统以外的因素变化导致的肾损伤，主要包括药物影响血液和心血管系统，造成肾脏出血、血栓形成以及肾脏供血减少等而造成的损伤；②肾性肾损伤是指药物在肾脏直接对各种组织细胞造成的损伤；③肾后性肾损伤是指药物在肾小管或尿路造成梗阻而引起的损伤。

（二）按药物对不同肾脏组织细胞的毒性作用进行分类

药源性肾损伤可按其对肾小球、肾小管、肾间质以及尿路等不同组织部位的毒性作用进行分类，但通常一种药物的肾脏毒性作用并不会只局限于某一个组织部位，许多肾毒性药物往往会同时造成不同程度的肾小球和肾小管的损伤，肾间质的损伤也会同时伴有肾小管受损的表现。

1. 肾小球损伤　药物引起的肾小球损伤除了药物直接毒性作用外，各种肾前性损伤因素、药物引起肾脏血管收缩和变态反应等也是常见的原因。肾小球受到损伤可导致蛋白尿、血尿，降低肾脏的滤过功能，使肾小球滤过率下降，表现为尿量减少、肌酐清除率下降、血清肌酐增高。

细胞毒类抗肿瘤药物，如多柔比星、丝裂霉素，对肾小球细胞的直接毒性作用比较突出，可破坏滤过膜结构，引起蛋白尿。庆大霉素是强极性碱性药物，其多阳离子基团能与肾小球滤过膜的阴离子部位结合，使毛细血管的孔径和电荷发生变化，影响滤过膜的通透性和正常功能，造成肾小球滤过率下降，导致少尿和血清肌酐升高。渗透性利尿药，如甘露醇在体内不被代谢和摄取，几乎没有生物学毒性，但其高渗性作用可引起细胞脱水，长时间处在高渗环境的肾小球和肾小管细胞可因此受到损伤，甚至出现坏死。

影响肾动脉供血以及肾小球入球小动脉和出球小动脉正常调节的药物，其直接的主要不良后果是降低肾小球滤过率，引起尿量减少。如降压药引起的低血压，利尿药引起的血容量下降，以及去甲肾上腺素、环孢素 A、两性霉素 B 引起的肾动脉收缩等。

血管紧张素转换酶抑制剂（ACEIs）能阻止血管紧张素 I 转化为血管紧张素 II。由于出球小动脉对血管紧张素 II 敏感性更高，故 ACEIs 舒张出球小动脉作用强于入球小动脉，因此可降低肾小球滤过压。正常情况下，由于 ACEIs 可以增加肾血流量，这种作用并不会导致肾小球滤过率的明显下降。然而，在患者合并有肾脏供血障碍的情况下，如肾动脉狭窄（尤其是双侧肾动脉狭窄）、血栓形成、严重心衰，以及合用非甾体类抗炎药或利尿药时，使用 ACEIs 可引起低肾小球滤过压和肾小球滤过率显著降低，诱发急性肾功能衰竭的发生。

非甾体类抗炎药（NSAIDs）是环氧化酶抑制剂，可抑制对肾脏具有血管舒张作用的前列腺素 E_2、前列腺素 D_2 和前列环素的产生，导致肾血流量减少和局部缺血，使肾小球和肾小管等肾组织受到损伤。NSAIDs 是诱发急性肾功能衰竭的常见药物之一，在血容量减少或已有肾功能不全的患者，大剂量使用 NSAIDs 尤其危险。

一些诱发机体变态反应的药物，如青霉胺、生物制剂（如疫苗、抗血清）、卡托普利、磺胺类、甲苯磺丁脲、甲硫咪唑等，药物的抗原抗体复合物随血流在肾小球沉积，可造成肾小球的继发性损伤，病理表现为膜性肾小球肾炎。患者可出现蛋白尿，严重时可出现肾病综合征。此外，一些诱发狼疮样自身免疫性疾病的药物，如肼屈嗪、异烟肼、普鲁卡因胺等，可引起狼疮性肾炎，除造成肾小球炎症损伤外，还可累及肾小管、肾间质和血管。

2. 肾小管和集合管损伤　药物对肾脏的毒性作用主要是造成肾小管的损伤，药物引起的急性肾小管坏死约占药源性急性肾功能衰竭的一半以上。近端小管富含参与药物代谢和转运的各种酶类和载体，并富含线粒体等细胞器，是药物在肾脏蓄积和代谢的主要场所，这使得近端小管成为药物肾脏毒性损伤的最常见部位。损伤肾小管的常见药物包括抗生素类药物、非甾体类抗炎药、抗肿瘤药，以及甲氧氟烷、环孢素 A 和造影剂等。肾小管受到毒性作用后除发生蛋白尿、血尿、管型尿等损伤性表现外，还会出现一系列肾小管功能障碍的表现。如重吸收功能障碍引起的尿糖、尿氨基酸、尿电解质排出增多、机体电解质平衡紊乱；分泌 H^+ 功能障碍引起的肾小管性酸中毒；浓缩功能障碍引起的多尿、低比重尿和低渗透压尿等。

氨基糖苷类抗生素是强极性水溶性药物，大部分以原型经肾脏排泄而消除。该类药物除损伤肾小球滤过膜外，更重要的是对近端肾小管上皮细胞的损伤。氨基糖苷类抗生素通过近端小管上皮细胞的转运体（巨蛋白 megalin）进入细胞内，再转入溶酶体、高尔基体和内质网内蓄积。当药物在这些细胞器内蓄积超过一定阈值时，会导致药物溢出。此外，氨基糖苷类抗生素可破坏溶酶体膜、引起溶酶体破裂和外漏。这些作用可激活细胞凋亡机制、减少 ATP 生成和增加氧自由基产生，使细胞的结构和功能遭到破坏，导致肾小管上皮细胞凋亡或坏死。在开始用药的数天内，患者可出现蛋白尿、管型尿等肾脏受损的表现，持续用药则有可能进一步出现低钾血症、低镁血症、血尿素氮和肌酐升高，以及少尿等肾功能衰竭的表现。氨基糖苷类抗生素肾毒性由强到弱的顺序为：新霉素、卡那霉素、庆大霉素、阿米卡星、妥布霉素、链霉素。

绝大多数头孢菌素类抗生素的消除是通过肾排泄的，药物的尿液浓度比血浆浓度可以高出几十倍以上，容易造成肾损伤。头孢菌素类肾脏毒性作用较强的是第一、二代药物，如头孢唑林、头孢氨苄、头孢呋辛等。头孢菌素类抗生素借助有机阴离子转运系统（organic anion transporter，OAT）进入近端小管上皮细胞内蓄积，通过氧自由基损伤和蛋白乙酰化等作用，引起线粒体阴离子载体失活、ATP 产生障碍，从而造成肾小管细胞凋亡或坏死。在头孢菌素类抗生素肾损伤的各种临床表现中，通常以血尿症状最为突出。

顺铂是最容易发生肾毒性的化疗药物之一，尤其容易损伤近端小管。顺铂主要经肾排泄，通过主动转运的机制在近端肾小管上皮细胞蓄积，可以破坏细胞 DNA 结构与功能，并对线粒体具有高毒性。顺铂引起肾损伤的主要表现为肾小管性蛋白尿、尿酶增加、多尿、尿酸化功能障碍、尿电解质排出增加等。

中药是导致肾脏毒性损伤的常见药物。马兜铃属、细辛属等马兜铃科植物，如关木通、广防己、青木香、马兜铃、细辛、天仙藤、寻骨风和朱砂莲等均含马兜铃酸成分，都有肾毒性损伤的作用，导致的疾病被称为马兜铃酸肾病。马兜铃酸肾病的损伤主要发生在肾小管和肾间质，表现为肾小管-间质肾炎。马兜铃酸除了容易引起肾小管坏死外，还抑制肾小管上皮细胞的再生修复，并促进肾间质的过度纤维化。与其他肾毒性药物相比，马兜铃酸所致急性肾功能衰竭更难恢复。雷公藤、丁公藤、大黄、麻黄、苍术等许多中药也有肾毒性损伤的报道，应引起足够的重视。

损伤远端肾小管和集合管的药物可影响肾脏的尿液浓缩功能，主要表现为多尿、低比重尿和低渗透压尿，甚至导致药源性尿崩症。已有此类毒性作用报道的药物有两性霉素 B、顺铂、锂剂、多西环素、地美环素、甲氧氟烷等。

3. 间质性肾炎　肾间质主要存在于髓质的肾小管之间，越接近肾乳头，结缔组织越丰富，肾皮质的结缔组织较少。药物引起的间质性肾炎会同时造成肾小管损伤，表现为肾小管－间质炎症。药物引起的间质性肾炎主要与药物在肾脏诱发的变态反应有关，临床表现主要为药疹、药热、关节疼痛、嗜酸性粒细胞升高以及肾小管、集合管受损的相关表现。

急性间质性肾炎的病理学变化主要表现为肾间质水肿，淋巴细胞、单核细胞和嗜酸粒细胞浸润，损伤以肾间质和肾小管为主，肾小球较少受累。引起急性间质性肾炎的常见药物包括β－内酰胺类和氨基糖苷类抗生素、非甾体抗炎药、利福平、别嘌醇、磺胺类、利尿药、万古霉素和生物制品等。慢性间质性肾炎的病理变化以肾间质纤维化和肾小管萎缩为主，肾小球也可受累。慢性肾间质肾炎以镇痛剂肾病、慢性环孢素A肾病和慢性马兜铃酸肾病最典型。长期过量使用对乙酰氨基酚、阿司匹林、布洛芬、萘普生、吲哚美辛等非甾体抗炎药导致的镇痛剂肾病，其主要病理变化为多灶性肾间质纤维化及炎症细胞浸润、肾小管萎缩、肾小球缺血性皱缩及硬化，且容易出现肾乳头坏死。肾乳头发生坏死的可能原因主要与两方面因素有关：①髓质的浓缩作用可使药物在肾乳头部位的浓度达到最高，容易引起毒性损伤；②肾乳头的血流量小，容易发生缺血性损伤。非甾体抗炎药抑制前列腺素合成可影响肾血管舒张、减少肾脏供血，容易引起肾乳头部位发生缺血坏死。长期使用环孢素A和含马兜铃酸的中药也会出现类似镇痛剂肾病的病理学变化和临床表现。

4. 梗阻性肾损伤　肾小管或尿路管腔的梗阻会造成肾小管管腔压力过高，迫使管腔内的液体外渗进入组织间隙，引起肾脏组织水肿，造成肾脏组织缺血；另外，管腔压力过高还可妨碍肾小球的滤过，导致肾小球滤过率下降。

药物在肾小管或集合管内形成的结晶、沉积是造成肾内梗阻的主要原因。通常与尿液的浓缩、pH变化和药物的理化性质有关。磺胺类药物及甲氨蝶呤可因尿液pH下降，药物的溶解度降低，引起药物沉淀、结晶，出现结晶尿和血尿，甚至无尿而产生尿毒症。阿昔洛韦的水溶性差，大剂量使用可在肾小管内沉积而发生梗阻，导致急性肾功能衰竭。血浆代用品，如右旋糖酐、羟乙基淀粉等，以原型自肾脏排泄，在少尿状况下容易沉积而阻塞肾小管。

药物引起的梗阻性肾损伤也可以是一些肾外毒性作用造成的。如使用化疗药物治疗白血病或淋巴瘤期间，肿瘤细胞的大量死亡会释放出过多尿酸，而在尿路形成结晶；长期服用溴隐亭、二甲麦角新碱、甲基多巴等药物，可引起腹膜后进行性纤维化，并向输尿管扩散，侵犯管壁，压迫输尿管，从而引起尿路梗阻而损伤肾脏。

第三节　药物对膀胱的损伤

药物诱发膀胱损伤的机会相对较小。药物对膀胱的损伤通常与药物的直接毒性作用和变态反应有关。由于尿液形成过程的浓缩作用，尿液中所含药物浓度可以非常高，膀胱作为贮尿的器官难免会由此受到药物的直接毒性损伤。药物对膀胱上皮细胞的损伤会破坏膀胱上皮屏障的完整性，尿液中所含钾离子和尿酸等成分浓度较高，可以渗入膀胱间质层和肌肉层，刺激膀胱神经，促进肌肉去极化，并导致炎症损伤，产生尿频、血尿和尿痛等反应。

环磷酰胺的代谢物丙烯醛对膀胱上皮细胞可造成直接毒性损伤，引起出血性膀胱炎，长期使用可导致膀胱纤维化，甚至膀胱癌。使用环磷酰胺可同时给予美司钠，预防其膀胱毒性损伤的发生。解毒机制主要与美司钠能与丙烯醛结合形成无毒的硫醚化合物有关；另外，美司钠还可影响环磷酰胺的代谢而减少丙烯醛生成。

青霉素类药物、克林霉素、左氧氟沙星、甲硝唑、利福平等抗菌药，以及甲喹酮、乌洛托品等均有诱发膀胱炎的报道，这可能是由变态反应引起的。

第四节　肾损伤的评价及防治原则

肾损伤的评价包括肾脏的组织形态学检查和肾功能检查两大方面。肾功能检查主要是通过尿液分析和血液生化分析，以反映外源性化合物对肾小球、肾小管的损伤作用和对功能所造成的影响。

一、肾小球滤过功能

肾小球滤过功能检测是反映肾脏清除功能较为敏感的方法，比血尿素氮（BUN）和血肌酐（SCr）测定更具有定量意义。常用肾小球滤过功能测定试验包括菊粉清除率和对氨基马尿酸（PAH）清除率。

（一）菊粉清除率

菊粉是一种多糖类物质，性质稳定。注射入血管后，不与血浆蛋白结合，也不易水解，能完全从肾小球滤过而不经肾小管分泌，也不被肾小管重吸收。通过测定菊粉在血中和尿中浓度的比值，即可测定GFR，也可用内生肌酐清除率试验测定GFR，即用血肌酐水平及尿肌酐总量来估测GFR。

（二）对氨基马尿酸清除率

PAH不仅能从肾小球滤过，还可通过肾小管分泌。因此，PAH清除率大于菊粉清除率。如果PAH清除量减少而又不伴有GFR下降，则提示肾小管功能受损。

二、尿液检查

尿液检查包括尿量、外观、pH、比重、渗透压以及尿液成分分析等。与血生化指标相比，尿液检查具有特异性好、敏感性高的优势。有些相关的蛋白质、酶类或细胞因子检测还能反映肾脏组织受损的部位（表5-2）。

表5-2　药物肾损伤部位检测的主要生物学指标

损伤部位	生物学检测指标
肾小球	1. 高分子量尿蛋白：白蛋白、转铁蛋白、IgG 2. 细胞因子：干扰素、白介素、肿瘤坏死因子、集落刺激因子 3. Ⅳ型胶原蛋白
近端小管	1. 蛋白酶：谷胱甘肽-S-转移酶，N-乙酰氨基葡萄糖苷酶 2. 低分子量尿蛋白：β_2-微球蛋白、α_1-微球蛋白、胱抑素C、维生素C结合蛋白 3. 细胞因子：干扰素、白介素、肿瘤坏死因子、集落刺激因子 4. 肾损伤分子-1（KIM-1）、中性粒细胞明胶酶相关脂质运载蛋白（NGAL）、丛生蛋白、骨桥蛋白
远端小管	NGAL、丛生蛋白、骨桥蛋白

（一）尿量

肾脏的主要功能是排泄，无论是肾小球、肾小管或其他泌尿系统部位的损伤都会影响排尿量。尿量多少是反映肾功能受损程度的主要指标。肾前性损伤因素可影响肾脏的血供，导致尿量减少；肾后性损伤因素则直接通过尿路梗阻，减少尿液的排出；各种损害肾实质因素都可以使肾小球和肾小管受损，肾小球损伤可引起肾小球滤过率降低，肾小管损伤会造成尿液透过肾小管，通过周围组织和毛细血管回吸收进入体内，同样也会出现尿液减少。

（二）尿蛋白检查

尿蛋白检查是肾脏毒性损伤的重要标志和敏感指标。正常情况下，高分子量蛋白质不能从肾小球滤过，低分子量蛋白质可以滤过，但在近端小管会被重吸收。尿中出现高分子量蛋白质或大量蛋白质，反映肾小球受到损伤；若尿中出现低分子量蛋白质，则提示近端小管受到损伤。

（三）尿氨基酸、葡萄糖检查

正常情况下，氨基酸、葡萄糖在近端小管几乎全部被重吸收。尿中氨基酸排泄增多，或者非高血糖患者出现葡萄糖尿时，都反映了近端小管的损伤。

（四）尿 pH 测定

肾脏远端小管具有分泌 H^+ 的能力。当远端小管受损时，肾脏酸化能力下降，尿 pH 升高。尿 pH 测定可以反映远端小管受损的情况。

（五）尿酶检查

尿酶的来源有：①血浆，肾小球损害时尿酶升高，并且有高分子量的酶类出现；②肾单位各部位，这是尿酶的主要来源，特别是肾小管上皮细胞含有丰富的酶类，正常情况下有少量的酶因细胞脱落而出现在尿液中，当肾小管细胞受损时，细胞破坏、脱落增加，酶量随之增加；③泌尿道黏膜上皮细胞，正常情况下由此来源的酶量很低，泌尿道细胞受损时，酶量随之增加。

肾实质受到损伤时，尿酶出现早于尿常规化验及 BUN 和 SCr 清除率等指标的改变。尿酶的测定能简便、灵敏地反映出肾脏损伤的程度，并有剂量－反应关系，这对于急性肾损伤的评价更有价值。由于肾脏各部位酶谱不同，尿酶的测定还能反映出肾脏损伤的部位。尿酶常作为检测药物肾毒性（尤其是肾小管毒性）早期损伤的诊断指标。

（六）尿浓缩功能试验

肾功能正常时，限制饮水会使远端小管和集合管对水分的重吸收增加，尿量减少，比重增大。当远端小管和集合管重吸收出现障碍时，可导致尿浓缩功能丧失。其方法是将动物禁水 12～24 小时后，测定尿量、比重和渗透压的变化，从而对远端小管和集合管的损伤情况和浓缩功能进行评价。

三、血生化检查

血生化检查是检测肾功能受损情况的常规方法，但这些指标的异常变化通常发生在肾脏损伤的后期或肾功能严重受损时，往往不能及早或敏感地反映肾损伤的情况，并且特异性不高。

在肾脏毒理学研究中，血液分析主要测定的是 BUN 和 SCr，这是检测肾小球功能的标准方法之一。BUN 是蛋白质的正常代谢产物，大部分肾小球滤过的 BUN 被排出体外，少部分在肾小管重吸收，BUN 水平主要反映的是肾小球滤过功能。SCr 为肌酐的代谢产物，经肾小球滤过后，不被肾小管重吸收而全部从尿中排出。肾小球功能发生明显障碍时，BUN 和 SCr 水平升高。

四、形态学和组织学检查

肾脏大体检查主要包括肉眼观察有无病理损伤，测定肾脏重量及其脏器系数（肾脏系数 = 肾重/体重×100%）。光镜检测可以揭示肾损伤的部位、范围及形态学特征。电镜可用于确定细胞超微结构的改变。

酶组织化学检查能敏感地反映药物对肾脏的不同部位的损伤，是研究肾脏药物毒性作用及其机制的重要方法。刷状缘、线粒体、内质网的标志酶活性的改变可敏感地反映药物相应的毒性作用。常用的标志酶包括刷状缘 ATP 酶（ATPase）和 5′－核苷酸酶（5′－NT）、线粒体的琥珀酸脱氢酶（SDH），以及内质网的非特异性酯酶（ANAE）。

五、药物性肾损伤的防治原则

药物肾毒性的发生受多种因素影响，用药前应充分了解患者身体情况，尤其肾脏疾病、糖尿病等情况。应尽量选择疗效好、肾毒作用小的药物。对具有肾毒性的药物要严格掌握用药指征和制定合理的用药方案，用药期间严密监测尿酶、尿蛋白、尿沉渣及肾功能，以便及早发现肾损伤、停用肾毒性药物和给予相应的治疗。

原有肾功能受损者在用药期间应根据肌酐清除率调整用药剂量和给药间隔。磺胺类、阿昔洛韦等容易在尿中沉淀、结晶的药物，在用药期间可采取补液、碱化尿液等措施，促进药物排泄，防止发生尿路梗阻。使用两性霉素 B 及环孢素 A 时，可同时应用钙通道阻滞剂抑制血管收缩，以减轻其对肾脏供血的影响。对过敏引起的间质性肾炎可应用肾上腺皮质激素。使用造影剂前应纠正水电解质紊乱，严格掌握适应证及剂量。

本章小结

肾脏是外源性化学物质排泄的主要器官。肾小球滤过功能容易受到药物的直接毒性作用和药物诱发的免疫反应损伤；药物在肾小管可经历重吸收、代谢、分泌和浓缩等过程，肾小管（尤其是近端小管）是最常见的药物肾毒性损伤的部位。肾脏的血流丰富，影响肾脏供血和自身血管调节的药物都容易造成肾组织缺血。药物变态反应是诱发间质性肾损伤的主要原因。药物在尿液中结晶、沉淀可以导致梗阻性肾损伤。具有肾毒性作用的药物非常多，常见药物包括氨基糖苷类和β-内酰胺类抗生素、非甾体类抗炎药、磺胺类、造影剂，以及含有马兜铃酸的中药等，可以通过直接毒性作用、变态反应等复杂的机制造成各种临床表现的肾损伤。损伤膀胱的药物相对较少，典型的是环磷酰胺诱发的膀胱炎。肾损伤是临床常见的药物毒性反应，用药过程中应注意肾功能指标的变化，有针对性地做好预防和治疗措施。

思 考 题

题库

1. 肾脏容易受到药物毒性作用损伤的主要原因有哪些？
2. 简述药物对肾脏组织细胞的毒性作用和相关肾功能指标的变化。
3. 药物性肾损伤的主要防治措施有哪些？

（朱正光）

PPT

第六章

药物对呼吸系统的毒性作用

学习导引

知识要求

1. **掌握** 药物对呼吸系统毒性作用的主要类型和机制。
2. **熟悉** 检测呼吸系统毒性的主要方法。
3. **了解** 呼吸系统损伤的生理学与形态学基础。

能力要求

1. 掌握对呼吸系统损伤检查的实验技能。
2. 具备运用药物对呼吸系统毒理学的基本概念和评价方法来评价和防范药物呼吸系统毒性的能力。

呼吸系统是机体进行通气和完成气体交换的场所，是维持生命活动的重要系统。肺脏接受全身回流的静脉血，被吸收的药物可以几乎全部到达呼吸系统。药物一旦产生呼吸系统毒性，其死亡率相对较高，应该给予足够的重视。

第一节 呼吸系统损伤的形态学与生理学基础

微课

呼吸系统可分为呼吸道和肺脏二部分。呼吸道包括鼻腔、咽、喉、气管和支气管，鼻腔、咽、喉为上呼吸道，气管和支气管为下呼吸道。肺脏是氧和二氧化碳在血液和空气之间交换的部位，气体交换部位包括呼吸性细支气管、肺泡管、肺泡囊和肺泡。

一、呼吸道

鼻腔表面被黏膜所覆盖，黏膜表层为顶部长有纤毛的假复层柱状上皮，含有丰富的浆液腺、黏液腺和杯状细胞，能产生大量黏液，在纤毛协调摆动下，可以清除鼻腔内的异物。黏膜下组织呈海绵状，血管丰富，可通过舒缩变化改变其充血状态，调节鼻腔内空气的温度和湿度。

气管-支气管是气体进入肺脏的通道，并具有加温和湿化的作用。气管、支气管也被假复层柱状纤毛上皮覆盖，其中夹有分泌黏液的杯状细胞和无纤毛的支气管上皮细胞（又称 Clara 细胞）。纤毛通过波浪式向鼻腔运动排出呼吸道的分泌物及异物。Clara 细胞是呼吸系统的高代谢活性细胞，含有丰富的滑面内质网，大量的细胞色素 P450 和其他微粒体代谢酶类，在呼吸系统的药物代谢中起着重要的作用。Clara 细胞由此成为药物毒性作用的主要靶标之一。另外，呼吸道平滑肌舒缩控制着气管和支气管内径，是形成呼吸道阻力的主要机制。药物对呼吸道平滑肌的直接作用，以及对调控呼吸道平滑肌的神经-体液等因素的干扰，都会影响气道阻力和肺的通气功能。

二、肺脏

肺脏是机体血流量最大的器官，其血流量等同于心输出量。肺脏具有巨大的血管表面和气体交换表面，组织结构疏松、纤薄、氧浓度高。这些解剖和生理特点是肺脏能够有效地进行气体交换的基础，同时也是肺脏迅速大量接纳被吸收的药物，引发严重肺组织损伤的原因。

肺泡表面约90%的面积为Ⅰ型肺泡上皮细胞覆盖，此型细胞代谢不活跃，其结构扁平、纤薄，有利于气体通过。但此型细胞极易受损，且受损后不能靠自行增殖进行修复。

散在于Ⅰ型肺泡上皮细胞之间的大多为Ⅱ型肺泡上皮细胞（图6－1）。此型细胞代谢活跃，含有丰富的参与药物生物转化的微粒体混合功能氧化酶类，是药物在肺脏代谢的重要细胞。另外，Ⅱ型肺泡上皮细胞的胞质内含有一种称为嗜锇板层小体的结构，其中所含的磷脂、黏多糖和蛋白质在分泌后形成肺泡表面活性物质。肺泡表面活性物质可以降低肺泡表面张力，对防止液体渗出和肺泡塌陷有重要意义。当Ⅰ型肺泡上皮细胞受到损伤发生坏死、脱落时，Ⅱ型肺泡上皮细胞可替代并分化转变为Ⅰ型肺泡上皮细胞，其过程通常需2～4天。当大面积的Ⅰ型肺泡上皮细胞受损时，替代修复的Ⅱ型肺泡上皮细胞由于细胞器和胞质物质丰富，细胞较厚，造成气血屏障的厚度增大，不利于气体通过，可出现气体交换功能障碍。

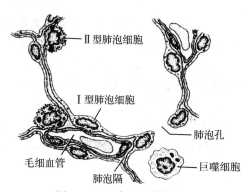

图6－1　正常肺泡结构

肺脏的间质细胞主要有成纤维细胞和巨噬细胞。成纤维细胞合成、分泌胶原蛋白和弹性蛋白等基质成分，巨噬细胞是呼吸系统重要的防御细胞，具有吞噬和引发炎症反应等作用。肺巨噬细胞的过度活化和增殖，是造成肺损伤的重要因素。

第二节　肺脏对药物的代谢与肺损伤

肺脏可视为药物吸收进入静脉血之后，药物代谢的第一关卡器官（first－past organ），对一些药物的代谢动力学有重要的影响。普萘洛尔、利多卡因、芬太尼等药物在首次通过肺循环时，大部分会在肺脏被消除。由于肺组织所含的与药物代谢有关的酶类相对较少，对药物的代谢能力较为有限。进入肺脏的药物可不经任何处理而随血液流走。因此，药物诱发肺损伤的概率相对较低。但由于肺脏接纳了几乎全部吸收进入静脉血的药物，肺组织接触的药物浓度高，同时肺组织还是高氧分压的场所，对于那些可对肺组织产生直接毒性作用，或者可在肺部蓄积、代谢或发生氧化反应的药物，一旦诱发肺损伤，出现严重而广泛性损害的概率较高，可造成肺换气功能障碍，并危及患者的生命。

第三节　药物对呼吸系统的毒性作用与常见类型

药物引起呼吸系统损伤可以是直接的，也可以是间接的。除了药物直接的呼吸系统毒性和诱发变态反应损伤外，药物对神经－肌肉兴奋传递、心血管系统功能和凝血功能等因素的影响也可以造成呼吸功能的受损。

肺组织受损的主要细胞包括 Clara 细胞、血管内皮细胞、Ⅰ型和Ⅱ型肺泡上皮细胞、巨噬细胞。其主要原因在于：Clara 细胞和Ⅱ型肺泡上皮细胞是参与药物代谢的主要细胞；肺血管内皮细胞可直接接触被吸收的高浓度药物；Ⅰ型肺泡上皮细胞是吸入给药时药物直接作用的主要细胞；而肺泡巨噬细胞作为呼吸系统主要的防御细胞，在呼吸系统的各种炎症和免疫反应所造成的损伤中无疑具有重要的作用。

知识拓展

吸入气体和颗粒性物质的理化性质与肺损伤的关系

水溶解性高的气体，例如二氧化硫、氨气等，在呼吸道的湿化作用下，一般只对上呼吸道造成刺激性损伤，而呼吸道深部较少受累。水溶解性低的气体容易到达肺泡。其中，化学性质活泼的气体，例如臭氧、二氧化氮等，会直接损伤肺泡；而化学性质不活泼的气体，例如吸入性麻醉药、一氧化氮等，则能透过气－血屏障，吸收进入血液。

对于吸入微粒，直径大小是决定其在呼吸道内沉淀的主要因素。颗粒越大沉淀越快。直径超过 $10\mu m$ 的微粒主要沉淀在鼻咽部，$0.1 \sim 3\mu m$ 的微粒主要沉淀在气管和大支气管，直径小于 $0.1\mu m$ 的微粒可随气流到肺泡沉淀。难以消除的肺泡沉淀微粒可造成持续性的肺部炎症，并最终导致肺纤维化。

根据药物对呼吸系统损伤的部位和性质，药物对呼吸系统的毒性作用可分为以下几种常见类型。

一、抑制呼吸

药物对呼吸的抑制可分为中枢性和外周性两大类。各种镇静催眠药、全麻药、中枢性镇痛药都对呼吸中枢有抑制作用，中枢性呼吸麻痹是这些药物急性中毒致死的主要原因。阻断神经－肌肉兴奋传递的药物，可引起外周性呼吸麻痹。如筒箭毒碱、琥珀胆碱等肌松药，可阻断呼吸肌神经－肌肉接头的 Nm 受体；氨基糖苷类抗生素、多黏菌素 B、硫酸镁和钙通道阻滞剂可抑制钙离子的内流，减少运动神经末梢乙酰胆碱的释放，抑制呼吸肌的兴奋。

二、呼吸道反应

（一）鼻塞

药源性鼻塞主要是由于药物的血管舒张作用，造成鼻组织充血、水肿，影响鼻腔通气所致。抗高血压药物大多具有舒张血管作用，如甲基多巴、哌唑嗪、肼屈嗪和普萘洛尔等都可以引起鼻塞。长期鼻腔内使用治疗鼻塞的血管收缩剂，如麻黄碱、羟甲唑啉等，停药后容易引起反跳性鼻塞加重。阿司匹林等非甾体抗炎药、口服避孕药等激素类药物及抗抑郁和抗精神病药（如阿米替林、硫利达嗪等）都是引起鼻塞的常见药物。

（二）喉头水肿

药源性喉头水肿系发生在喉部的血管神经性水肿，大多属于Ⅰ型变态反应，是各部位神经性水肿中最严重的一种。药物诱发的喉头水肿通常难以预测、发病急骤、进展迅速，严重者可在短期内造成患者窒息死亡。在我国，最为常见的诱发喉头水肿的药物是抗微生物类药和中药注射剂，约占总发生率的 60%。各种给药途径均可诱发喉头水肿，但静脉给药的发生率最高，约占总发生率的 67%，其中约 90% 为静脉滴注。各种容易诱发过敏反应的药物，如 β－内酰胺类抗生素、中药注射剂和造影剂，在静脉给药时，尤其应注意防范喉头水肿的发生。

（三）哮喘

诱发支气管哮喘是常见的药物呼吸系统毒性反应，涉及药物众多。药物是通过引起支气管平滑肌收缩而诱发支气管哮喘发作的，但不同药物的作用机制是不相同的，主要的作用机制如下。

1. 诱发呼吸道变态反应　呼吸道黏膜含有丰富的分泌型 IgE 抗体，发生在呼吸道的变态反应是特异性抗体 IgE 介导的 I 型变态反应。抗生素、含碘造影剂、酶类和生物制品等容易引起变态反应的药物是诱发哮喘的常见药。这种由呼吸道变态反应诱发的哮喘，可同时伴有过敏性荨麻疹，甚至过敏性休克等相关症状。

2. 影响支气管平滑肌的神经调节　支气管平滑肌的舒缩受交感神经和迷走神经的直接调节。对抗或降低交感神经张力的药物如普萘洛尔、甲基多巴、利舍平、胍乙啶等，可引起支气管平滑肌收缩，从而诱发或加重哮喘。拟胆碱类药物如毛果芸香碱等也有类似的作用。

3. 干扰呼吸道活性物质的代谢　支气管平滑肌的舒缩受到白三烯、组胺等许多局部活性物质的调节。阿司匹林、吲哚美辛等非甾体抗炎药，可阻断花生四烯酸代谢通路中的环氧化酶途径，从而使花生四烯酸的脂氧化酶代谢通路增强，引起呼吸道白三烯合成增加而引起哮喘。一些可诱发组胺释放的药物，如氯胺酮、利多卡因、普鲁卡因等，均可引起支气管痉挛。

4. 对呼吸道的直接刺激作用　呼吸道雾化吸入给药，如氢化可的松、色甘酸钠等气雾吸入，可因药物制剂理化性质的直接刺激作用而诱发哮喘。

（四）咳嗽

咳嗽的发生与呼吸道局部的状态和反应性等有关，受到缓激肽、前列腺素和 P 物质等活性介质的调节。卡托普利等血管紧张素转换酶抑制剂可减少缓激肽的降解，增强呼吸道的反应性而引起咳嗽。无痰干咳由此成为血管紧张素转换酶抑制剂类药物最常见的不良反应和被迫停药的主要原因。

三、肺水肿

肺脏血流丰富、血管通透性高、组织疏松、纤薄，各种原因引起的急性肺损伤都容易引起肺组织液体的渗出，表现为肺水肿。肺水肿是药物对呼吸系统损伤的一种急性毒性反应。肺损伤后肺泡 - 毛细血管屏障通透性增加，影响肺换气功能，可能造成机体的缺氧。药物引起肺水肿的原因是多方面的，药物诱发的心功能衰竭、药物的细胞毒性、药物对肺血管舒缩和通透性的影响，以及药物在肺部引起的炎症和变态反应等均可导致肺水肿的发生。常见药物包括细胞毒类抗肿瘤药、钙通道阻滞剂、依前列醇、麦角新碱、非甾体类抗炎药、美沙酮、吗啡、噻嗪类利尿剂等。然而，临床用药诱发肺水肿最常见的原因是：在静脉滴注给药时，短时间内输入了大量的液体。

四、肺炎及肺纤维化

药物引起的肺部炎症损伤大多属于间质性肺炎，其原因一般与药物诱发变态反应和细胞毒作用有关。化学性质活泼的细胞毒性抗肿瘤药，如博来霉素、白消安、丝裂霉素、环磷酰胺、卡莫司汀等，对肺组织可产生直接的毒性作用和自由基损伤。引起肺变态反应性炎症损伤的药物主要有青霉素类、磺胺类和头孢菌素类，以及氯丙嗪、氨基比林、对氨基水杨酸钠、干扰素、吲达帕胺等。各种原因诱发的慢性肺部炎症，最终都可引起肺纤维化。但是，药物诱发的肺纤维化也可以不伴有肺炎损伤的过程，如醛固酮是通过促进肺组织胶原蛋白的合成而引起肺纤维化的。

慢性间质性肺炎、肺纤维化是长期应用胺碘酮引起的主要严重不良反应之一。胺碘酮可在肺部蓄积，其肺组织药物浓度可达血浆药物浓度的 100 ~ 500 倍。胺碘酮引起肺损伤的具体机制目前尚不清楚，认为可能与胺碘酮引起细胞磷脂代谢障碍，诱发肺组织变态反应和产生氧自由基等有关。博来霉素也容易引起肺损伤，其机制可能是肺内皮细胞缺乏使博来霉素灭活的酶，导致进入肺脏的博来霉素不被水解，在肺部的高氧环境中与氧发生反应，产生羟自由基，造成肺损伤，并引起中性粒细胞、单核细胞、淋巴细胞浸润。长期用药引起慢性炎症反应，使成纤维细胞增生，胶原蛋白合成增加而引起肺纤维化，用药期间出现肺部症状时，应立即停药，并给与糖皮质激素治疗。

呋喃妥因、肼屈嗪、普鲁卡因胺、青霉胺等药物可诱发患者机体产生抗核抗体，引起系统性红斑狼疮样损伤，这些药物在肺部引起的间质性肺炎也由此被称为红斑狼疮样肺炎。

微课

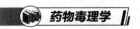

五、肺栓塞

肺栓塞是由于静脉血栓形成，脱落的栓子随血流进入肺动脉而阻塞血管造成的，主要与药物引起血液高凝状态有关。口服避孕药、肾上腺皮质激素能使血浆纤维蛋白原水平增高和血小板数量增加，化疗药物如环磷酰胺、甲氨蝶呤、丝裂霉素等可降低抗凝血酶Ⅲ水平，这些药物都可以提高血液的凝固性而诱发肺栓塞。

六、肺出血

肺血管网面积巨大，细小的血管和毛细血管网丰富。药物对凝血和止血功能的影响容易诱发肺出血。各种抗凝血药、抗血小板药、纤溶药，以及药物引起的血小板数量下降和凝血因子减少，都有可能诱发肺出血。

七、肺动脉高压

肺动脉血管在缺氧、炎症等损伤刺激下，容易收缩、痉挛而出现肺动脉压升高。各种引起肺损伤、诱发肺血管收缩和血管平滑肌细胞增殖的药物都有可能引起肺动脉高压。阿米雷司、芬氟拉明等减肥药可增强5-羟色胺的作用，促进肺血管平滑肌细胞增殖和肺动脉收缩，长期用药可出现肺动脉高压。苯丙胺类等毒品具有拟交感的活性，可直接收缩肺血管而使肺动脉压升高。

知识拓展

急性肺损伤模型及病理学变化特点

油酸静脉注射可立即刺激血管收缩引起肺动脉压升高，并产生氧自由基损伤血管内皮细胞，导致肺泡-毛细血管膜通透性增高，造成肺间质和肺泡水肿，肺泡透明膜形成和白细胞浸润等病理变化。油酸静脉注射成为制作急性肺损伤模型的常用方法，可用于评价抗急性肺损伤药物的药效。

八、鼻黏膜纤毛毒性

鼻腔给药是治疗鼻腔局部疾病的主要给药途径。另外，由于鼻黏膜的药物吸收作用好，并且能避开首过消除，鼻腔给药也可成为全身给药的一个途径。但是，鼻腔给药会使鼻腔黏膜直接接触高浓度的药物，这容易损伤鼻腔黏膜的上皮细胞，造成纤毛脱落和纤毛运动停止，影响鼻腔的自洁功能。许多药物及其助剂对鼻腔纤毛有毒性损伤作用，如防腐剂、局麻药、抗组胺药、普萘洛尔，以及药物吸收促进剂（如胆酸盐）。药物的鼻黏膜纤毛毒性是鼻腔给药必须检测的安全性指标。

第四节 呼吸系统毒性的检测

一、呼吸功能检查

呼吸系统的功能可分为通气功能和换气功能两方面。通气功能主要取决于呼吸道和呼吸肌的状态，检测指标主要包括潮气量、肺活量、气道阻力和肺顺应性。药物诱发的哮喘、呼吸肌麻痹和肺纤维化等，均能造成通气功能指标降低。换气功能主要取决于肺泡气血屏障的状态，检测的主要指标包括血氧分压、肺通气/血流比值，以及肺弥散系数等。药物引起的肺部炎症和水肿、肺泡透明膜形成和肺纤维化等，均可出现换气功能指标异常。

二、组织形态学检查

对呼吸系统组织、器官的大体形态学观察和光镜检查，可以发现各种急慢性的病理学改变，例如出血、水肿、炎症、纤维化和肺气肿等。

肺脏的重量是毒理学检测的常用指标。各种原因引起的肺水肿、出血与炎症等均可使肺重增加。常用指标有肺系数（肺系数＝肺湿重/体重×100%）和肺干重/肺湿重比值。

三、支气管肺泡灌洗液检查

支气管肺泡灌洗液（BALF）是肺脏毒理学检查重要的实验方法之一。常用的 BALF 检测指标包括总蛋白、磷脂组分、乳酸脱氢酶、磷脂酶、超氧化物歧化酶、脂质过氧化物、各种炎症介质以及炎症细胞等，可敏感地发现肺损伤的情况。

四、肺组织羟脯氨酸测定

羟脯氨酸是构成胶原蛋白的主要成分之一，肺组织羟脯氨酸含量可以反映早期肺纤维化的病理变化，其特异性好、相关性强。羟脯氨酸含量的变化亦可在 BALF 中测定。

五、物理学检查

X 线检查和超声波检查等技术，可以对患者或者实验动物的呼吸系统进行连续的动态观察。

本章小结

呼吸系统的主要功能包括通气功能和换气功能两个方面。药物对呼吸道和呼吸肌的影响会造成通气功能障碍。药物对呼吸道的不良影响主要是气道狭窄和刺激作用，例如鼻塞、哮喘、喉头水肿和咳嗽；对呼吸肌的影响主要是各种中枢性或外周性的肌肉麻痹。药物对肺脏的损伤作用会造成换气功能障碍。药物的直接毒性作用，药物在肺部代谢转化，都会导致肺损伤。各种肺损伤的急性期通常以渗出反应为主，药物诱发的肺炎大多是变态反应和直接的毒性作用所引起的，主要表现为间质性肺炎，各种长期的肺部炎症最终都会导致肺纤维化。肺血管对各种损伤刺激和具有血管活性作用的药物反应敏感，容易痉挛收缩引起肺动脉高压。药物对肺外因素影响导致的肺损伤主要涉及药源性心衰和凝血功能异常，常见的类型包括肺水肿、肺栓塞和肺出血。

题库

思 考 题

1. 肺脏的组织结构和生理学特点与药物引起的肺损伤有什么关系？
2. 急性肺损伤的主要病理学变化和慢性肺损伤的最终病理学转归是什么？
3. 药物引起通气功能障碍主要原因和常见药物有哪些？
4. 药物引起肺损伤的主要类型和常见药物有哪些？

（陈美华）

PPT

第七章

药物对神经系统的毒性作用

学习导引

知识要求

1. **掌握** 药物对神经系统的毒性作用类型与机制。
2. **熟悉** 药物对神经毒性的特点和常见损害神经系统的药物。
3. **了解** 神经系统毒性的研究方法。

能力要求

1. 具备运用常见药物对神经系统的毒性作用的相关知识来安全有效地应用药物的能力。
2. 具备评价药物神经毒性安全性的能力。

神经系统是人体内起主导作用的功能调节系统。人体的结构与功能均极为复杂，体内各器官、系统的功能和各种生理过程都不是各自孤立地进行，而是在神经系统的直接或间接调节控制下，互相联系、互相影响、密切配合，使人体成为一个完整统一的有机体，实现和维持正常的生命活动。同时，人体又是生活在经常变化的环境中，神经系统能通过感受外部环境的变化对体内各种功能不断地进行迅速而完善的调整，使人体适应体内外环境的变化。因此，神经功能障碍所造成的危害远远超过了神经系统本身，而其他系统功能失调反过来也会改变神经系统的功能。同时神经系统也容易受到许多毒物或药物的损伤。

第一节　神经系统损伤的形态学与生理学基础

神经系统由中枢部分及其外周部分所组成。中枢部分包括脑和脊髓，分别位于颅腔和椎管内，两者在结构和功能上紧密联系，组成中枢神经系统。外周部分包括12对脑神经和31对脊神经，组成外周神经系统。外周神经分布于全身，把脑和脊髓与全身其他器官联系起来，使中枢神经系统既能感受内外环境的变化，又能调节体内各种功能，以保证人体的完整统一及其对环境的适应。

一、神经系统损伤的形态学基础

神经组织由神经元（neuron）和神经胶质细胞（neurogliocyte）组成。由相同功能的神经元和与之共生的神经胶质细胞以及内稳态组成的神经功能网络（functional network）是神经系统对机体各种功能活动调节的基础。

（一）神经元

神经元是一种高度特化的细胞，受损后再生困难，是神经系统的基本结构和功能单位，具有感受刺激和传导兴奋的功能。神经元由细胞体和突起两部分构成。胞体的中央有细胞核，核的周围为细胞质，胞质内除有一般细胞所具有的细胞器如线粒体、内质网等外，还含有特有的神经元纤维及尼氏体。神经元的突起根据形状和功能又分为树突（dendrite）和轴突（axon）。树突较短但分支较多，能够接受冲动，并将冲动传至细胞体，各类神经元树突的数目多少不等，形态各异。每个神经元只发出一条轴突，长短不一，胞体发出的冲动则沿轴突传出。

（二）神经胶质细胞

神经胶质细胞与神经元不同，可以进行分裂增殖，其功能除对神经元起支持、保护、营养和绝缘等作用外，还可以参与并保证神经元的功能活动，参与神经组织的生长、发育过程。在中枢神经系统胶质细胞中，星形胶质细胞（astrocyte）与神经代谢、修复和神经元损伤密切相关，并支持血－脑屏障作用；少突胶质细胞（oligodendrocyte）富含类脂质，围绕中枢神经系统的轴突构成具有电绝缘作用的髓鞘，产生对神经元的保护作用；小胶质细胞（microglia）具有吞噬作用。

二、神经系统损伤的生理学基础

药物对神经系统毒性相关的生理学基础主要包括：血－脑屏障与血－神经屏障；大脑对高能量需求；轴索转运；髓鞘的形成与维护；通过突触间隙传递信息；神经元损伤与修复。

（一）血－脑屏障和血－神经屏障

血－脑屏障（blood－brain barrier，BBB）是指脑毛细血管壁与神经胶质细胞形成的血浆与脑细胞之间的屏障，以及由脉络丛形成的血浆和脑脊液之间的屏障，这些屏障能够阻止某些物质（多半是有害的）由血液进入脑组织。血液中多种溶质从脑毛细血管进入脑组织，有难有易；有些很快通过，有些较慢，有些则完全不能通过，这种有选择性的通透现象使人们设想可能有限制溶质透过的某种结构存在，这种结构可使脑组织少受甚至不受循环血液中有害物质的损害，从而保持脑组织内环境的基本稳定，对维持中枢神经系统正常生理状态具有重要的生物学意义。

新生儿的血－脑屏障没有完全形成，早产儿的血－脑屏障则发育更差。这就使得新生儿、早产儿的大脑容易受到那些正常情况下无法进入神经系统的毒性物质的伤害，如游离胆红素较高，易致新生儿、早产儿核黄疸。

应注意的是血－脑屏障对脊柱、神经节及脑部某些组织没有保护作用，而是受血－神经屏障（blood－nerve barrier，BNB）的保护。血－神经屏障是由神经内膜中的血管与神经外鞘的扁平细胞提供，其作用不如血－脑屏障。因此，脊神经节相比于中枢神经的神经细胞来讲，对神经毒性物质更为敏感。

（二）能量需求

神经系统的新陈代谢较快，如正常成人脑只占体重的2.5%，而脑的供血量却占全身供血量的15%，脑的耗氧量占全身耗氧量的20%。每100g脑组织每分钟需供血量50ml，耗氧量3.5ml，消耗葡萄糖5.5mg，以维持正常的能量代谢需要。因此神经系统不仅受外源化合物的直接作用，也因缺氧、缺血和低血糖而间接受损。

（三）轴突转运

由于神经元具有远距离分配物质的能力，故轴突转运系统可以把神经元合成的蛋白质从胞体转运到轴突的适当位置，以提供维持其功能和结构的蛋白质。来自细胞体的蛋白质可顺向或逆向转运。一些小囊泡也能逆向移动，向神经元胞体提供远端轴突的状态信息。神经元与轴突的这种关系，对认识药物引起神经系统的毒性作用有重要意义。当神经元胞体产生致死性损害时，会沿其整条突起产生变性，导致神经元胞体及全体突起缺损。但当损害只局限于轴突水平时，轴突发生变性，而神经元胞体可以继续存活，这种病理变化称为轴突病，损害的轴突有可能再生和恢复。但也有例外，如有机磷酸酯类引起的迟发性神经毒性，表现为选择性损害轴突和树突，病变自神经纤维远端开始，沿轴突向近端发展波及细胞体，形成"返死性神经元病"（dying－back neuropathy）。

（四）髓鞘的形成与维护

在中枢神经系统和周围神经系统中，髓鞘分别由少突胶质细胞和施万细胞形成。髓鞘的维持依赖于许多膜蛋白以及髓鞘双层中特殊的脂质代谢。很多毒性物质或药物能干扰这个复杂的过程，导致髓鞘病。因此，要保持脂质在脑中的丰富含量。

（五）神经递质

神经递质是在突触传递中担当"信使"的特定化学物质。神经递质的合成、贮存、释放、失活及降解过程的改变，将对神经系统的功能产生明显的影响。因此，通过影响神经递质来发挥药理作用和治疗效应的药物，同时也可以产生对神经系统的毒性作用。

（六）神经元损伤与修复

一般认为成人的神经元不再进行细胞分裂，某一神经元受药物或毒物损伤而死亡，其功能不能由其他神经元替代。轴突受损后的再生非常缓慢，且再生功能也不完全。长神经干的再生需要轴浆运输，修复需要较长时间。

第二节　药物引起神经系统损伤的类型及机制

在常见药物不良反应中，约18%涉及神经系统。药物主要通过对神经系统的直接损伤、影响其血氧供应及影响神经递质水平这三个方面，导致神经系统结构和功能的损伤。其损伤机制及类型即可分为：①按神经系统结构损伤分类；②按神经系统功能损伤分类。

一、按神经系统结构损伤分类

（一）神经元损伤

由外源性药物或毒性导致的神经元损伤或死亡，称为神经元病（neuronopathy），包括细胞质、树突、轴突和髓鞘的变性，且损伤具有不可逆性。如果神经元的代谢率高、胞体支持的细胞周期长以及生物膜快速除极和复极，则毒性物质对神经元的损害将会更大。

阿霉素通过嵌入DNA形成稳定复合物，可干扰DNA复制转录。由于神经节血-神经屏障的保护作用缺乏或不足，常表现为周围神经系统的神经元，特别是背侧根部的感觉神经节和自主神经节的神经元的选择性损伤。动物实验显示，如果破坏血-脑屏障，阿霉素可产生更广泛的毒性，损害皮层神经元和皮层下脑核神经元。

氨基糖苷类抗生素具有前庭和耳蜗毒性。其中庆大霉素对前庭毒性大于耳蜗毒性，链霉素、卡那霉素和阿米卡星则对耳蜗毒性大于前庭毒性，奈替米星与依替米星的耳毒性低于庆大霉素和阿米卡星。目前研究认为本类药物致神经元损伤机制有：①蓄积作用，有学者认为在内耳存在血-迷路屏障，本类药物可损害此屏障功能，使药物在内耳淋巴液中浓度过高，妨碍柯蒂氏器内、外毛细胞的能量产生和利用，引起细胞膜 $Na^+ - K^+ - ATP$ 酶功能障碍，造成耳蜗和前庭毛细胞损伤；②氧自由基损伤，药物可诱导耳蜗组织产生活性氧，并下调多种抗氧化酶的基因水平，进而诱发耳毒性的级联反应；③兴奋性毒性损伤，药物可以激活内、外毛细胞传入神经突触内的 $N - 甲基 - D - 天门冬氨酸$（NMDA）受体，导致兴奋性毒性损伤。此外，有研究发现线粒体12SrRNA基因区发生A1555G突变，可使氨基糖苷类神经毒性明显增加。

MPTP（1-甲基-4苯基-1，2，3，6-四氢吡啶）是哌替啶合成过程中的产物，其代谢物可以进入黑质，使多巴胺神经元发生明显的变性甚至坏死，产生不可逆的帕金森病。在药理研究中，可将其作为制备帕金森病动物模型的工具药。其他常见的致神经元损伤的药物见表7-1。

表7-1 常见引起神经元损伤的药物

药物名称	神经症状	神经毒性病理学特征
氯霉素	视神经炎、周围神经病	视网膜上神经元缺损、周围神经神经元变性
阿霉素	渐进性共济失调（动物）	背侧神经根细胞变性、周围神经神经元变性
乙醇	智力低下、听力障碍	小头畸形、大脑畸形
苯妥英钠	眼球震颤、共济失调	小脑 Purkinje 细胞变性
奎宁	视野缩小	视网膜神经节细胞空泡变性
链霉素	听力损伤	内耳细胞变性
生育酚	震颤、兴奋过度（动物）	海马神经元缺损、杏仁核梨形皮层缺损
6-羟基多巴胺	副交感神经兴奋：心率变慢、胃肠功能亢进等	交感神经元变性

（二）轴突损害

轴突损害是指毒性物质主要作用于轴突本身引起的损害。周围神经系统轴突变性后可以再生，使其功能得到部分或完全恢复；而中枢神经系统轴突变性后不能再生，具有不可逆性。这是由于周围神经系统中神经胶质细胞和巨噬细胞可以给轴突的再生提供支持；而中枢神经系统从受损的髓鞘释放一种抑制因子，使星形胶质细胞形成疤痕，干扰其再生。

毒性物质常导致轴突出现"化学性横断"，即轴突远端病理性丧失而神经元的胞体仍可保持完整。

目前，具有轴突毒性的药物越来越多（表7-2）。当轴突发生变性时，肢体远端的感觉和运动功能最早受累，导致"手套和袜子"神经病。随着时间的推移和损害的加重，会逐渐累及脊髓的长轴和近端的体表。

表7-2 常见引起轴突损伤的药物

常见药物	神经症状	神经毒性病理学基础
氯喹	周围神经疾病、虚弱、无力	根背侧神经节轴突变性
秋水仙碱	周围神经疾病	轴突变性、神经元和微管聚集
氨苯砜	周围神经疾病，尤其影响运动功能	轴突变性
格鲁米特	周围神经疾病，尤其影响感觉功能	未见相关报道
肼屈嗪	周围神经疾病	未见相关报道
有机磷酸酯类	迟发性神经病	轴突变性和脊索变性
异烟肼	周围神经疾病，尤其影响感觉功能，高剂量出现共济失调	轴突变性
甲硝唑	周围感觉神经疾病、共济失调、抽搐	轴突变性、有髓纤维受影响大、小脑神经核受损
呋喃妥因	周围神经疾病	轴突变性
紫衫醇	周围神经疾病	轴突变性、早期微管堆积
长春新碱	周围神经疾病	中轴突变性，脊髓、鞘内神经丝改变

有机磷酸酯类是难逆性胆碱酯酶抑制剂，常被用作杀虫剂和塑料、石油产品的添加剂，它可以抑制乙酰胆碱酯酶，造成乙酰胆碱堆积。某些疏水性有机磷酸酯类很易进入神经系统，在神经系统中可使生物大分子磷酸化或烷基化，导致迟发性神经毒性。然而并不是所有的抑制胆碱酯酶的有机磷酸酯类都会导致神经毒性，说明胆碱酯酶可能不是其靶点。有机磷酸酯类可攻击多个靶点（酯酶），其中神经病理靶向酯酶（NET）的活性只能被具有神经毒性的有机磷酸酯类抑制。并且证实有机磷酸酯类对轴突毒性特异性的大小与 NET 抑制剂的强度之间存在着很好的相关性。

在急性大剂量接触有机磷酸酯类之后，并不会立即出现轴突病变的临床症状，一般会延迟7～10天，在周围神经系统中轴突受到损伤后会很快得到修复，但反复接触此类毒物对变性可以产生耐受性。相反，脊髓长轴的轴突变性是渐进性的。有机磷酸酯类引起的迟发性神经毒性，病变有可能沿轴突向近端发展波及细胞体，形成"返死式神经病"。

长春新碱、秋水仙碱和紫杉醇可引起微管相关性神经毒性。微管是构成细胞骨架和有丝分裂纺锤体的重要部分，也是轴突运输所必需的，是神经毒物作用的易感位点之一。长春新碱和秋水仙碱可以与微管蛋白结合，抑制微管蛋白的亚单位形成微管，导致轴突运输的障碍，从而引起周围神经病。紫杉醇与长春新碱、秋水仙碱比较，轴突的形态变化是不同的，在长春新碱和秋水仙碱的作用下轴突出现萎缩，轴突中很少有微管结构。相反，在接触了紫杉醇后轴突中微管大量聚集。但两种情况都会干扰轴突的快速转运，临床上患者都会出现周围神经病。

（三）髓鞘损害

髓鞘可以为神经活动提供电绝缘保护。髓鞘缺损可以造成传导减慢，临近神经元的神经冲动传导紊乱。接触毒物可以导致髓鞘薄片剥离，即髓鞘内水肿（intramyelinic edema），髓鞘内水肿可以由碱性蛋白mRNA 转录水平的改变引起，早期是可逆的；或选择性髓鞘缺损（demyelination）。在中枢神经系统中脱髓鞘后只有一小部分的髓鞘可以再生。在周围神经系统中施万细胞具有髓鞘再生能力。如周围神经系统发生节段性脱髓鞘后，多个施万细胞进行髓鞘再生，会使结节体比正常长度短，从而成为脱髓鞘后留下的永久痕迹。

脱髓鞘所引起的症状取决于脱髓鞘的范围，如局限于中枢神经系统，则产生中枢神经系统障碍；如局限于外周神经系统，则产生周围神经疾病；而弥漫性髓鞘病可以产生中枢和外周神经系统功能障碍性疾病。如广谱抗心律失常药物胺碘酮，可以引起周围神经轴突变性和脱髓鞘，使施万细胞内充满脂质的溶酶体，引起周围神经疾病。哌克昔林是钙拮抗剂，该药可以导致周围神经脱髓鞘疾病。

（四）影响神经递质功能

很多天然物质和化学合成药物都可以干扰神经冲动的传递，阻碍或加强突触间传递，阻碍神经递质的再摄取，干扰受体和第二信使。因为药物的靶位点遍布全身，所以应答反应是非局限性的。短期应用这些药物，其毒性反应是可逆转的，长期应用就可以造成不可逆的迟发性运动障碍等症状。这些药物的毒性机制与药理学作用机制是一致的。

1. 神经递质合成、代谢的改变和干扰神经递质的储存或释放与神经毒性 可卡因和安非他明可以抑制突触前膜摄取单胺类神经递质的酶，增加突触间隙多巴胺和去甲肾上腺素的浓度引起神经毒性。麻黄碱通过促进单胺类神经递质释放引起神经毒性。

利血平能干扰递质储存，耗竭去甲肾上腺素和多巴胺递质，导致精神抑郁，表现为情绪低落，言语减少，精神运动迟缓，常自责，甚至自杀。苯妥英钠、三甲双酮、吩噻嗪类、丙米嗪、利多卡因可以使兴奋递质增多而抑制递质减少，兴奋与抑制失衡导致癫痫发作。

异烟肼对神经系统的毒性作用可以表现在中枢和外周。常见的反应为外周神经炎，表现为手足麻木；中毒性精神病，出现精神紊乱、不安、欣快、失眠等，还有步态不稳、肌肉震颤、抽搐甚至惊厥。其作用机制是异烟肼和维生素 B_6 结构相似，可以竞争同一酶系，使维生素 B_6 的排泄增加从而造成体内缺乏所致。当维生素 B_6 缺乏时，谷氨酸生成 γ - 氨基丁酸出现障碍，引起中枢兴奋、失眠、烦躁不安、肌肉震颤、甚至惊厥、诱发精神病和癫痫发生，故精神病和癫痫患者慎用，可用维生素 B_6 防治。

2. 受体、细胞信号转导与神经毒性 氯丙嗪为抗精神失常药，其作用机制主要是阻断中枢多巴胺受体。其中阻断中脑 - 皮质通路和中脑 - 边缘系统通路的多巴胺受体，产生抗精神病作用。阻断黑质 - 纹状体通路的多巴胺受体会产生锥体外系功能障碍。临床表现为：①帕金森综合征，表情呆板，肌张力增高，动作迟缓，肌肉震颤，流涎等；②静坐不能，坐立不安，反复徘徊；③急性肌张力障碍，多出现在用药后 1~5 天，表现强迫性张口、伸舌、斜颈、吞咽困难、呼吸运动障碍等；④迟发性运动障碍，表现头面部不自主刻板运动，舞蹈样手足徐动症，出现口 - 舌 - 颊三联征，如吸吮、舔舌、咀嚼等。早期发现停药可以恢复，也有停药后很难恢复者，应用胆碱受体阻断药反而使之加重。造成迟发性运动障碍的原因可能与氯丙嗪阻断突触后膜多巴胺受体，使多巴胺受体数目增加，受体上调有关。目前尚难治疗。

烟碱广泛存在于烟草制品中，吸烟、药物剂量的烟碱可以兴奋外周神经的 N 受体，引起心率加快、血压升高、皮肤血管收缩等症状；兴奋中枢神经的 N 受体，表现为中枢兴奋，同时伴有脑电图变化。短期大量摄入烟碱后，对烟碱受体的作用可以表现出双相性，开始导致烟碱受体兴奋，兴奋过度会引起神经节和中枢神经的麻痹。表现为早期的恶心、心率加快、中枢兴奋，之后会出现明显的心率减慢、血压降低，还可以出现意识紊乱和昏迷。这种急性烟碱中毒在生活中是比较少见的。常见烟碱对神经系统的毒性表现在妊娠期间吸烟的妇女所生的孩子会出现注意力缺陷和认知障碍。

阿托品可进入中枢，通过阻断 M 受体，产生中枢兴奋、幻想，大剂量可以由兴奋转入抑制，引起中枢麻痹，昏迷甚至呼吸、循环衰竭。

氨基糖苷类抗生素、多黏菌素等可引起神经肌肉麻痹，其严重程度顺序依次为妥布霉素＜庆大霉素＜阿米卡星或卡那霉素＜链霉素＜新霉素。其毒性机制是药物可以与神经末梢突触前膜的"钙离子部位"结合，从而抑制突触前膜的钙离子内流，影响突触递质释放过程，使突触前膜 ACh 释放减少，引起心肌抑制、血压下降、肢体瘫痪和呼吸衰竭。最常见于大剂量腹膜内或胸膜内应用后，也偶见于肌内或静脉注射后。肾功能减退、血钙过低及重症肌无力患者易发生，服用葡萄糖酸钙和新斯的明可起到防治作用。

甲基黄嘌呤、咖啡因和茶碱常引起中枢兴奋，儿童大剂量使用可致惊厥。其作用机制是通过作用于相应的 G 蛋白耦联受体，激活腺苷酸环化酶，使 cAMP 活性增强，并且同时抑制磷酸二酯酶，产生中枢兴奋作用。

二、按神经系统功能损伤分类

药物对神经系统的毒性作用往往不能十分肯定其损伤的具体部位和细节，因此，可将药物对神经系统损伤的部位和功能异常结合起来，分成脑损害和精神异常、颅神经损害、脊髓损害、神经-肌肉损害等。

（一）脑损害和精神异常

脑损害可由于药物的直接毒性作用和变态反应而发病。药物引起的脑损害，临床上可见脑炎、癫痫、脑血管损伤等。其病变包括炎性反应、弥漫性出血和髓鞘性病变。

药物所引致脑炎多由疫苗和抗毒血清引起的变态反应所致，例如狂犬疫苗、牛痘疫苗、百日咳菌苗、破伤风抗毒素、白喉抗毒素、蛇毒血清。表现为头痛、意识障碍、失明、癫痫发作及各种局限性神经系统体征，死亡率高。此外，磺胺甲噁唑-甲氧苄啶可致无菌性脑膜炎多次发作；青霉素脑室或鞘内注射，或大剂量静脉点滴可引起脑损害，出现意识障碍、肌阵挛、抽搐等；萘啶酸对神经系统的毒性可引起感觉障碍、视力下降、头痛、呕吐、意识模糊。

脑病一般指脑灰质损伤，临床以智能、精神或意识障碍、肌痉挛或抽搐等症状为主要表现，不同药物诱导脑病的临床表现因其机制不同而有不同。如抗癫痫药物苯妥英钠、丙戊酸钠、卡马西平及铋剂就可能诱发脑病。药物诱发的白质脑病主要累及大脑白质，临床表现与脑灰质损伤相似，但由于损伤部位在白质，因此抽搐症状少见。国内报道常引起白质脑病的药物以抗肿瘤药物多见，如阿糖胞苷、顺铂、左旋咪唑等，氨己烯酸、含砷药物、肾上腺皮质激素、环孢素等也可诱发此病变。

药物引起的精神反应虽较多见，但一般不严重。可引起严重的精神异常的药物主要是抗精神病药物、镇静催眠药、抗组胺药。常与剂量和疗程有密切关系。药物导致精神异常表现多样化，类似精神分裂症与情感性精神病，如人格分裂、幻想与妄想等。异烟肼引起的中毒性精神病，出现精神紊乱、不安、欣快、失眠。利舍平因能干扰递质储存，耗竭去甲肾上腺素和多巴胺，导致精神抑郁，表现为情绪低落、言语减少，精神运动迟缓，常自责，甚至自杀。糖皮质激素通过提高中枢神经系统的兴奋性，出现欣快、失眠、激动甚至精神错乱。

药物引起的脑血管损害包括：①四环素类、喹诺酮类、磺胺类、维生素 A、维生素 D 和肾上腺皮质激素可致良性颅内压增高。其临床表现为头痛、呕吐、视神经盘水肿，一般无局限性神经系统体征，脑脊液成分和脑室系统正常，及时停药，适当脱水降低颅内压治疗，预后良好；②肝素、双香豆素、6-氨基己酸、链激酶等抗凝血药可致严重颅内出血；③硝酸甘油可致脑梗死；④雌激素可致颅内动脉、静脉、静脉窦血栓，是由于长期用药，血中雌激素水平升高，促进血液凝固，同时减慢血流，导致血栓形成等。

案例解析

【案例】 患者，男，47岁，因中左上腹部持续性绞痛并伴有恶心、呕吐而住院，诊断为急性胃肠炎。经禁食、并给予输液、解痉、抗感染等内科处理后，病情明显缓解。给予西咪替丁200mg，3次/日，口服。翌晨患者开始出现烦躁、胡言乱语、到处大小便、幻视、幻听。排除电解质紊乱、解痉和抗感染药物等其他能够引起精神障碍的因素，诊断为西咪替丁毒副反应。停药及对症处理后完全恢复正常。

【问题】 1. 西咪替丁为何可引起患者出现上述毒性表现？

　　　　　2. 在临床使用西咪替丁时，应如何避免其毒副反应？

扫描看解析

甲基汞、乙醇、苯妥英钠、呋喃妥因可以引起小脑综合征，临床表现为肌张力增强或降低，姿态异常，共济失调，步态蹒跚。

抗精神分裂症药物如吩噻嗪类、丁酰苯类、硫杂蒽类等可以阻断大脑多巴胺受体而致大脑多系统功能紊乱。临床症状表现为肌张力增高、表情少、步态异常、静止性震颤、语言障碍。

（二）颅神经损害

药物引起的颅神经损害主要有视神经损害和耳毒性。如乙胺丁醇、异烟肼、氯霉素、青霉素、普鲁卡因青霉素、地高辛、氯磺丙脲、甲苯磺丁脲、保泰松、麦角碱、奎宁、氯碘喹啉及有机砷可以损害视神经，但不多见。

氨基糖苷类抗生素、依他尼酸、呋塞米、水杨酸盐、奎宁、奎尼丁等可以损害第Ⅷ对脑神经引起前庭功能和耳蜗神经的毒性。

（三）脊髓损害

药物损害脊髓的表现有脊髓炎、上行性麻痹、脑脊髓神经根炎、下肢迟缓性瘫痪、蛛网膜下隙阻塞、蛛网膜炎、永久性脊髓炎等。如采用大剂量造影剂行股动脉至腹主动脉造影可产生横贯性脊髓炎，多数患者可致痉挛性截瘫后遗症；接种狂犬疫苗后可产生急性上行性麻痹；破伤风疫苗可致胸腰段脊髓炎；鞘内注射青霉素会引起永久性脊髓损伤；鞘内注射皮质激素易致蛛网膜炎等。

（四）周围神经损害

异烟肼、长春新碱、秋水仙碱可以引起周围神经损害。临床表现为感觉过敏，如出现蚁行感、烧灼感、针刺感、皮肤麻木感，感觉迟钝如对温、冷、触、痛反应迟钝或消失。

第三节　神经系统损伤的评价

微课

神经系统相当复杂，单一的指标很难全面评价毒物的神经毒性，故需把不同的指标组合起来以完成神经毒性评价。以下简介神经学检查、形态学检查、电生理学检查、生化检查、影像学检查、行为学研究、神经细胞培养与动物模型在药物毒理学中的应用。

一、神经学检查

神经学检查主要提示神经系统损伤部位。常见检查见表7-3。

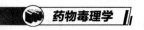

表 7 - 3　神经学检查内容及意义

项目名称	检查的内容及意义
脑神经功能	Ⅰ～Ⅷ对脑神经的功能不同，所以检查方法也各不相同。如检查对声音的反应性涉及听觉神经（第Ⅷ对脑神经）功能，检查对气味的反应性涉及嗅觉神经
运动功能	肌肉有无萎缩、无力、自发收缩等，提示运动神经元的功能是否出现障碍
反射活动	如深部膝反射，其功能涉及肌梭感受器、传入神经、传出神经、脊髓反射
步态异常	步态异常检查有助于确定毒性作用部位，如运动神经元疾病引起高跨步；小脑功能不良可导致共济失调、蹒跚步态

二、形态学方法

神经病理学的形态或组织学改变是确认神经损害及其病变程度的重要手段，也是确认神经毒性的最经典方法。一般首先进行肉眼观察；其次在光学显微镜下观察基本的病变，同时可采用细胞学、神经组织化学和电镜检查。

三、神经电生理学检查

神经电生理学指标已广泛应用于实验和临床研究。目前的方法主要用于评价感觉和运动神经的传导速度、神经肌肉功能、中枢感觉投射和脑电改变。

四、生化检查

根据神经病理变化与神经生物化学变化密切相关，其中一些敏感指标被作为神经毒性标记在临床研究中应用。当神经毒物代谢发生障碍时，神经的能量代谢、糖、蛋白质及脂肪含量，RNA 和 DNA 及脑磷脂等含量会发生变化，可以测定各种成分的含量来反应病变及其程度。溶酶体酶、β - 葡萄糖醛酸酶、β - 半乳糖苷酶及酸性磷酸酶等活性及量的测定，用于观察神经变性。测定神经递质及其有关的酶，有助于探讨毒物作用机制。

五、影像学检查

影像学检查是用成像手段使颅脑、椎管和脊髓等解剖结构及病变显影，借以诊断疾病的检查方法。在神经系统检查中占着重要地位，已得到广泛应用。对确定颅内及椎管内的占位性病变、血管疾病、炎症、损伤等的位置（定位诊断）；大小、范围及数目（定量诊断）和病理性质（定性诊断），有较高的应用价值。检查方法分非损伤性检查，包括头颅与脊椎平片、电子计算机 X 射线断层成像（CT）及磁共振成像（MRI）；损伤性检查包括脑血管造影、脊髓动脉造影和脊髓造影等。

六、行为学研究

许多药物中毒，在出现明显的临床体征和症状前，多表现为模糊的、主观的和非特异精神方面的主诉。行为学研究是运用生理学、行为科学和神经生理学的方法研究药物对神经功能的影响。研究内容主要包括动物行为功能和学习记忆功能测试，以及人类行为功能的测定。

七、神经细胞培养的方法在药物毒理学中的应用

离体的神经器官、组织和细胞，在培养基中生长与分化，可用于神经系统毒理学的研究。脑、脊髓、神经节以及整个胚胎在适宜的培养基中都可以进行离体培养，采用电生理学、形态学、生物化学和分子生物学等多种手段，用于神经毒性的评价及作用机制的分析。

八、神经毒理学的动物模型研究方法

选用对药物敏感性非常接近人类的动物，建立模拟人体神经系统病变的动物模型，将其应用于神经

系统毒理学的研究，对阐明药物的中毒机制，寻找防治药物具有十分重要的意义。例如利用 MPTP（1 - 甲基 - 4 苯基 - 1，2，3，6 - 四氢吡啶）其代谢物可以进入黑质，破坏多巴胺神经元使其变性甚至坏死，可以制造帕金森病动物模型，以进一步研究这种疾病的治疗药物及治疗方案。

本章小结

神经系统是人体内起主导作用的功能调节系统。各器官、系统在神经系统的直接或间接调节控制下，实现和维持正常的生命活动。很多药物通过对神经系统的直接损伤和干扰神经细胞的功能等机制，而产生各种神经系统的毒性作用，造成脑损害、颅神经损害、脊髓损害、神经 - 肌肉损害和精神异常等。药物的神经系统损伤很难用单一的指标进行全面评价，故需把不同的指标组合起来以完成神经毒性评价。这些指标包括神经学检查、形态学检查、电生理学检查、生化检查、影像学检查、行为学研究、神经细胞培养与动物模型等。

思 考 题

题库

1. 药物对神经系统毒性类型主要有哪些？
2. 导致锥体外系功能障碍的药物有哪些？并简述其产生的原因及如何治疗？

（赵宇红）

PPT

第八章

药物对内分泌系统的毒性作用

学习导引

知识要求

1. **掌握** 药物对下丘脑、垂体、甲状腺及肾上腺的毒性作用和机制。
2. **熟悉** 内分泌系统损伤的检查与评价方法。
3. **了解** 内分泌系统损伤的生理学基础。

能力要求

1. 运用药物对内分泌系统的毒性作用相关知识，熟练掌握在临床上防治药物对内分泌系统损伤的技能。
2. 学会应用药物对内分泌系统毒性作用的评价方法解决临床实际问题。

第一节　内分泌系统损伤的生理学基础

内分泌系统由内分泌腺及兼有内分泌功能的器官、组织共同构成。可感受内、外环境刺激，以分泌激素的方式发布调节信息，从而使机体的活动能适应环境的变化，维持自身的生存状态。药物对内分泌系统的影响主要表现在对内分泌系统结构的破坏、功能的损伤及激素代谢的异常。

内分泌系统由内分泌腺及内分泌细胞组成。内分泌腺主要包括垂体、甲状腺、甲状旁腺、肾上腺、胰腺、性腺、松果体和胸腺。内分泌细胞分布于特定组织器官中，如心、肺、肾、肝、脑等。内分泌系统通过内分泌腺或散在的内分泌细胞分泌的高效能生物活性物质即激素，经由组织液或血液传递，作用于有特异受体的靶细胞，从而协调各种生理活动，维持机体内环境的稳定。内分泌方式包括远距分泌、旁分泌及自分泌等。内分泌系统反馈调节模式是：垂体前叶在下丘脑分泌的促释放或抑制激素的调节下分泌相应激素，刺激其靶腺，促进或减少靶腺激素合成和分泌，靶腺分泌激素又反向作用于下丘脑和垂体，即反馈作用。反馈作用包括起兴奋作用的正反馈和起抑制作用的负反馈，形成3个主要的调节轴：下丘脑－腺垂体－甲状腺轴、下丘脑－腺垂体－肾上腺轴、下丘脑－腺垂体－性腺轴。

药物可以通过以下机制损伤内分泌系统：①影响激素水平，通过影响下丘脑调节肽的释放，影响垂体和靶器官的活动；②影响垂体的功能，影响激素分泌过程；③直接影响靶器官功能，影响激素合成、分泌、代谢或转运过程；④诱导自身抗体的形成。此外，某些药物可直接破坏机体的组织细胞，影响激素的释放和组织细胞的功能。

第二节 药物对内分泌系统损伤的类型及机制

药物对内分泌系统的毒性作用特点：药物毒性靶点可能针对内分泌系统的不同层次，可以是下丘脑或垂体，也可能是腺体；不同的内分泌腺对药物或毒物的敏感性不同。

一、药物对下丘脑及垂体的毒性作用

垂体在内分泌腺轴调节机制中处于非常重要的位置。垂体分为神经垂体和腺垂体。神经垂体合成抗利尿激素（ADH）和缩宫素（oxytocin）。在下丘脑调节肽影响下，腺垂体可分泌多种激素，如生长激素（GH）、催乳素（PRL）、促甲状腺激素（TSH）、促性腺激素（黄体生成素和尿促卵泡）、促肾上腺皮质激素（ACTH）和黑色素细胞刺激素（MSH）。通过下丘脑-垂体-靶器官轴，影响靶腺器官释放相应激素，产生效应。垂体增生性病变或肿瘤的发生与下丘脑及靶腺功能的改变密切相关，药物也可以通过直接作用于垂体而引起垂体功能的改变。

糖皮质激素、促肾上腺皮质激素通过反馈轴调节作用能抑制生长激素分泌或释放。长期口服糖皮质激素类药物治疗的儿童哮喘患者，可致生长停滞。

抗精神病药氯丙嗪可阻断结节-漏斗通路多巴胺神经元的多巴胺受体，导致垂体激素分泌紊乱，出现催乳素分泌增加和生长激素分泌减少，临床上表现为溢乳-闭经综合征，女性闭经溢乳，男性性功能下降，少数也可溢乳。儿童长期用药会影响生长发育。其他能导致垂体激素分泌紊乱的常见药物还包括：抗抑郁药如阿米替林、丙米嗪和氟西汀；抗溃疡药如西咪替丁和雷尼替丁；镇痛药如美沙酮、吗啡；苯二氮草类；雌激素、利血平和甲基多巴等。

抗利尿激素作用于远曲小管远端和集合管引起水分的重吸收增加，使尿液浓缩，尿量减少。药物可以导致药源性抗利尿激素分泌紊乱综合征，主要表现为低钠血症和继发的神经精神症状。常见药物有吩噻嗪类、三环类抗抑郁药、抗癫痫药（如卡马西平）、抗肿瘤药（如环磷酰胺、顺铂、长春新碱等）、降血糖药物（如氯磺丙脲和甲苯磺丁脲等）。吩噻嗪类、三环类抗抑郁药及卡马西平能增加 ADH 的释放；长春新碱因其神经毒作用导致控制 ADH 释放紊乱。

二、药物对甲状腺的毒性作用

甲状腺分泌的激素有三碘甲腺原氨酸（T_3）和甲状腺素（T_4）两种，统称为甲状腺激素。

药物对甲状腺的毒性主要表现为：①甲状腺增生、肿大，功能亢进，临床出现甲亢症状；②少数药物引起甲状腺萎缩，临床表现为甲状腺功能低下；③形成甲状腺肿瘤。毒理学机制主要是两个方面：直接作用和间接作用（图 8-1）。

药物通过抑制甲状腺对碘的摄取、T_3 与 T_4 的合成及释放等影响甲状腺功能。有些药物因为降低了血中 T_3、T_4 水平，反馈性引起 TSH 分泌增多，作用于甲状腺，导致腺体增生肿大，严重病例可出现压迫症状。直接作用机制如下。

1. 抑制甲状腺对碘的浓集 甲状腺是人体唯一能够浓集和利用碘的内分泌腺体，甲状腺能够高度的浓集碘是因为腺泡上皮基膜上存在碘转运蛋白，该蛋白通过 $Na^+, K^+ - ATP$ 酶提供能量将碘逆浓度差转运入腺泡腔内。一些化学物质如 ClO_4^-、SCN^-、Br^- 和 NO_3^- 等可以和碘竞争碘转运蛋白，从而抑制碘在甲状腺的浓集。如给予 TSH（促甲状腺激素）则促进碘在甲状腺的浓集。

2. 抑制过氧化物酶 临床用于治疗甲亢的药物有硫氧嘧啶类的甲硫氧嘧啶、丙硫氧嘧啶和咪唑类的甲巯咪唑、卡比马唑，这些药物通过抑制过氧化物酶，使甲状腺内浓集的碘不能够氧化成活性碘，从而阻止了酪氨酸的碘化以及碘化酪氨酸的缩合，甲状腺合成 T_3、T_4 减少。杀草强抑制甲状腺过氧化物酶，

慢性中毒时 T_3、T_4 合成减少。T_3、T_4 的减少能导致 TSH 分泌增多，以至甲状腺增生、肿大，并且可诱发肿瘤。磺胺类、氨基三唑类也是通过这种机制影响甲状腺的功能。

3. 抑制甲状腺激素的释放 过多的碘能够抑制甲状腺激素的分泌，可能引起患者甲状腺肿大和功能低下。临床上使用大剂量的碘化物作为甲状腺功能亢进的短期治疗，目的是短时间内降低血清中的甲状腺激素水平。大剂量的碘通过抑制蛋白水解酶，使已经合成的甲状腺激素不能从球蛋白分离而释放；抑制过氧化物酶，使 T_3、T_4 合成减少；抑制垂体分泌 TSH，使甲状腺腺体萎缩。碳酸锂主要用于治疗躁狂症，锂盐能抑制甲状腺激素的释放及合成，导致甲状腺功能低下。

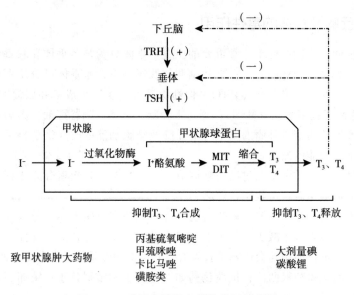

图 8-1 致甲状腺肿大药物作用示意图

三、药物对肾上腺的毒性作用

肾上腺包括皮质和髓质两个部分。肾上腺皮质由外向内依次分为球状带、束状带和网状带。球状带主要分泌醛固酮等盐皮质激素，束状带分泌可的松和氢化可的松等糖皮质激素，网状带分泌少量的性激素。肾上腺髓质主要分泌肾上腺素和去甲肾上腺素。药物对肾上腺的毒性作用主要表现为 3 个方面：促激素分泌不足导致萎缩、损伤性萎缩和肾上腺腺体增生。

（一）促激素源性萎缩

下丘脑释放促肾上腺皮质激素释放激素（CRH），控制垂体促肾上腺皮质激素（ACTH）的分泌和释放，后者刺激肾上腺皮质合成和释放糖皮质激素。临床长期大剂量尤其是连续给予糖皮质激素，反馈性抑制下丘脑－垂体－肾上腺轴，使垂体产生的 ACTH 长时间减少，从而导致肾上腺皮质功能丧失，出现促激素源性萎缩。

（二）损伤性萎缩

药物对肾上腺组织或细胞直接造成的损伤导致其萎缩。双氯苯二氯乙烷（米托坦，mitotane）用于不可切除的肾上腺皮质癌、切除后复发癌以及皮质癌术后辅助治疗。该药能相对选择性地作用于肾上腺皮质束状带及网状带细胞，使其萎缩、坏死，对正常细胞及癌细胞均有损伤作用。皮质激素在肾上腺皮质的线粒体和内质网内，以胆固醇为基础经侧链裂解和羟化而合成，米托坦抑制碳链裂解酶和 11β－羟化酶使皮质激素生产减少，而米托坦代谢过程中产生的氧自由基是造成皮质细胞坏死的毒理机制。球状带的萎缩反映了某些药物对醛固酮合成与分泌的抑制作用。其作用机制可以是直接的，如螺内酯对 18α－羟化酶的抑制；也可以是间接的，如卡托普利对肾素－血管紧张素－醛固酮系统的抑制作用。

（三）肾上腺髓质增生

腺垂体激素与肾上腺髓质增生性损害存在一定的相关性，如大鼠长期使用生长激素与嗜铬细胞瘤发生率增加相关。大鼠长期毒性研究中也发现，通过抑制多巴胺功能而导致催乳素分泌增加的几种抗精神病药，也与肾上腺髓质增生的发生有关。尼古丁和利血平也使大鼠肾上腺髓质增生发生率增加。尼古丁通过直接刺激肾上腺髓质的 N_N 受体使肾上腺髓质增生。利血平使去甲肾上腺素能神经末梢的神经递质耗竭，引起肾上腺髓质代偿性增生。血液中钙、磷水平的增加可导致髓质细胞增生性改变。如大鼠长期毒性试验中无限制地大量摄入食物、过多地摄入钙或能增加钙吸收的食物，如维生素 D 等可出现这种增生性改变。

案例解析

【案例】患者，男，40 岁，近 1 年来遵医嘱服用甲巯咪唑控制甲亢症状，效果良好。后又未遵医嘱自行继续原剂量服药。近日自觉颈部不适，呼吸不畅就诊。查体发现甲状腺肿大，超声提示甲状腺肿大。予减量并逐渐停用甲巯咪唑，同时合用适量甲状腺素后，甲状腺肿大逐渐减轻，颈部不适及呼吸不畅缓解。

扫描看解析

【问题】1. 临床常用于治疗甲亢的药物有哪些？
2. 患者出现甲状腺肿大的原因是什么？需要如何治疗？

第三节　内分泌系统损伤的评价

内分泌系统对药物或毒物高度敏感，内分泌系统受到药物的损伤会出现结构和功能的变化，体内激素的变化导致机体生长发育、代谢和功能等都会发生显著改变。药物对内分泌系统的毒性作用研究可分为形态学检测和功能学检测。形态学检测包括组织病理学方法、免疫组织学方法、分子杂交方法、图像分析技术和激光共聚焦扫描显微技术等。功能学检测包括激素的合成、释放、释放抑制、激素代谢等。

一、垂体 - 甲状腺系统

（一）形态学检查
主要为影像学检查。包括超声、CT、MRI 及甲状腺放射性核素扫描等。

（二）功能学检测
1. 血清促甲状腺激素测定　用灵敏度高的免疫放射方法测定血中 TSH 水平，广泛用于甲亢和甲减的诊断与治疗监测。

2. 血清甲状腺激素的测定　血清游离甲状腺素（FT_4）、游离三碘甲状腺原氨酸（FT_3）、血清总甲状腺素（TT_4）、总三碘甲状腺原氨酸（TT_3）、血清反 T_3（rT_3）等是临床常用的指标，可反映甲状腺功能状态。

3. 促甲状腺激素释放激素（TRH）兴奋试验　甲状腺功能亢进时血清中 T_3、T_4 增高，反馈性抑制 TSH，因而 TSH 不受 TRH 影响。当静脉注射 TRH 200μg 后，TSH 升高者，可排除甲亢；TSH 不升高，则支持甲亢的诊断。

4. 甲状腺摄^{131}I 率　根据 ^{131}I 可产生射线的原理，用盖革计数管测定法测定甲状腺摄^{131}I 率，用于甲亢的诊断。

5. T_3 抑制试验　用于鉴别甲状腺肿伴摄^{131}I 率增高是由甲亢引起还是由单纯性甲状腺肿引起。

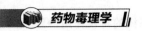

> ### 知识链接
>
> #### ¹³¹I 的来源与应用
>
> 碘-131，核素符号^{131}I，为放射性同位素。原子序数53，原子质量数130.906，半衰期为8.02070天，主要来源于核工业及核技术应用、核试验落下灰、核事故释放等，也可在反应堆中以慢中子轰击^{130}Te或在回旋加速器中以氘轰击^{130}Te来制得。医学应用：^{131}I的β射线可用于治疗甲状腺疾病，其γ射线可用于甲状腺、肝、肺等脏器的扫描以及肾、甲状腺等的功能测定。

二、垂体-肾上腺皮质系统

（一）形态学检查

1. 影像学检查　超声检查为肾上腺病变的初查方法。必要时进行电子计算机X线体层扫描（CT）或磁共振成像（MRI）检查。腹膜后充气肾盂造影、^{131}I肾上腺扫描等，也有助于疾病诊断。

2. 肾上腺质量　垂体分泌ACTH水平影响肾上腺的功能和质量。激素分泌水平发生变化，肾上腺质量也会相应地增加或减轻。如ACTH水平增高，腺体细胞肥大增殖，肾上腺质量增加。

（二）功能学检测

1. ACTH和肾上腺皮质激素测定　ACTH分泌有昼夜节律性，测定ACTH等指标可鉴别肾上腺皮质功能亢进症和减退症。

2. 血及尿皮质醇测定　系临床检查肾上腺皮质功能异常的常用指标。肾上腺皮质功能亢进等病理情况，应用雌激素治疗等可使皮质醇含量增加。应用抗癫痫药苯妥英钠、解热镇痛抗炎药、水杨酸等可降低皮质醇水平。

3. 尿17-羟皮质类固醇和17-酮皮质类固醇测定　可反映肾上腺皮质功能。肾上腺皮质功能亢进症可见尿17-羟皮质类固醇水平增高。

4. 血浆和尿液醛固酮测定　长期应用避孕药可升高醛固酮水平，应用利舍平、甲基多巴、普萘洛尔等药物可降低醛固酮水平。

5. 肾上腺内维生素C含量测定　肾上腺内含有丰富的维生素C，在ACTH作用下，或因中毒引起的应激反应时，肾上腺内的维生素C含量迅速下降。在一定范围内，如ACTH剂量在0.15~2.5mg时，或药物中毒时，应激强度与维生素C下降的对数值成正比。因此，急性中毒时，肾上腺内维生素C的含量是评价肾上腺功能活动的灵敏而又可靠的指标，维生素C含量下降速度和持续时间与中毒严重程度相关。

6. 嗜酸粒细胞和淋巴细胞计数　可间接反映肾上腺皮质功能。血液中可的松、氢化可的松等浓度的增加能引起循环血液中嗜酸粒细胞和淋巴细胞的减少，而且减少的百分率与剂量明显相关。通过给药前、后的外周血中这两种细胞数变化率的测定，能评价药物对肾上腺皮质功能活动的影响。

本章小结

　　内分泌系统是机体重要的调节系统，由内分泌腺及兼有内分泌功能的器官、组织、细胞共同构成。它与神经系统相辅相成，具有维持内环境稳定、调节新陈代谢、维持生长发育与生殖过程等重要生理功能。内分泌系统是药物毒性作用的靶系统之一，药物对内分泌系统的影响主要表现在对内分泌系统结构的破坏及功能的损伤。常见内分泌系统损害的药物有抗精神病药（氯丙嗪）、抗消化性溃疡药（西咪替丁）、镇痛药（吗啡）、激素类药（糖皮质激素）、抗肿瘤药（环磷酰胺）、降糖药（氯磺丙脲）、利尿药等。临床上应用有内分泌系统毒性药物时，要结合相应形态学检查、功能学检查（监测内分泌激素水平的变化）来评价内分泌系统受损的程度。

题库

思 考 题

1. 药物对甲状腺的毒性作用及其机制是什么？

2. 简述对下丘脑、垂体有毒性作用的药物有哪些。

3. 简述药物对垂体 - 肾上腺皮质系统毒性作用的功能学检测有哪些。

4. 内分泌系统的组成及生理功能是什么？

5. 激素类药物是当前临床常见滥用药物之一，思考如何指导患者合理使用激素类药物，避免激素类药物滥用。

（王　丽）

PPT

第九章

药物对心血管系统的毒性作用

学习导引

知识要求

1. **掌握** 药物对心血管系统损伤的作用和机制；常见药物引起心血管系统损伤的类型。
2. **熟悉** 药物引起心血管系统损伤的功能与形态学评价方法。
3. **了解** 心血管系统损伤的生理学与形态学基础。

能力要求

1. 具备临床防治药物对心血管系统损伤的技能。
2. 学会应用药物对心血管系统毒性作用的评价方法解决临床实际问题。

第一节　心血管系统损伤的生理学与形态学基础

心血管系统由心脏、动脉血管、静脉血管和毛细血管组成。其功能是为机体运输血液，通过血液将氧气、营养物质及激素等运送到组织，供组织利用，同时将机体代谢产生的废物带到肝、肾等器官排出体外，保证机体物质代谢和生理功能的正常进行。心血管系统如果因为疾病或药物损伤，将对人体的生命活动产生重大影响。因此，要了解心血管系统损伤的生理学及形态学基础。

一、心血管系统损伤的生理学基础

心肌收缩的过程包括氧化代谢的能量释放、三磷酸腺苷和磷酸肌酸对能量的贮存及收缩蛋白对能量的利用。氧化代谢几乎是心肌收缩唯一的能量来源，心肌耗氧量很大，静息状态下，可摄取血液氧含量的65%~75%，且已接近于最大量，氧供再需增加时只能依靠增加冠状动脉的血流量来提供。其中，能量的利用和细胞内钙离子的移动是最易受药物影响而引起心脏毒性的机制。

心肌细胞具有收缩性、自律性、兴奋性、传导性和不应性，能够维持心脏正常电生理活动，使之有序而协调的发挥泵血功能。心血管毒物可以引起心血管系统复杂的生物效应，导致心律失常、传导阻滞、心肌肥厚、缺血性心脏病和心力衰竭等一系列功能和器质性改变。

增加血流是心脏增加能量的主要途径，所以，血管系统结构及功能的损伤将导致心脏血流供应减少。药物的很多毒性是通过作用于血管而产生的。血管系统的生理调节机制包括神经调节、体液调节及局部调节。这三种调节机制往往共同发挥作用：①心血管中枢在脊髓至大脑皮层的各个水平上调节自主神经影响心血管功能，当机体内、外环境发生变化时，可以通过心血管反射等迅速调控心血管活动；②有许多激素调节心血管系统，如肾素－血管紧张素－醛固酮系统、儿茶酚胺、抗利尿激素（ADH）、心房钠尿肽等。交感神经递质去甲肾上腺素可激动血管平滑肌上的α_1受体引起血管收缩，而肾上腺髓质释放的肾上腺素可激动血管平滑肌上的 β_2 受体而导致血管舒张。冠脉和骨骼肌动脉对肾上腺素引起的血管舒张高度敏感；③由内皮细胞释放的化学物质是微循环的主要调节物质并与中毒密切相关。一氧化氮（NO）能与多种靶分子反应，有广泛生物学作用，包括使血管平滑肌松弛、抑制血小板激活和减少白细胞对内皮细胞的黏附。氧也是微循环的主要调节物质。氧分压降低和代谢率升高会引起释放腺嘌呤核苷酸、自由基以及三羧酸循环中间产物，这些物质均可引起血管扩张。

二、心血管系统损伤的形态学基础

从形态学组成上看，心脏是一个由心肌组织构成并具有瓣膜结构的空腔器官。心腔壁的构成以心肌细胞为主。心肌细胞是心脏的基本功能单位，心肌细胞主要由肌纤维构成，有一个或多个细胞核，并含有丰富的线粒体，其他细胞器包括肌质网、溶酶体、高尔基复合体、糖原颗粒和细胞基质。心肌细胞包括2种类型：①工作细胞，包括心房肌细胞和心室肌细胞，具有收缩性，是心脏舒缩活动的功能基础；②自律细胞，是特殊分化的心肌细胞，包括窦房结、房内束、房室交界部、房室束（即希氏束）和浦肯野纤维等，这些细胞所含肌原纤维极少或根本没有，因此均无收缩功能。但具有自律性和传导性，是心脏自律性活动的功能基础。由于心肌细胞有限的增殖能力，心脏损伤后心肌成纤维细胞增殖及心肌重建增强等方面的原因，可影响到心肌的舒缩功能。

心血管系统中的血管部分由起始于心室的动脉系和回流于心房的静脉系以及连接于动、静脉之间的网状毛细血管所组成。血管的一般构造可分为内膜、中膜和外膜。内膜很薄，由附着于基膜的单层内皮细胞和亚内皮细胞构成；中膜最厚，由多层环状或螺旋状的平滑肌与弹性纤维及胶原蛋白交互构成，在大动脉以弹性纤维为主，中、小动脉以平滑肌为主；外膜主要由纤维结缔组织构成，包括纤维细胞、胶原蛋白、弹性蛋白和黏多糖。静脉中膜弹力纤维和平滑肌较少，因而管壁较薄。毛细血管管壁极薄，主要由附着于基膜的内皮细胞构成，基膜外有很薄的一层结缔组织。

第二节　药物对心血管系统损伤的类型及机制

心血管系统是多种药物毒性作用的靶部位。具有药理学活性的心血管药物对心血管所致的毒性往往是由于其主要药理学效应的增强所致，如强心苷、奎尼丁和普鲁卡因胺等诱发的心律失常。此外，某些药物所产生的心血管毒性与其治疗目的及主要药理作用无必然的联系，如柔红霉素、阿霉素等抗肿瘤药产生的心肌损伤（图9-1）。

一、心律失常

心肌细胞的自律性、兴奋性和传导性与心律失常的发生密切相关。当某种因素影响心肌细胞的自律性、兴奋性和传导性时，心脏搏动就会失去正常规律，即发生心律失常。常见导致心律失常的机制为：窦房结、房室交界、房室束和浦肯野纤维等心肌细胞均有自律性，药物可通过改变自主神经系统兴奋性，也可直接作用于细胞膜受体或离子通道而影响自律性，导致异常冲动的发放；折返是心律失常中冲动传导异常常见的发生机制。药物导致心律失常多是由于影响心肌细胞的一种或多种离子通道，直接导致心肌细胞的电生理特征发生变化。如抗心律失常药物均可引起心律失常，表现为双重作用，既可治疗心律失常，又可导致新的心律失常，后者为严重的不良（或毒性）反应。表现有期前收缩数增加，持续性室性心动过速、Q-T间期延长与尖端扭转型室性心动过速，难治性室性心动过速或致命性室颤等。

中药乌头碱类对心脏毒性大，主要有附子、草乌、川乌、雪上一枝蒿等。致心律失常的严重程度与乌头碱含量大小、机体的敏感性有关。乌头类中毒与乌头碱的毒性有关，其兴奋迷走神经，对中枢神经系统先兴奋后抑制，兴奋和麻痹周围神经。对心脏除通过兴奋迷走神经抑制窦房结和房室结以外，还对心肌有直接毒性作用，导致起搏异常、传导障碍及各种异位节律。

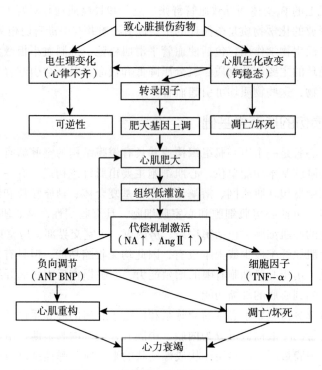

图 9 - 1 药物致心脏损伤作用示意图

其他常见导致心律失常的药物见表 9-1。

表 9-1 其他常见致心律失常药物

药物分类	常见药	心律失常类型	备注
抗生素及抗真菌药	克霉唑	室性期前收缩、阵发性室性心动过速、室扑、室颤	
	小檗碱（黄连素）	心脏停搏	大剂量静脉注射
	灰黄霉素	窦性心动过速	
	两性霉素 B	室颤	静脉注射
抗抑郁药	丙米嗪、阿米替林、多塞平	窦性心动过速	
镇痛药	哌替啶	窦性心动过速	
	吗啡	窦性心动过缓	较大剂量
	美沙酮	窦性心动过缓	
镇静药及抗癫痫药	卡马西平	中度 Ⅱ 型房室传导阻滞	
中枢神经系统兴奋药	咖啡因、山梗菜碱	窦性心动过速	较大剂量
全身麻醉药	氟烷	心动过缓、心律失常	
	乙醚	心脏停搏	过量
	氯胺酮	窦性心动过速	
抗高血压药	肼屈嗪	窦性心动过速	
	甲基多巴	窦性心动过缓	
抗心衰药	地高辛、洋地黄毒苷	各种类型心律失常。常见：室性期前收缩，二联律、三联律，室性心动过速，房颤合并房室传导阻滞，窦房传导阻滞，房室传导阻滞等	
抗休克药	多巴胺	室性心律失常	
	血管紧张素	心动过缓	

续表

药物分类	常见药	心律失常类型	备注
抗胆碱药	阿托品	窦性心动过速、室性期前收缩、室性心动过速及室颤	
抗震颤麻痹药	左旋多巴	室性期前收缩及阵发性室上性心动过速	
抗精神失常药	氯丙嗪、奋乃静	窦性心动过速、窦性心动过缓、室性期前收缩、交界性期前收缩、室上性心动过速、房扑、房室传导阻滞、室颤及心脏停搏	
降血脂药	氯贝丁酯	房性及室性期前收缩	
作用于肾上腺素受体药	肾上腺素	窦性心动过速、期前收缩、室性心动过速、室颤	
	去甲肾上腺素	窦性心动过缓	
	异丙肾上腺素	窦性心动过速、期前收缩、室性心动过速、室颤	
	酚苄明	窦性心动过速	
平喘药	麻黄碱	窦性心动过速，过量可引起心律失常	
	沙丁胺醇	窦性心动过速	较大剂量
	氨茶碱	窦性心动过速、心律失常	静脉注射
激素类	甲状腺激素	窦性心动过速	
	垂体后叶素	期前收缩、心脏停搏	
	地塞米松	多源性室性期前收缩	静脉注射
利尿药	氢氯噻嗪	单源性及多源性室性期前收缩、室性心动过速	
	呋塞米	心律失常、心脏停搏	较大剂量注射
盐类	钙盐	心律失常、室颤、心脏停搏	静脉注射过快
解毒药	二巯丙醇	窦性心动过速	
	解磷定	窦性心动过速	注射速度过快
维生素类	维生素C	心脏停搏	大量静脉注射
抗疟药及抗阿米巴病药	氯喹	窦性心动过缓、心脏停搏	
	依米丁（吐根碱）	房性期前收缩、室性期前收缩、阵发性房性心动过速、房颤	
抗血吸虫病药	酒石酸锑钾	窦性心动过缓、室性期前收缩、阵发性室性心动过速、室扑、室颤	
	美曲膦酯（敌百虫）	窦性心动过缓、期前收缩	

案例解析

【案例】患者，男，70岁，主诉近日经常心悸，发作性，此次突发眩晕，几乎昏厥入院。曾查心电图提示室性早搏，服用奎尼丁200mg，4次/日，共3周。查体心率、血压、呼吸正常，心脏超声正常。实验室检查：血常规、电解质正常，血奎尼丁浓度正常。ECG：偶发单源室早，QT间期延长，24小时Holter监测，在几乎昏厥时有发作性心电图异常，表现为QT延长，尖端扭转型室性心动过速。立即停服奎尼丁，监测血清电解质，发作时应用异丙肾上腺素静脉滴注使心室率维持90次/分以上，纠正电解质紊乱。

【问题】试述奎尼丁对心脏的毒性有哪些？

扫描看解析

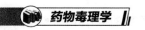

二、血压变化

(一)高血压

可引起高血压的药物有如下几类。

1. 激素类药物 如地塞米松、泼尼松、甲睾酮或丙酸睾酮等。这些药物可引起水钠潴留，导致循环血量增加而引发高血压。甲状腺激素类药物则能提高心血管系统对交感神经的敏感性，引起血压升高。

2. 儿茶酚胺类药物 肾上腺素、去甲肾上腺素、去氧肾上腺素等具有升压作用，静脉滴注可纠正低血压，如用量或滴速不当，反而可引发高血压。

3. 解热镇痛药 如吲哚美辛、保泰松、吡罗昔康等，除了可引起水钠潴留外，还可减少舒血管物质PGI_2生成，使血管趋向收缩而致高血压。

4. 避孕药 通过提高肾素 - 血管紧张素系统的活性，可使血管收缩，并刺激肾上腺皮质激素释放而造成高血压。

5. 其他 如哌甲酯、多塞平及中药甘草等。另外，某些降压药也可引起高血压，如可乐定、甲基多巴、异喹胍、胍乙啶等，当静脉注射时就有引起暂时高血压的可能。突然停用某些降压药物，如普萘洛尔、可乐定、甲基多巴等，也可引起同样严重的后果。过快过量的使用治疗肾衰性贫血的促红细胞生成素能显著升高血压。免疫抑制剂环孢素在器官移植患者中有可能直接损伤血管内皮并影响水钠代谢引起高血压。单胺氧化酶抑制剂能降低单胺类递质如去甲肾上腺素的降解，促进其升高血压。

(二)低血压

大部分药物源性低血压为一过性体位性低血压。用于治疗心血管疾病的药物是常见引起药源性低血压的因素，如α受体拮抗药、β受体拮抗药、血管紧张素转化酶抑制剂、血管紧张素Ⅱ受体拮抗剂、硝酸酯类等血管扩张剂、钙通道阻滞剂等。其他可导致低血压的还有中枢神经和周围神经抑制剂、抗精神病药、急剧降低血容量药物，如可乐定、利血平、氯丙嗪、阿片类、高效利尿药、硫酸镁、苯妥英等。此外能引起过敏反应的药物也可继发引起低血压反应如青霉素、链霉素、磺胺类、阿司匹林等，过敏反应引起的血压降低持续时间长短不一，严重者可出现休克反应。

三、心肌炎与心肌病

(一)心肌炎

心肌炎是指心肌中局灶性或弥漫性的急性或慢性炎症，病理表现为心肌间质增生、水肿，有炎性细胞浸润。常见的病因为各种感染及非感染因素（结缔组织病、化学品及药物中毒、变态反应等）。药物引起的心肌炎可产生心内膜下、血管周围以及间质组织的损伤与纤维化，主要是通过诱导某些细胞因子的产生，进而影响心肌供血，损伤心肌细胞，并在损伤部位发生免疫炎症反应等。常见损伤有以下几种。

1. 超敏性心肌炎 磺胺类、青霉素、氨苄西林、头孢克洛、异烟肼、甲基多巴、破伤风类毒素、两性霉素 B、四环素、链霉素、氯霉素、白喉毒素、氯氮平，尤其是磺胺类，甲基多巴和青霉素及其衍生物。超敏性心肌炎的发生无药物剂量依赖关系。

2. 中毒性心肌炎 常见药物有蒽环类药物、可卡因、环磷酰胺、儿茶酚胺、茶碱、氟尿嘧啶、奎尼丁、砷剂、锂剂、巴比妥类、苯丙胺类（如摇头丸）等。中毒性心肌炎有药物的剂量依赖性。通常在停药后，药物对心肌的损伤仍可延续一定的时间。其中某些抗肿瘤药物可直接作用于心肌细胞的微管，使心肌细胞变性坏死。

3. 其他 一些抗寄生虫药可以直接抑制心肌细胞的氧化磷酸化过程，引起线粒体损坏，导致心肌炎症或出现小血管周围淋巴细胞浸润。某些抗精神病类药物，如氯丙嗪具有直接抑制心肌的作用。环磷酰胺还可在毒性部位引起出血性血管炎。

(二)心肌病

药源性心肌病是指因药物对心肌的毒性作用而引起的心肌损伤，临床表现类似于扩张型心肌病或肥厚型心肌病、限制型心肌病等。各类药物引起心肌病的机制比较复杂，尚未完全明确，主要有以下几个方面。

（1）药物对心肌产生直接毒性作用，导致心肌细胞的炎症、变性、坏死及间质水肿，甚至呈纤维性改变。此类药物主要有抗肿瘤药柔红霉素、多柔比星、环磷酰胺、氟尿嘧啶；抗寄生虫药氯喹、锑剂、依米丁等；某些心血管药物奎尼丁、维拉帕米、普鲁卡因胺和拟交感类药；某些中药雷公藤等。

（2）某些药物可抑制心肌细胞的氧化磷酸化，损害线粒体，如抗寄生虫病药依米丁等。

（3）药物还可抑制心肌的收缩性，导致心肌收缩力减弱，主要见于抗抑郁药，尤其是三环类抗抑郁药；其次是某些抗心律失常药，特别是 β 受体拮抗药和钙通道阻滞药等。

（4）药物影响心肌的电生理特性，可表现为心肌除极和复极的改变，如多柔比星、三环类抗抑郁药、强心苷过量和某些抗心律失常药。

（5）两种（或两种以上）药物并用可通过对心脏毒性的相加，或一种药物影响另一药物的体内过程，导致游离型药物浓度升高，使该药物对心脏的毒性增加。如地高辛和奎尼丁的合用。

（6）许多药物对高敏个体可引起过敏性心肌炎或心包炎，过敏性心肌炎可见于试用剂量时，其发病与药物的剂量无关，出现单核细胞与嗜酸粒细胞浸润心肌，并导致心脏传导阻滞、心律失常、心肌坏死与心力衰竭。应用抗过敏药和糖皮质激素治疗有效。

（7）还有许多药物因剂量、疗程及个体反应性的不同而具有多种致病机制，如三环类抗抑郁药除引起心律失常外，主要致严重的心肌抑制而导致扩张型心肌病和心力衰竭；两性霉素 B 可因直接的心肌毒性而引起心肌病。

四、心包炎

心包炎是指心包膜因细菌、病毒、自身免疫、物理、化学等因素而引发急性炎性反应以及心包粘连、增厚、缩窄、钙化等慢性病变。临床上主要有急性心包炎和慢性缩窄性心包炎。药物引起的心包炎症，可导致心室舒张不全，影响心脏功能。

引起心包炎的药物主要有普鲁卡因胺、肼屈嗪、异烟肼、色甘酸钠、苯妥英、青霉素、阿霉素、麦角新碱、抗凝血药、溶栓药等。其中青霉素可能引发伴有嗜酸粒细胞增多的过敏性心包炎。阿霉素和柔红霉素常诱发心肌病，同时也有诱发心包炎的可能性。普鲁卡因胺、肼屈嗪、异烟肼、苯妥英可诱发狼疮综合征样心包炎。

五、心脏瓣膜病

心脏瓣膜病（valvular heart disease）是由于心脏瓣膜（包括瓣叶、腱索及乳头肌）的炎症引起的结构毁损、纤维化、粘连、缩短，黏液瘤样变性，缺血性坏死，钙质沉着或者先天发育畸形。某些药物可引发心脏瓣膜狭窄、关闭不全及瓣膜损伤。常见药物如预防偏头痛的麦角新碱、麦角胺和甲基麦角胺的长期应用可损伤瓣膜。抑制食欲药芬氟拉明和右芬氟拉明、多巴胺受体激动剂培高利特和卡麦角林以及毒品摇头丸等均有可能导致心脏瓣膜病变。药物导致心脏瓣膜疾病的机制尚未完全明确，可能是影响或干扰 5 – 羟色胺的功能与代谢。

六、心搏骤停和心源性猝死

心搏骤停是指心脏射血功能的骤然停止，大动脉搏动与心音消失，重要器官严重缺血、缺氧，导致生命终止。很少自行恢复，通常会导致死亡。心源性猝死是指急性症状发作后 1 小时内发生的以意识突然丧失为特征，由心脏原因引起的自然死亡。心搏骤停可由多种因素造成，包括药物直接损害心肌；药物使迷走神经作用过强；药物中毒引起继发症，如缺氧、酸中毒、电解质紊乱、水肿、休克、中毒甚至诱发心脑综合征等。

直接或间接作用于心脏的药物，如强心苷、奎尼丁、巴比妥类、依米丁、普鲁卡因胺、氯喹、氨茶碱，以及各类麻醉剂、催眠药等，中毒后都能引起不同程度心肌损害，严重时导致心搏骤停，甚至猝死。

还有些药物如青霉素等虽不直接作用于心脏，但可引起过敏性休克，导致心搏骤停。另外，钙、钾等离子对心脏活动影响显著，高血压和低血压及严重酸中毒也可导致心搏骤停。

七、缺血性心脏病

缺血性心脏病是指冠状动脉发生痉挛或由于冠状动脉粥样硬化病变而引起血管腔狭窄或阻塞，造成心肌缺血、缺氧或坏死而导致的心脏病。缺血性心脏病主要表现为无症状心肌缺血、心绞痛、心肌梗死、缺血性心力衰竭甚至猝死。心脏是体内耗氧量较多的器官之一，极易受到缺血缺氧的影响，一旦发生供血不足，便可造成严重的损伤，甚至死亡。心脏的血液供应来自冠状动脉，凡是减少冠状动脉血流量或增加心肌耗氧量的因素都会使心肌发生缺血缺氧。

由药物引起缺血性心脏病的机制包括：药物的直接作用、过敏反应以及反跳现象引起冠状动脉痉挛；药物影响脂质代谢、血管内膜完整性导致冠状动脉粥样硬化；药物影响斑块稳定性导致斑块脱落发生栓塞；药物引起冠脉内膜损伤，暴露内膜下胶原，促进血小板聚集，形成血栓；药物引起血压降低及严重心律失常导致冠状动脉供血减少；药物可增加心率、心肌收缩力及血压升高导致心肌耗氧量增加。

过量使用硝酸甘油或撤药过急，可诱发冠状动脉痉挛，出现心绞痛，其机制可能为血管对硝酸甘油产生耐受性和依赖性，使其不能有效扩张血管或解除痉挛，而冠状动脉持续狭窄或痉挛又可诱发或加剧心绞痛。抗心律失常药如普萘洛尔，在用药过程中突然停药，可引起心绞痛、室性心动过速，严重时发生心肌梗死，甚至猝死，是由于长期用药导致受体增敏，此时突然停药发生的反跳现象。抗高血压药肼屈嗪、哌唑嗪等可反射性引起交感神经兴奋性增强，并降低冠状动脉灌注压，出现心绞痛。拟肾上腺素药物如肾上腺素、多巴胺等，用药剂量过大，可使血压骤升，心率加快、心肌耗氧增加，诱发心绞痛。抑制血小板聚集药如阿司匹林等，若用量过大，亦可诱发冠状动脉痉挛，出现心绞痛。

八、心力衰竭

微课

心力衰竭是指由于心脏的收缩功能和（或）舒张功能发生障碍，不能将静脉回心血量充分排出心脏，导致静脉系统血液淤积，动脉系统血液灌注不足，从而引起循环障碍症候群，即心脏的泵血功能不能满足机体所需的血量要求。

药物引起心力衰竭主要通过2个途径产生：降低心脏泵血功能与升高心脏前后负荷。负性肌力药是常见的致心力衰竭药物之一，可直接降低心肌的泵血功能，包括钙通道阻滞剂维拉帕米、地尔硫草等。β受体拮抗药通过抑制心肌收缩力及减慢心率，而降低心输出量。其他能引起或加重心力衰竭的药物有 I 类抗心律失常药、皮质醇、非甾体抗炎药等。

拟交感神经药包括肾上腺素、异丙肾上腺素、去甲肾上腺素、麻黄碱、多巴胺和多巴酚丁胺等。这类药物虽然可以激活 α 和（或）β 受体，对心脏和（或）血管产生强烈兴奋作用，但同时循环中高浓度的肾上腺素和去甲肾上腺素以及高剂量的合成儿茶酚胺可引起心肌肥厚与重构、心肌细胞凋亡而使心肌收缩力下降甚至心力衰竭。目前认为与下列机制有关：①儿茶酚胺类药物对心脏产生强烈兴奋作用，引起心率加快，心肌收缩力增强，心肌耗氧量增加；②高浓度的儿茶酚胺类药物可引起冠状动脉痉挛，线粒体功能失调，ATP 生成障碍；③氧化应激产生大量的氧自由基，维生素 E 和维生素 C 等抗氧化剂可对抗儿茶酚胺类的心脏毒性；④儿茶酚胺类药物引起的钙超负荷可导致线粒体功能障碍、肌纤维膜通透性改变、脂质过氧化等；⑤儿茶酚胺类药物通过激动 β_1 受体，激活腺苷酸环化酶和蛋白激酶，使细胞内钙超负荷，或通过活化核酸内切酶等，诱导心肌细胞凋亡；⑥长期使用外源性拟交感药物，使得 β 受体对内源性儿茶酚胺物质敏感性下降。

九、动脉粥样硬化

动脉粥样硬化是指动脉血管壁增厚、变硬，管腔缩小、狭窄且失去弹性，常累及主动脉、脑动脉和冠状动脉等。其特点是受累动脉的病变先从内膜开始，包括局部有脂质和复合糖类积聚、纤维组织增生和钙质沉着形成斑块，并有动脉中层的逐渐退变，继发性病变尚有斑块内出血、斑块破裂及局部血栓形成，一旦发展到足以阻塞动脉管腔，则该动脉所供应的组织或器官将发生缺血甚至坏死。如二硫化碳可引发脂质代谢紊乱，升高血液中胆固醇浓度。表现为使动脉血管形成脂纹，血管内皮细胞损伤和灶状脱落，导致血管壁通透性升高，血浆脂蛋白得以进入内膜。血浆脂蛋白中有大量氧化型低密度脂蛋白被巨噬细胞摄取，超过了其清除能力时可引起泡沫细胞坏死，导致细胞外脂质核心形成。

> **知识拓展**
>
> ### 过氧化脂质与动脉粥样硬化
>
> 　　过氧化脂质（LPO）是氧自由基与多聚不饱和脂肪酸反应的产物，在正常情况下其含量极低，但在病理情况下，脂质过氧化反应增强可导致 LPO 升高，升高的 LPO 可对细胞及细胞膜的结构和功能造成各种损伤，如引起内皮细胞退行性病变和通透性改变，LPO 产物丙二醛极易修饰低密度脂蛋白，形成复合物被单核 - 巨噬细胞受体识别，内饮后形成泡沫细胞，参与动脉粥样硬化的形成。

第三节　心血管系统损伤的评价

　　药物对心血管系统的毒性损伤作用表现为其功能及结构的改变。凡是在临床上用于检查心血管系统疾病的方法和指标均可用于评价药物对心血管系统毒性损伤的程度。

一、功能评价

　　心血管功能学检查包括心电图、心阻抗血流图、心排血量、超声心动图和磁共振技术等。

　　1. 心电图　是在体表描记心脏生物电活动，用以反映心脏的节律、频率、传导等情况的方法，为无创检查，易于接受，是目前心血管疾病诊断的主要手段之一。心电图对诊断各种心律失常最有价值，与心脏电生理检查相结合，有助于判断其发生机制，根据检查结果选择合适的治疗药物指导临床。此外，还可用于诊断心肌梗死并定位、定阶段和定范围；判断心房肥大、心室肥大和劳损、心肌缺血和损伤；诊断急性心包炎、某些先天性心脏病；判断电解质紊乱和一些药物对心脏的影响。

　　2. 心阻抗血流图　原理是生物体容积变化引起相应电阻抗变化。生物体容积的变化主要是血液流动造成的，记录这种电阻的改变就可以推测出血流情况。

　　3. 心排血量　指心脏每分钟将血液泵至周围循环的血量，是评价心功能的基本指标。可反映整个循环系统的功能状况。

　　4. 超声心动图　是以声学原理为依据的一种特殊的物理诊断方法。能详细观察心脏与大血管的结构形态、房室收缩和舒张、瓣膜关闭和开放的活动规律，并能估计心脏的泵血功能、心肌收缩和舒张功能。超声心动图具有重复性好、无创伤、准确性高的特点。既能够显示心血管病理解剖变化，又能够显示心血管病理生理改变，也是心血管疾病诊断的重要手段之一。

　　5. 核磁共振技术（MRI）　成功地用于心脏和大血管疾病的研究，成为先天性心脏病、心肌梗死、心脏瓣膜病、心肌病、心包疾病、心脏肿瘤和大血管疾病的重要辅助诊断技术。

　　6. 核素心肌灌注显像　是一种无创伤性的检查心肌梗死和心肌缺血的方法。心肌灌注显像除评价心肌血流外，还可评估心脏功能，是诊断心肌缺血的重要手段。该方法与其他影像检查方法结合，起着相辅相成的互补作用。

　　7. 动态血压　动态血压具有反映各时点的血压状况，血压昼夜变化的规律，自动编辑提供平均血压标准差和各种血压等诸多优点。已广泛用于高血压病的临床诊断及其他相关领域。

二、形态评价

心血管形态学评价包括组织病理学方法、分子杂交方法、免疫组织化学方法、图像分析技术和激光共聚焦扫描显微技术等。

1. 组织病理学方法 是研究心脏毒性作用的基础，光镜下可以观察发现心肌细胞的坏死、心肌组织的出血、脂质的沉积和血管的变性等；电镜下还可以观察到更细微的亚细胞结构的变化。

2. 分子杂交技术 可以确定组织或细胞中特定 DNA 或 RNA 的存在。它不仅在分子生物学领域中具有广泛的应用，而且在临床诊断上的应用也日趋增多。

3. 免疫组织化学方法 是利用免疫学抗原 – 抗体特异性结合的原理以及细胞组织化学技术对组织、细胞的特定抗原或抗体进行定位和定量的技术，具有高度特异性、灵敏性和精确性的特点。

4. 图像分析技术 可以对试验样品形态学改变进行计算机的采样和分析，提高实验的效率和准确性。

本章小结

心血管系统由心脏、动脉血管、静脉血管和毛细血管共同组成。其功能是为机体运输血液，通过血液将氧气、营养物质及激素等运送到组织，供组织利用，同时将机体代谢产生的物质带到肝、肾等器官排出体外，保证机体物质代谢和生理功能的正常进行。很多药物可通过导致缺血缺氧、代谢障碍、影响离子通道及离子泵的功能、血管平滑肌损伤、血管内皮损伤、机械性损伤、氧化应激或炎性损害等机制而产生各种心血管毒性。表现为心律失常、血压变化、心肌炎与心肌病、心包炎、心脏瓣膜病、心搏骤停和心源性猝死、缺血性心脏病、心力衰竭和动脉粥样硬化等。掌握预防措施可在一定程度上避免毒性作用的发生。可通过对心血管系统形态和功能学检查评价药物对心血管系统毒性损伤的程度。一旦出现中毒，要分析原因，按照既对因又对症的原则进行治疗。

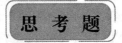

题库

1. 论述药物对心血管系统损伤的类型有哪些？
2. 药物引起心力衰竭的途径及常见引起心力衰竭的药物有哪些？
3. 药物引起心肌病的机制是什么？请举例说明。
4. 简述药物对心血管损伤的功能学检查有哪些？

（王　丽）

第十章

药物对血液系统的毒性作用

学习导引

知识要求

1. **掌握** 药物对血液系统的毒性作用类型与机制。
2. **熟悉** 血细胞生成的过程与影响因素。
3. **了解** 药物对血液系统毒性作用的检测和研究方法。

能力要求

1. 熟练掌握药物对血液系统毒性作用的检测和研究方法的技能。
2. 具备运用药物对血液系统毒性作用的基础知识和技能解决临床和科研中实际问题的能力。

药源性血液病（drug - induced hematopathy）在临床上比较常见，约占药物不良反应总数的10%，但死亡率却高达32.5%，占药物引起相关死亡的40%。药物通过影响血细胞的生成和功能，产生药物的血液毒性（hematotoxicity）。人体血液担负营养物质和代谢产物的运输；血液凝固；体液调节和防御等重要生理功能。由于血细胞的形成涉及骨髓、肝、脾、淋巴结等多个脏器，血液系统功能的发挥也与循环系统、呼吸系统等密切相关，因此药物对血液系统毒性的诊断和防治比较复杂。

第一节　血细胞的生成和影响因素

一、血细胞的生成

血细胞在造血器官或组织中产生，发育成熟或接近成熟时才释放到血液中。造血细胞在形态和功能上不同阶段的变化过程与造血微环境及各种因素的影响与调节密切相关。各种血细胞都起源于骨髓未分化多能造血干细胞，由其逐步分化成多种血细胞。血细胞的发生可以划分为三个阶段：多能造血干细胞，造血祖细胞和造血细胞的生长和成熟。血细胞生成的各阶段如图10-1所示。

（一）多能造血干细胞

胚胎早期发生于卵黄囊壁的间充质干细胞。随后，经血液迁入肝、脾、胸腺和骨髓等造血器官。在造血器官中增殖、分化为造血祖细胞和持续地产生各种血细胞。同时通过有丝分裂和自我复制以保持造血干细胞自身数量的相对恒定。它是发现最早的造血干细胞，也是迄今唯一能测试的造血干细胞。多能造血干细胞的基本特征有4个：①细胞数量少，约占骨髓有核细胞总数的千分之一（小鼠）；②主要存在于造血组织中，只有少量循环于外周血液；③具有多向分化的能力；④具有自我复制的能力。自我复制和多向分化是两个最基本的特性，是机体保持正常造血功能的主要条件。多能造血干细胞的形态结构与小淋巴细胞相似，但也不同：①核外形不如小淋巴细胞整齐，没有深陷的缺裂；②染色质细，呈弥散状（小淋巴细胞均多粗大，呈块状）；③核仁大而明显；④没有内质网、高尔基体和溶酶体。

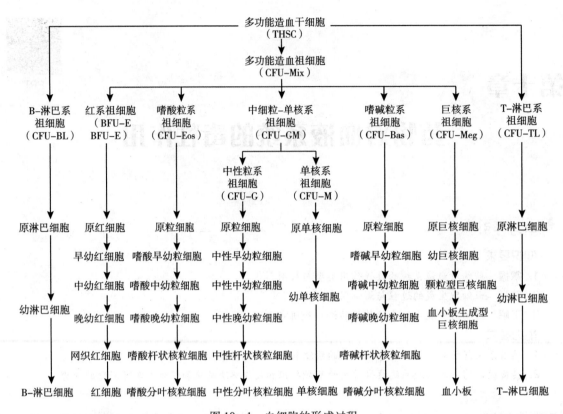

图 10 - 1　血细胞的形成过程

（二）造血祖细胞

多能造血干细胞分化为多能造血祖细胞和各系造血祖细胞，在调节因子的作用下，它们只能朝着一个方向分化，进行有限的细胞增殖活动。

（三）造血细胞的生长与成熟

此阶段的骨髓细胞，形态上已完全可以鉴别，其中的幼稚骨髓细胞仍具有一定的增殖能力，它们在分裂过程中逐渐成熟，并且成为外增殖性细胞，以后缓慢地由骨髓释放到外周血液中。这些成熟的血细胞各有特定的功能，是机体正常生理活动中不可缺少的细胞组成部分。

二、血细胞生成的影响因素

体内的造血活动受细胞与细胞、细胞与环境以及神经 - 体液等多种因素的控制和调节。

（一）造血微环境

造血组织中存在着造血细胞与非造血细胞两类有形成分，后者除了对造血细胞起到支架作用外，还通过局部条件对造血细胞的增殖和分化起着特殊的影响。这种除造血细胞以外所有参与调节造血的间质成分，包括微血管系统、神经因子、网状细胞、基质及其他结缔组织，共同形成造血微环境。造血微环境可能直接与造血细胞接触或释放某些因子，影响造血细胞的活动。有些外界因子，例如射线、药物或缺氧等，可能通过造血微环境来影响造血细胞的活动。

（二）体液因素

体内还存在着许多影响造血活动的因子，其中既有刺激物，也有抑制物，它们通过一整套严密的反馈机制，对造血过程起到调节和控制作用。

1. 红细胞生成的调节物　将贫血家兔的血浆注射给正常家兔，可以引起正常家兔外周血液红细胞的增加，这是最早发现的影响红细胞系造血的体液因子，叫红细胞生成素，其对红细胞系的增殖有着特异性刺激作用。然而，在成熟红细胞中也提出了红细胞抑素，其对骨髓幼稚红系细胞的增殖有特异性抑制作用，并能延长细胞周期的时间。

2. 粒细胞生成中的调节物　在造血细胞的体外琼脂培养中，必须加入少量的集落刺激因子，才能生成由粒系细胞组成的集落，这种刺激因子也能对体内粒细胞的生成起调节作用。与此相对立的，是集落生成的抑制物，由成熟粒细胞产生，可阻止刺激因子的生成。成熟粒细胞还可产生一种低分子量的粒细胞抑素，对骨髓幼稚粒细胞的增殖有特异的抑制作用，或延长其细胞周期的时间。前列腺素 E 类物质在体外可抑制幼稚粒细胞的增殖。所以，当粒细胞刺激因子活性过高时，前列腺素 E 类物质，可从另一侧面对抗粒细胞的生成。

3. 淋巴细胞和巨核细胞生成的调节物　植物凝集素和其他抗原性物质可以使成熟淋巴细胞转化，淋巴细胞中也有对淋巴细胞转化起特异性抑制作用的抑素。巨核细胞生成中有刺激血小板生成的血小板生成素，但对整体动物注射血小板匀浆时，则可抑制血小板的生成。

4. 造血干细胞的调节物　在正常恒定的造血状态下，造血干细胞处于两种生理状态，即大部分处于静止期，小部分处于周期活动状态。在一定条件下，可以由静止期转入周期活动。当骨髓的造血干细胞处于旺盛增殖阶段时，骨髓细胞生成的刺激物明显增加，抑制物则明显减少，反之也如此。这两种物质，在正常造血过程中，处于动态平衡的状态。

造血干细胞在体内的迁移受下丘脑 – 垂体 – 肾上腺系统的影响。摘除肾上腺可以促使造血干细胞由骨髓向外周血和脾迁移。相反，注射促肾上腺皮质激素则起抑制作用。一些药物，如内毒素、泼尼松、硫酸葡聚糖类多聚阴离子化合物等，在影响外周血象的同时，有提高血液中造血干细胞量的作用。

此外，淋巴细胞、抗原性物质或疫苗等还可能通过对机体免疫系统的作用，直接或间接地影响造血干细胞的增殖和分化。

第二节　药物对血液系统的损伤类型及机制

根据外周血象的表现，药物对血液系统毒性作用包括 3 种类型：①药物对血细胞的作用；②药物对凝血功能的影响；③药物对骨髓的毒性作用。

一、药物对血细胞的毒性作用

（一）药物对红细胞的毒性作用

微课

化学物质对红细胞的直接毒性作用包括损伤红细胞的携氧运输功能以及破坏红细胞两个方面：①药物导致高铁血红蛋白血症，抑制血红蛋白与氧的结合造成机体缺氧；②药物破坏红细胞，使外周血红细胞数目减少造成药源性贫血。

1. 高铁血红蛋白血症　正常人血红蛋白分子中是二价铁与氧结合形成的氧合血红蛋白，当铁被氧化形成三价铁形式的血红蛋白时，失去携氧能力，即为高铁血红蛋白。非那西丁口服吸收；大部分在肝内迅速脱去乙基，生成对乙酰氨基酚起解热镇痛作用，对乙酰氨基酚与葡萄糖醛酸结合随尿排出。小部分脱去乙酰基而生成对氨苯乙醚，进一步脱乙基生成对氨基酚，后者氧化成亚氨基醌。亚氨基醌能使血红蛋白变成高铁血红蛋白造成组织缺氧、红细胞溶解而致溶血、黄疸，肝脏损害等。正常情况下，亚氨基醌这一毒性中间代谢物迅速与谷胱甘肽结合或转化成无毒的硫醚氨酸，从尿中排出。在剂量过大或动物缺乏葡萄糖醛酸时，可出现中毒反应。故临床少用非那西丁，而用其体内另一活性代谢产物对乙酰氨基酚，可避免该毒性作用。

硝酸酯类（如硝酸甘油）可与血管平滑肌细胞内的巯基结合，产生一氧化氮，形成硝基硫醇，激活鸟苷酸环化酶，使 cGMP 生成增加，减少钙离子内流，导致血管平滑肌松弛，血管扩张。但硝酸甘油大剂量或连续使用，可使含巯基的酶消耗过多，难以将高铁血红蛋白还原成血红蛋白，形成高铁血红蛋白血症。

2. 溶血性贫血 药源性溶血性贫血是药源性血液学反应中较少见的类型，约占药源性血液病的 10%。按发病机制的不同，溶血性贫血又可分为 3 大类。

（1）药源性免疫性溶血性贫血（DIHA） 系指某些药物对异常血红蛋白所致的溶血反应，常由抗体介导，在个别患者出现的溶血。不同药物引起自身免疫性溶血性贫血的机制不同，按照免疫原理可以分为 3 类：①半抗原型，如青霉素可作为半抗原与红细胞膜及血清内蛋白质形成全抗原，所产生的抗体与吸附在红细胞上的药物发生反应，进而损伤破坏有药物结合的红细胞，而对正常红细胞无作用，通常于用药后 7~10 天内发生，头孢菌素类、甲苯磺丁脲、非那西丁和磺胺类药物等也可作为半抗原与膜蛋白质结合诱发相似病变；②免疫复合物型，如异烟肼首次与机体接触时，与血清蛋白结合形成抗原，刺激机体产生抗体，当重复应用该药后，导致药物 – 抗体（免疫）复合物吸附在红细胞膜上并激活补体，破坏红细胞，产生血管内溶血，利福平、睇波芬、奎尼丁、对氨基水杨酸、非那西丁、柳氮磺吡啶及胰岛素等也可引起该类溶血反应，但发生率都不高；③自身抗体型，药物也可改变红细胞膜 Rh 抗原的蛋白，形成能与 Rh 蛋白起交叉反应的抗体，如左旋多巴、甲基多巴、普鲁卡因胺、甲芬那酸、氯丙嗪等。

（2）药源性氧化性溶血性贫血（DOHA） 系指红细胞存在某种遗传性缺陷，红细胞对特定药物或其代谢产物的氧化性极为敏感，易致功能损伤，寿命缩短而出现溶血。

红细胞遗传性酶缺陷引起的溶血主要与葡萄糖 – 6 – 磷酸脱氢酶（G – 6 – PD）有关。正常情况下，机体在 G – 6 – PD 催化下，可迅速补充 NADPH，后者使 GSSG 还原为 GSH。GSH 对红细胞膜、血红蛋白以及红细胞某些含巯基的酶起保护作用，使之免受伯氨喹等药物或其代谢产物引起的氧化应激反应损伤。在遗传性 G – 6 – PD 缺陷人群中使用伯氨喹、奎宁、磺胺类、维生素 K、呋喃妥因等药物，因红细胞内缺乏 G – 6 – PD，不能及时补充 NADPH 对红细胞膜的保护作用，造成红细胞膜破裂溶血。

（3）药物非免疫性溶血 包括两种情况。第一种是指药物制剂引起血液稳态的改变而出现的溶血和红细胞凝聚等，一般呈剂量相关性，达到一定剂量即可引起大多数人的溶血。如长期应用非那西丁引起的"止痛剂滥用综合征"（analgesic – abuse syndrome），患者有溶血、头痛、脾肿大、肾病等症状，且溶血与肾损伤程度密切相关，但无免疫学及氧化性溶血的证据。第二种是血浆蛋白包括免疫球蛋白、补体、白蛋白、纤维蛋白原等在红细胞膜上非特异性吸附，有研究发现有些接受头孢菌素治疗的患者，在用药后 1~2 天发生呈现抗人球蛋白直接试验阳性，引起该类溶血。

3. 巨幼红细胞性贫血 是由于脱氧核糖核酸（DNA）合成障碍所引起的一种贫血，主要是体内缺乏维生素 B_{12} 和（或）叶酸所致。药物主要通过影响叶酸的代谢和吸收，诱发 DNA 合成障碍，引起巨幼红细胞性贫血。甲氨蝶呤、氨苯蝶啶、乙胺嘧啶能抑制二氢叶酸还原酶的作用，影响四氢叶酸生成。苯妥英钠、苯巴比妥对叶酸的影响机制不明，可能是增加叶酸的分解或抑制 DNA 合成。结肠内细菌能合成叶酸，可吸收以供人体之需，长期服用广谱抗生素者结肠内部分细菌被清除，因而影响叶酸的供应。

4. 铁粒幼细胞性贫血 是一组铁利用障碍性疾病。特征为骨髓中出现大量环状铁粒幼红细胞，红细胞无效生成，组织铁储量过多和外周血呈小细胞低色素性贫血。药物所致继发性铁粒幼细胞贫血，是由于药物妨碍了血红素合成中的酶所致。往往是多步骤的酶缺乏，常出现血红素合成酶减少。抗结核药物中异烟肼、环丝氨酸及吡嗪酰胺均为吡哆酶拮抗剂，可导致血红素合成受阻。乙醇可抑制吡哆醇转变为磷酸吡哆醛，并加重叶酸缺乏，故慢性酒精中毒常可发生铁粒幼细胞贫血。

（二）药物对白细胞的毒性作用

1. 粒细胞减少/缺乏症 各种原因导致外周血白细胞计数持续低于 $5 \times 10^9/L$，称为白细胞减少症，主要为中性粒细胞减少。外周血中性粒细胞绝对值在成人低于 $2 \times 10^9/L$，称为粒细胞减少症。当中性粒细胞低于 $0.5 \times 10^9/L$，称为粒细胞缺乏症。药源性粒细胞减少症是指特定药物通过不同机制引起中性粒细胞绝对计数选择性减少或缺乏的病症。不同药物引起粒细胞减少的潜伏期不同，如抗精神病药物常发生在持续给药 1 周后，而氨基比林可在用药后数十分钟发生。

药物是临床诱导粒细胞缺乏症发生的主要原因。药物引起粒细胞减少/缺乏症的发病机制有 3 种：①中毒学说，药物直接作用于骨髓，可累及多能造血干细胞、髓系祖细胞等，呈非选择性、剂量相关性影响细胞代谢，也可损伤骨髓微环境，如抗肿瘤药、氯丙嗪等；②特异体质学说，药物对血细胞是无毒的，因此在多数患者不引起粒细胞减少，仅在少数的特异体质人群发生，呈选择性、非剂量依赖性，即使常规剂量也可以引起，称为过敏性粒细胞减少症，常伴有皮疹、哮喘、水肿等过敏症状，如抗甲状腺药甲巯咪唑；③免疫学说，药物作为一种半抗原，在敏感者体内与白细胞蛋白结合形成完全抗原，刺激机体产生抗白细胞抗体，导致白细胞破坏或溶解，使白细胞减少。一般女性患者占多数，老年人较年轻人易发生。

案例解析

【案例】患者，男，30岁。因精神分裂症住院，予氯氮平400mg/d治疗，精神症状消失。半个月后出现发热，体温37.5～38.8℃。查血常规：白细胞$2.0×10^9/L$，粒细胞$0.20×10^9/L$，淋巴细胞$0.8×10^9/L$。考虑为服氯氮平所致粒细胞减少。停用氯氮平，先后给患者输全血400ml、白细胞悬液200ml。2天后体温38.5℃，复查血常规：白细胞$0.7×10^9/L$，粒细胞$0.05×10^9/L$，淋巴细胞$0.95×10^9/L$。行骨髓穿刺，骨髓象：有核细胞增生减少，粒系严重受抑制，确诊为粒细胞缺乏症。立即肌内注射白细胞刺激因子，静脉输入白细胞悬液，当日白细胞即升至$1.5×10^9/L$，2天后白细胞升至$6.0×10^9/L$。此后，抗精神病药物改为利培酮4mg/d口服，病情平稳。

【问题】1. 氯氮平的不良反应有哪些？
2. 氯氮平引起粒细胞缺乏的原因有哪些？

扫描看解析

2. 嗜酸粒细胞增多症　嗜酸粒细胞增多对调控机体超敏反应、防止炎症扩散、保护机体具有一定的作用，但持续的嗜酸粒细胞增多可导致机体损伤。引起嗜酸粒细胞增多的药物主要有：抗生素如青霉素类、头孢菌素类、红霉素、四环素，抗结核药物对氨基水杨酸、异烟肼、利福平，其他有磺胺类、两性霉素、氟胞嘧啶、吩噻嗪类、苯妥英钠、卡马西平、巴比妥类、氯磺丙脲等。药物除引起外周血嗜酸粒细胞增多外，还可伴有发热、心、肺、肝、肾等脏器超敏反应相关症状。药源性嗜酸粒细胞增多症的处理主要是停用诱发药物，一般无须特殊治疗，多数预后良好。

（三）药物对血小板的毒性作用

1. 血小板减少性紫癜　血小板在外周循环血中的寿命仅9～10天，当药物抑制骨髓功能，主要累及髓系细胞，首先可见血小板减少性出血，即血小板减少症。药物导致血小板减少的机制有：①全面抑制骨髓造血，引起骨髓红系、粒系、巨核系造血功能低下或障碍，如多数抗肿瘤药、砷剂、苯、二甲苯等达到一定剂量均可引起机体骨髓抑制；②选择性抑制巨核细胞，造成巨核细胞再生障碍性血小板减少性紫癜，如氯噻嗪、甲苯磺丁脲、雌激素等；③直接破坏血小板，肝素可促进血小板聚集，引起血小板轻度减少。某些药物刺激机体产生IgG抗体与血小板膜蛋白如GPIb/IX、GPⅡb/Ⅲa结合，诱发血小板自身抗体的产生，破坏血小板。

2. 血小板功能障碍　药物是继发性血小板功能障碍中最常见的诱因。不同药物引起的血小板功能障碍发生机制不同（表10-1）。

表10-1　影响血小板功能的药物

类　别	药　物
环氧化酶抑制剂（COX I）	阿司匹林、吲哚美辛、布洛芬、保泰松
血栓烷合成酶抑制剂	奥扎格雷钠
腺苷酸环化酶活化剂	前列腺素衍生物PGI_2、PGE_1
磷酸二酯酶抑制剂	双嘧达莫、咖啡因、氨茶碱

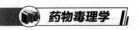

续表

类　别	药　物
抗凝剂	肝素
抗菌药	β–内酰胺类
心血管系统药物	硝酸甘油、硝苯地平、硝普钠、维拉帕米、奎尼丁、普萘洛尔
抗肿瘤药	柔红霉素、卡莫司汀、普卡霉素
中枢抑制药	吩噻嗪类、丙咪嗪、麻醉药氟烷等、抗组胺药

二、药物对凝血功能的影响

血液从流动的液体状态变成不能流动的胶冻状凝块的过程即为血液凝固（blood coagulation）。药物对凝血功能的影响，主要表现为凝血功能障碍引起的出血性疾病。

（一）抑制凝血因子的合成

血液凝固是由凝血因子参与的一系列蛋白质有限水解的过程。依赖维生素 K 的凝血因子有凝血酶原，因子Ⅶ、Ⅸ、Ⅹ，在凝血过程中必不可缺少。肝脏合成这些凝血因子必须依赖维生素 K 的存在。药物能通过干扰维生素 K 的吸收和功能，进一步影响凝血功能。

香豆素类药物如双香豆素、华法林和醋硝香豆素等，通过拮抗维生素 K 使肝脏合成凝血酶原及因子Ⅶ、Ⅸ和Ⅹ减少而影响凝血功能。

头孢菌素类药物如头孢哌酮、拉氧头孢、头孢孟多、头孢甲肟、头孢美唑、头孢米诺等具有 N–甲基硫化四氮唑侧链，可与维生素 K 竞争，从而阻碍谷氨酸的羧化，生成不正常的凝血酶而致凝血障碍。

头孢菌素类、氯霉素及甲砜霉素等，长期口服可抑制肠道菌群，使维生素 K 合成受阻。

（二）灭活凝血因子

活化的凝血因子是血液凝固所必需的。多种药物能灭活凝血因子而致凝血功能障碍。如肝素在体内、体外均有强大抗凝血作用，可与抗凝血酶Ⅲ（antithrombin Ⅲ，AT Ⅲ）结合后引起 AT Ⅲ构象改变而活化，激活的 AT Ⅲ是凝血酶及因子Ⅻα、Ⅺα、Ⅸα、Ⅹα等含丝氨酸的蛋白酶的抑制剂。以水蛭素及其衍生物为代表的凝血酶直接抑制剂（direcl thromhin inhibitors，DTIs）通过占据凝血酶的催化位点或（和）纤维蛋白的结合位点直接抑制凝血酶的活性。硫酸皮肤素则通过肝素辅因子Ⅱ（heparin cofactor Ⅱ，HC Ⅱ）使凝血酶灭活。而利伐沙班、阿哌沙班等 Xa 因子抑制剂同样能引起凝血障碍。

（三）促纤维蛋白溶解

血液凝固过程中形成的纤维蛋白被分解液化的过程，称为纤维蛋白溶解（简称纤溶）。纤溶活性异常增强，即纤溶亢进，可致出血。临床上常用的溶栓药如链激酶、尿激酶、组织性纤溶酶原激活物（t–PA）等，均能激活血液中的纤溶酶原，活化的纤溶酶特异催化蛋白中由精氨酸或赖氨酸残基的羧基构成的肽键的水解，生成一系列的纤维蛋白降解产物，使血凝块溶解。但如果剂量过大或使用不当，容易导致凝血功能障碍而引起出血。

三、药物对骨髓的毒性作用

药物对骨髓的毒性作用在临床上表现呈多样化，其中最严重是再生障碍性贫血和白血病。

（一）再生障碍性贫血

药源性再生障碍性贫血是目前药源性血液病中最严重的一种类型，死亡率高。药源性再障有两种类型：①和剂量有关，系药物毒性作用，达到一定剂量就会引起骨髓抑制，一般是可逆的，如各种抗肿瘤药；②和剂量关系不大，仅个别患者发生造血障碍，多系药物的过敏反应，常导致持续性再障。这类药物种类繁多，常见的有氯霉素、消旋氯霉素、有机砷、米帕林、三甲双酮、保泰松等。药物性再障最常见是由氯霉素引起的。

案例解析

【案例】 患者，女，54岁，因2型糖尿病服用氯磺丙脲。服药约45天后，出现面色苍白、头晕、乏力、口腔黏膜血疱。血常规：粒细胞 0.584×10^9/L，网织红细胞 0.9%；血小板 6×10^9/L；骨髓检查：①髂骨，骨髓增生程度重度减弱，淋巴细胞比例75%；②胸骨，骨髓增生程度重度减弱，淋巴细胞比例88%。诊断为药源性骨髓抑制，停用氯磺丙脲并对症处理，换用其他降血糖药物。一周后复查，血常规和骨髓象基本恢复正常。

扫描看解析

【问题】 1. 氯磺丙脲的降糖作用机制是什么？

2. 氯磺丙脲引起的骨髓抑制毒性，对该药的安全使用有何启示？

氯霉素长期大剂量应用，可抑制骨髓细胞线粒体蛋白合成，降低铁螯合酶的活性，影响血红蛋白及血细胞的生成，多数为可逆性，及时停药处理可以恢复骨髓造血功能。特殊敏感者应用很小剂量氯霉素也可发生再生障碍性贫血，可能系氯霉素分子结构的硝基苯环被还原，形成对敏感个体有骨髓毒性的中间产物，引起造血干细胞损伤，一旦发生，常为不可逆性。现氯霉素很少使用，因此非甾体类解热镇痛药成为引起药物再生障碍性贫血的更常见原因。

再生障碍性贫血的发生，除了药物损伤造血干细胞、破坏造血微环境等因素外，免疫介导也是原因之一。研究发现药源性再障患者的细胞免疫、体液免疫功能均有异常，如淋巴细胞 T_8 增加，T_4/T_8 倒置，单个核细胞产生的抑制因子如 IL-2、IFN、TNF 水平的增加等，免疫抑制剂治疗药源性再障的良好疗效进一步证实药物诱发再生障碍性贫血中免疫异常的作用。

（二）药源性白血病

应用烷化剂等肿瘤化疗药物、免疫抑制剂或苯后，经过较长的潜伏期，机体进入短暂的继发性骨髓增生异常综合征状态，粒、红、巨核细胞的核发育障碍，原始细胞比例不断增高，逐渐发展为典型的急性白血病，以急性粒细胞性白血病最常见。药源性白血病对常规白血病药物反应差，患者生存期也更短。诱发药源性白血病的药物还包括氯丙嗪、砷剂等。可能机制为母体化合物生物转化为活性中间体的代谢产物，使骨髓生理功能受到干扰，拓扑异构酶抑制、DNA 加成物生成、染色体畸变、癌基因活化、抑癌基因失活等。

第三节　血液系统损伤的评价

一、血液学常规检查

血常规是检验血液的细胞部分（红细胞、白细胞和血小板），是最基本的血液检验，也是发现药物对血液系统毒性的最常规检验方法。包括红细胞（RBC）计数、血红蛋白（Hb）测定、白细胞分类（DC）计数等。

（一）红细胞计数

正常情况下，红细胞的生成和破坏处于动态平衡，因而血液中红细胞的数量及质量保持相对稳定。无论何种原因造成的红细胞生成与破坏的失常，都会引起红细胞在数量上或质量上的改变，从而导致疾病的发生。临床上红细胞增多主要有：①严重呕吐、腹泻、大面积烧伤等疾病导致脱水，血浓缩使血液中的红细胞相对增多；②心、肺疾病导致机体缺氧，红细胞代偿性的增多；③真性红细胞增多症（一种骨髓造血异常）。红细胞减少最常见于各种原因的贫血。

（二）血红蛋白测定

血红蛋白测定的临床意义同红细胞计数，但在各种贫血时，由于红细胞中的血红蛋白含量不同，二者可以不一致，如缺铁性贫血时红细胞数降低很少，有时甚至升高。因此，同时测定红细胞和血红蛋白，对贫血类型的鉴别有重要意义。

（三）白细胞分类计数

白细胞是一组形态、功能和在发育与分化阶段不同的非均质性混合细胞的统称，依据形态、功能和来源而分为粒细胞、淋巴细胞、单核细胞三大类，粒细胞进一步分成中性粒细胞、嗜酸粒细胞和嗜碱粒细胞。仅以白细胞计数判定临床意义具有一定的局限性，应结合白细胞分类计数分析病情，较为确切。

1. 中性粒细胞　增多见于急性和化脓性感染（疖、痈、脓肿、肺炎、阑尾炎、丹毒、败血症、内脏穿孔、猩红热等）、各种中毒（酸中毒、尿毒症、铅中毒、汞中毒等）、组织损伤、恶性肿瘤、急性大出血、急性溶血等。减少见于伤寒、副伤寒、麻疹、流感等传染病；化疗、放疗；某些血液病（再生障碍性贫血、粒细胞缺乏症、白细胞减少症、骨髓增殖异常综合征等）、脾功能亢进、自身免疫性疾病等。

2. 嗜酸粒细胞　增多见于过敏性疾病、皮肤病、寄生虫病、某些血液病、射线照射后、脾切除术后、传染病恢复期等。减少见于伤寒、副伤寒，应用糖皮质激素、促肾上腺皮质激素等。

3. 嗜碱粒细胞　增多见于慢性粒细胞白血病、嗜碱粒细胞白血病、霍奇金病、脾切除术后等。

4. 淋巴细胞　增多见于某些传染病（百日咳、传染性单核细胞增多症、传染性淋巴细胞增多症、水痘、麻疹、风疹、流行性腮腺炎、病毒性肝炎、淋巴细胞白血病和淋巴瘤等）。减少见于多种传染病的急性期、放射病、免疫缺陷病等。

5. 单核细胞　增多见于结核病、伤寒、感染性心内膜炎、疟疾、单核细胞白血病、黑热病及传染病的恢复期等。

二、凝血功能检查

凝血功能检查包括血小板（PLT）计数、血小板功能检查、出血时间（BT）测定、凝血时间（CT）测定等。

（一）血小板计数

一般情况下如需判断患者有无出血倾向和有无止血能力，需要做血小板检查，其中最为常见的是血小板计数。血小板增多常见于骨髓增生性疾病、急性溶血、恶性肿瘤、感染、缺氧等，脾切除术后血小板会有明显升高，随后会缓慢下降到正常范围。血小板减少常见于急性白血病、再生障碍性贫血、急性放射病、原发性血小板减少性紫癜、脾功能亢进等。

（二）血小板功能障碍检查

血小板功能异常是指血小板黏附、聚集、释放、促凝等功能的缺陷，也就是指血小板质量的异常，如出血时间延长，凝血酶原消耗减少，凝血活酶生成不佳，束臂试验阳性等。

（三）出血时间测定

在一定条件下，人为刺破皮肤毛细血管后，从血液自然流出到自然停止所需的时间，称为出血时间。出血时间主要受血小板的数量和质量、毛细血管结构和功能以及血小板与毛细血管之间相互作用的影响，而受凝血因子含量及活性作用影响较小。目前推荐使用标准化出血时间测定器法（template bleeding time, TBT）。出血时间延长多见于血小板质量不佳或数量低下、毛细血管功能异常、部分血液凝固障碍和纤维蛋白溶解异常等。出血时间缩短则主要见于高凝状态（流行性出血热休克期）。

（四）凝血时间测定

血液凝固所需时间即为凝血时间。目前常用活化部分凝血活酶时间（APTT）或全血凝固时间（CT，试管法）。临床上凝血时间延长见于凝血因子缺乏、血循环中有抗凝物质、纤溶活力增强、凝血活酶生成不良等。缩短见于高血脂、高血糖、脑血栓形成、静脉血栓等。临床上抗凝血药（如肝素、香豆素类和抗血小板药等）都能明显延长凝血时间，而促凝血药（如维生素 K_1、氨甲苯酸等）则能缩短凝血时间。

三、骨髓检查

骨髓检查是临床上常用的容易普及而且有效的诊断检查方法。分骨髓穿刺和骨髓活检两种。骨髓检查可用于造血系统疾病的诊断，如对白血病的鉴别诊断、各种贫血的鉴别诊断、多发性骨髓瘤和血小板增加或减少性疾病的诊断。此外，还可用于某些感染性疾病如感染性心内膜炎时的骨髓培养，有助于提高该病诊断的阳性率；在疟原虫和黑热病原虫感染时，通过骨髓检查有助于发现原虫并明确诊断。

当骨髓受到药物损伤时，可发生各种特殊类型的血细胞或全血细胞数减少甚至缺乏。当药物对产生红细胞生成素的肾脏产生毒性，或对产生 GM - CSF、IL - 3 等调节因子的组织细胞产生毒性时，可导致相应的血液毒性反应。因此对用药造成某种特殊血细胞谱系数目低于正常生理范围，有其特定的毒理学意义。如用药后出现外周血红细胞减少，提示可能为药物抑制骨髓或药物损伤肾脏所致贫血；如用药后出现血小板和（或）白细胞数降低，则可能是骨髓受抑制或相应生长因子生成减少导致血小板减少症和（或）白细胞减少症。

本章小结

血液系统主要由包括骨髓在内的造血器官和血液组成，人体血液担负营养物质和代谢产物的运输、血液凝固、体液调节和防御等重要生理功能。很多药物通过抑制骨髓功能、破坏血细胞和影响凝血因子合成等机制而产生各种血液系统的毒性作用。表现为溶血性贫血、粒细胞减少、白血病、凝血障碍和再生障碍性贫血等。掌握药物对血液系统的毒性作用的基础知识，在一定程度上可避免毒性作用的发生。可通过对血液学常规检查、凝血功能检查和骨髓检查评价药物对血液系统损伤的程度。

思 考 题

题库

1. 药物对红细胞的毒性作用有哪些类型？引起该毒性的药物有哪些？
2. 药物对白细胞的毒性作用有哪些类型？引起该毒性的药物有哪些？
3. 药物对血小板的毒性作用有哪些类型？引起该毒性的药物有哪些？

（赵宇红）

第十一章

PPT

药物对免疫系统的毒性作用

学习导引

知识要求

1. **掌握** 药物对免疫系统毒性作用的主要类型和机制。
2. **熟悉** 免疫毒性实验的基本内容和防治药物免疫毒性的基本原则。
3. **了解** 免疫反应生物学的基本概念。

能力要求

具备运用药物免疫毒理学的基本知识评价和防治药物免疫毒性的能力。

案例解析

【案例】患者，女，40岁，无贫血、黄疸及药物过敏史。因急性泌尿道感染入院，入院后及时给予静脉滴注氨苄西林6g，每天一次，连续用药6天，泌尿道症状缓解。随后患者出现头痛、发热、恶心、呕吐，皮肤、巩膜黄染，小便呈浓茶色。实验室检查：血常规 Hb 60g/L，RBC 2.0×10^{12}/L，WBC 8.0×10^9/L；尿常规，肉眼血尿，潜血（＋＋＋），蛋白（＋＋＋），胆红素（－），尿胆素（－）；肝功能，总胆红素80.58μmol/L，结合胆红素16.20μmol/L，非结合胆红素64.38μmol/L；B超提示肝脾肿大。临床诊断：溶血性贫血，原因待查。停用氨苄西林，予以静脉滴注浓缩红细胞1.5U，口服泼尼松30mg，每天一次，溶血情况终止，5天后患者不适症状消失，尿分析正常。

【问题】1. 使用氨苄西林为什么会出现溶血反应？

2. 泼尼松治疗为什么有效？

扫描看解析

　　免疫系统遍布于全身各组织器官，随时监视着体内异常变化和外源物的入侵，反应极为敏感，许多药物在引起机体其他毒性反应前就已经对免疫系统产生了影响。药物引起的免疫功能紊乱，无论是异常增强或过度抑制，都将给机体带来病理性损伤。

第一节　免疫系统的组成与功能

　　免疫系统由免疫器官、免疫细胞，以及免疫分子组成（图11-1），通过血液和淋巴系统相互联系。机体的免疫功能可分为先天性免疫和获得性免疫，二者互相协同，具有免疫防御、免疫监视、免疫攻击和免疫耐受等功能。

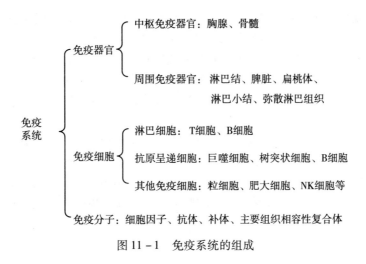

图 11-1　免疫系统的组成

一、免疫器官

机体的免疫器官包括中枢免疫器官和周围免疫器官。中枢免疫器官包括骨髓和胸腺，是造血干细胞分别分化、发育成为成熟 B 细胞和 T 细胞的场所。T 细胞和 B 细胞在离开胸腺和骨髓前，对自身抗原有反应性的细胞克隆会被选择性清除，以防止发生自身免疫攻击。周围免疫器官是成熟 T 细胞和 B 细胞驻留及产生免疫应答的场所，包括脾、淋巴结和淋巴组织。

二、免疫细胞

免疫细胞是参与免疫应答细胞的统称，包括淋巴细胞、单核细胞、巨噬细胞和肥大细胞等。T 淋巴细胞和 B 淋巴细胞是产生特异性免疫的主要细胞。巨噬细胞、单核细胞、肥大细胞等除了参与特异性免疫应答外，同时也是非特异性免疫反应的重要细胞。

1. T 细胞　T 细胞约占血液淋巴细胞的 70%。T 细胞在胸腺内分化成熟后，经血流迁移至外周免疫器官的胸腺依赖区，并通过淋巴管、外周血和组织液进行再循环。T 细胞的主要生物学功能包括直接杀伤靶细胞，辅助或抑制 B 细胞产生抗体，对特异性抗原产生应答反应和释放细胞因子等。根据 T 细胞所处的活化阶段，T 细胞可分为初始 T 细胞、效应 T 细胞（T_E）和记忆 T 细胞（T_M）；根据 T 细胞在介导免疫应答中的功能，可分为辅助性 T 细胞（T_H）、调节性 T 细胞（T_R）和细胞毒 T 细胞（T_C）。

T 细胞的活化需要双信号的刺激：第一信号是抗原的递呈，即抗原递呈细胞（APC）表面的抗原肽 - MHC 复合物与 T 细胞表面受体（TCR）的相互作用和结合；第二信号是 APC 细胞表面的共刺激分子与 T 细胞表面表达的相应共刺激分子受体相互作用，可以产生 T 细胞活化的辅助信号。活化的 T 细胞进而增殖、分化成效应 T 细胞，介导免疫反应（图 11-2）。第二信号只有在病原体侵袭、组织损伤等条件下才会出现，其作用是确保免疫反应在需要的条件下才能发生。当只有第一信号时，T 细胞处于无应答状态，以避免不必要的免疫损伤。

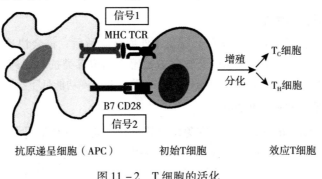

图 11-2　T 细胞的活化

2. B 细胞 B 细胞约占血液淋巴细胞的 15%。B 细胞在骨髓发育成熟后迁移至外周，主要定居于淋巴结皮质浅层的淋巴小结和脾脏的红髓和白髓的淋巴小结内。B 细胞本身是抗原递呈细胞，可以对抗原进行识别、处理并递呈给 T_H 细胞，两种细胞通过抗原识别和共刺激分子的双信号作用而激活，活化的 T_H 细胞释放细胞因子促使 B 细胞增殖、分化。大部分 B 细胞最终分化为分泌抗体的浆细胞，使机体产生体液免疫反应；少部分 B 细胞则转变为记忆 B 细胞，当再次接触同一抗原时，可迅速转化为浆细胞，并产生大量抗体。

3. 抗原递呈细胞 抗原递呈细胞又称免疫辅佐细胞，能够摄取抗原，并将加工、处理的抗原信息提呈给淋巴细胞。主要的专职抗原递呈细胞包括巨噬细胞、树突状细胞和 B 细胞。

4. 其他免疫细胞 免疫反应极为复杂，除上述细胞外，粒细胞、肥大细胞、K 淋巴细胞、自然杀伤细胞（NK 细胞）在清除抗原、杀灭病原体或肿瘤细胞，以及释放过敏介质等免疫过程都有重要的作用。

三、免疫分子

免疫分子种类很多，主要包括抗体、补体、主要组织相容性复合体（major histocompatibility complex，MHC）及各种细胞因子。这些免疫分子广泛参与先天性免疫和获得性免疫的应答过程。

抗体是特异性体液免疫的基础。其中，IgG 是抗病原微生物的主要抗体，具有促进吞噬清除、中和毒素和中和病毒等作用；分泌型 IgA 是机体黏膜防御系统的主要成分，是防止病原体入侵的第一道防线；IgM 是体液免疫应答中最先产生的抗体，在机体的早期防御中具有重要作用；IgE 是介导 I 型过敏性反应的抗体，能够与肥大细胞、嗜碱性粒细胞表面的 IgE 受体结合，促使炎性介质释放，从而引起过敏反应。

补体系统由 30 多种蛋白分子组成。补体激活可产生溶解靶细胞、杀灭病原体、中和或溶解病毒等作用，补体激活过程中所释放的各种蛋白片段还能增强炎症反应。

细胞因子多达百种以上，大体可分为白介素、干扰素、肿瘤坏死因子、集落刺激因子、转化生长因子、趋化因子和细胞生长因子等 7 个大类。细胞因子能调节细胞的生长和分化，调节免疫功能和炎症反应。

MHC 不仅与器官移植的排斥反应有关，同时还是抗原递呈细胞介导的特异性免疫应答的关键分子。

第二节 药物对免疫系统损伤的类型及机制

微课

药物对免疫系统的影响极为复杂，但大体上可分为免疫刺激反应和免疫抑制反应两大类，两者均会对机体产生不利影响。免疫功能过度的抑制，会削弱机体抵抗力和对肿瘤等异常细胞的识别和杀灭能力，容易诱发感染和肿瘤；而对免疫功能的异常刺激，则可能诱发变态反应和自身免疫性损伤。

一、免疫抑制

根据药物对免疫细胞的影响，药物抑制机体免疫功能的作用主要与以下两种机制有关。

（一）抑制免疫细胞的增殖

免疫细胞在中枢免疫器官的分化、发育，以及在外周被激活后，都会快速地进行细胞增殖。因此，免疫细胞对具有细胞毒性、抑制细胞增殖的药物极为敏感。细胞毒类抗肿瘤药、糖皮质激素类药物都具有抑制淋巴细胞增殖的作用，免疫抑制作用强烈，可造成患者免疫功能低下。

（二）干扰免疫细胞的分化和功能

淋巴细胞及其他免疫细胞的分化、增殖和免疫应答反应，是在各种信号分子和识别分子的精细调控下，通过信号转导、基因表达和蛋白质合成等一系列过程而完成的。药物对以上环节均有可能产生影响，干扰免疫细胞的分化和免疫应答反应，从而削弱机体的细胞免疫和体液免疫功能。抑制免疫细胞分化和功能的代表性药物有糖皮质激素、环孢素 A、西罗莫司等。

二、过敏反应

过敏反应又称变态反应，是一种特异性免疫反应。过敏反应是药物的常见不良反应，药物可以诱发所有 I ~ Ⅳ型的过敏反应。过敏反应是任何药物均难以避免的，即使是抗过敏药物也可能引起过敏反应，并且一种药物可以引起多种过敏反应。药物过敏反应的个体差异大，反应的表现与药理作用无关，反应极为敏感，但量效关系不明显，并且可发生在用药过程中任何时段，是难以预测的药物不良反应。

（一）药物诱发过敏反应的机制

药物引起过敏反应的机制非常复杂，这是机体免疫系统和药物作用的复杂性所决定的。除不同的个体对同种药物可产生不同的过敏反应外，药物的剂量和给药途径等对诱发的过敏反应类型也有重要的影响。低剂量和吸入给药时，药物通常诱发 IgE 介导的 I 型过敏反应；高剂量和口服给药时，药物通常诱发 IgG 介导的过敏反应；皮肤局部用药诱发的过敏反应大多以Ⅳ型为主。概括而言，药物诱发过敏反应主要的机制有以下几方面。

1. 药物形成半抗原－载体复合物 化合物分子大小是决定其免疫原性的重要因素，分子量越大越容易诱发机体的免疫反应。大多数药物的分子量并不高，通常本身不会诱发免疫反应。然而，有些小分子药物或药物代谢产物可作为一种半抗原，在体内与大分子物质（如血浆蛋白和细胞膜蛋白）结合形成半抗原－载体复合物，从而成为抗原性物质，被抗原递呈细胞吞噬、处理后，提呈给 T 细胞识别而诱发免疫反应。

大多数药物须经生物转化后才能成为半抗原物质。有部分药物可不经过生物转化，本身可以直接作为半抗原与蛋白质结合，形成完全抗原而诱发过敏反应，如青霉素类和头孢菌素类抗生素。肝脏作为药物生物转化的主要器官，实际上较少成为不良免疫反应的靶位，这与肝脏高效的代谢消除能力和较弱的免疫反应性有关。皮肤、呼吸道、骨髓等肝外组织具有一定的生物转化能力和较强的免疫反应性，故为药物免疫反应发生和损伤的常见部位。

2. 药物作为直接抗原物质 大分子药物，特别是一些异源性蛋白质或肽类药物，本身具有免疫原性，能直接被机体作为抗原识别而诱发过敏反应。如利多卡因、塞来昔布和复方磺胺甲噁唑等小分子药物，可直接与抗原递呈细胞表面 MHC 肽链结合，作为抗原物质激活 T 细胞而诱发过敏反应。

3. 干扰免疫细胞的分化和功能 药物对免疫细胞的分化和功能的影响，有可能产生免疫抑制作用，也有可能产生免疫刺激作用而诱发变态反应。在 T 细胞被激活后，可分化为 T_{H1} 和 T_{H2} 细胞，分别调控细胞免疫反应和体液免疫反应。T 细胞的分化方向、增殖等受到许多因素的调节，其中最重要的是免疫细胞所释放的细胞因子。药物对这些相关细胞因子表达的刺激作用可以促进变态反应发生。

4. 诱发共刺激活化 一般情况下，机体为避免出现一些不必要的免疫损伤，仅靠抗原递呈细胞的 MHC 提呈抗原尚不足以激活 T 细胞，还需要第二信号的共刺激作用。这些共刺激信号分子通常在病原体侵袭、组织细胞受到损伤等情况下才能诱导表达。因此，对组织损伤作用大的药物更容易诱导共刺激信号分子的表达而引起过敏反应。若缺乏共刺激信号的作用，则药物自身的抗原性往往不能有效地激活淋巴细胞，表现为机体对药物的免疫耐受。

（二）药物诱发过敏反应的类型

1. I 型过敏反应 又称速发型过敏反应，此型过敏反应是由 IgE 介导的。药物（抗原）进入机体，诱发机体产生特异性 IgE 抗体。IgE 抗体可结合在肥大细胞和嗜碱性粒细胞表面，使细胞致敏。当药物再次进入机体则可诱发致敏细胞释放组胺、前列腺素、缓激肽等活性介质，迅速引起血管舒张、通透性增强、渗出增加、平滑肌收缩、腺体大量分泌等病理反应。其主要特点是反应迅速、强烈，消退也快，通常不留组织损伤，有明显的个体差异。根据发生部位的不同，临床可表现为皮肤荨麻疹、过敏性胃肠炎；发生在呼吸道则可出现支气管哮喘或喉头水肿，引起呼吸困难；严重的 I 型过敏反应可影响心血管系统而导致休克的发生。诱发 I 型过敏反应的药物主要为各种抗生素（尤其是青霉素、链霉素），以及磺胺

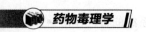

类、普鲁卡因、含碘药物和高分子量蛋白质、疫苗等。

2. Ⅱ型过敏反应 又称抗体依赖型细胞毒过敏反应。一些药物具有半抗原性质，能与细胞膜的蛋白质结合，或者与血浆蛋白结合后吸附在细胞表面，从而形成完全性抗原，刺激机体产生 IgG 或 IgM 抗体。当该药物再次进入机体与细胞膜的蛋白质结合，则会被抗体识别和结合，并随即激活补体，引起以细胞溶解、组织损伤为主的免疫反应。受累的常见细胞为红细胞、白细胞和血小板，导致溶血反应及白细胞和血小板的减少。诱发此类变态反应的主要药物有青霉素类、磺胺类、氨基比林和奎宁等药物。

3. Ⅲ型过敏反应 又称免疫复合物介导的过敏反应。此型过敏反应是药物抗原与其抗体结合形成了免疫复合物所引发的。这些免疫复合物沉积于毛细血管基底膜，随后激活补体和血小板，引起嗜碱性粒细胞和中性粒细胞浸润，并释放出各种活性介质和水解酶，最终导致血管炎症反应和组织损伤。常见受累部位为肺、关节和肾脏。诱发此类变态反应的主要药物包括抗血清、抗毒素等生物制品，以及各种抗生素。

4. Ⅳ型过敏反应 又称迟发型过敏反应，为一种细胞免疫反应，无须抗体和补体参与。其基本过程为：T 细胞在受到抗原刺激作用后，增殖分化成致敏 T 细胞；再次接触抗原后 48～72 小时后，致敏 T 细胞活化，释放出多种活性介质，引起以单核细胞浸润和组织细胞损伤为主要特征的炎症反应。药物引起的 Ⅳ 型过敏反应主要为皮肤局部用药诱发的接触性皮炎，常见药物为磺胺类和抗真菌药。青霉素与受损皮肤接触也容易诱发此类变态反应，因此，青霉素不被用于皮肤制剂的开发。

三、自身免疫反应

在上述药物诱发的过敏反应中，免疫反应针对的是药物本身；而药物诱发的自身免疫反应，攻击的对象则是机体自身的组织成分，引起类似自身免疫性疾病的组织损伤。

（一）药物诱发自身免疫反应的机制

1. 药物引起免疫系统对自身抗原的错误识别 主要有两方面的可能机制：一是药物干扰中枢免疫器官淋巴细胞的发育和分化，影响对自身抗原有反应性的淋巴细胞的克隆清除；二是药物影响细胞免疫基因的表达和免疫识别分子的合成。

2. 药物对机体组织蛋白的化学修饰作用 某些药物可以与体内的蛋白质发生化学反应，使其结构发生异常改变，诱导机体产生相应抗体。这些抗体除识别该异常蛋白外，也可能与正常的蛋白质发生交叉免疫反应，这种对正常和异常的机体蛋白质的攻击都可造成自身组织受损。

3. 药物对组织和细胞的毒性作用 药物毒性作用可以损伤机体的组织结构、破坏细胞膜，暴露出某些被封闭的自身抗原，进而诱发自身免疫攻击。另外，药物的毒性损伤还会促进各种细胞因子释放，通过增强共刺激作用而加重自身免疫反应。

4. 药物诱发交叉过敏反应 某些药物与机体自身蛋白之间可以存在一些类似结构的基团，机体对这些药物的免疫攻击会因此损伤自身的组织细胞。

知识拓展

CAR‒T 细胞治疗

CAR‒T 细胞治疗（Chimeric Antigen Receptor T‒Cell Immunotherapy）是肿瘤免疫治疗的重要进展。其基本原理是利用基因工程修饰患者的 T 淋巴细胞，使 T 细胞表达具有识别肿瘤抗原的受体和共刺激信号分子，在体外进行扩增后再回输入患者体内，从而识别并攻击肿瘤细胞。CAR‒T 细胞治疗不受 MHC 限制，克服了肿瘤细胞的免疫逃逸机制。

（二）药物诱发自身免疫反应的类型

药物诱发的自身免疫性损伤并不常见，大多与长期大剂量用药有关。停止用药后，损伤大多会自行逐渐消退。药物诱发的自身免疫反应可根据其损伤的范围分为两种类型：一类是局限性组织损伤；另一类是累及全身的广泛性组织损伤。

1. 局限性组织损伤 药物引起的局限性组织损伤往往是由于存在某种特定的组织抗原造成的。如非那西丁的代谢产物可使红细胞膜的血红蛋白氧化为高铁血红蛋白，并发生氧化偶联，造成机体产生针对该异常蛋白的抗体，从而引起免疫性溶血反应。甲基多巴也可诱发自身免疫性溶血，其作用机制可能是甲基多巴改变了红细胞膜 Rh 抗原蛋白，诱导机体产生了能与正常 Rh 蛋白起交叉反应的抗体；在氟烷、肼屈嗪和替尼酸等药物引起的自身免疫性肝损伤中，攻击的靶抗原是肝脏微粒体酶细胞色素 P450。

2. 广泛性组织损伤 在药物诱发的全身性自身免疫性损伤中，自身抗体针对的是机体广泛存在的成分。如结缔组织、组蛋白和核酸分子等。这些成分在药物作用下可成为抗原性物质，或者在受到药物的损伤后释放出来，被免疫细胞识别，产生针对性抗体，进而引起机体广泛性组织损伤。药源性系统性红斑狼疮是典型的全身性自身免疫性损伤，常见的诱发药物包括肼屈嗪、普鲁卡因胺和异烟肼等。

第三节 免疫系统损伤的评价及防治原则

为探究药物对复杂的免疫系统的影响，药物免疫毒性的检测往往需要进行一系列不同的试验。一般首先采用常规的检测试验，以确定是否有免疫毒性存在和免疫毒性的主要性质。然后选择更具有针对性的附加检测试验，以进一步确定药物免疫毒性作用的环节或靶标，探讨其毒性作用的机制。

应注意的是，在药物毒性作用的研究和评价中，由于所用药物剂量较大，其毒性损伤作用往往会引起机体出现应激反应，从而间接导致机体免疫功能指标出现变化。对此，应注意考察药物剂量、中毒反应、免疫学指标三者之间的关系，以评判药物对免疫系统的直接毒性作用。

一、常规免疫功能检测

1. 血液学和生化检测 血清免疫球蛋白分析可提供免疫抑制或增强的证据，血细胞计数和白细胞分类计数可提供药物作用的靶免疫细胞的信息。

2. 免疫器官的质量和组织形态学检查 胸腺、脾脏、骨髓和淋巴结的质量测定和组织形态学检查，可以判断免疫组织和器官的萎缩或增殖情况，从而提示药物的免疫抑制或免疫增强作用。

二、附加免疫性毒性检测

如果常规免疫功能的研究发现药物免疫毒性的存在，可根据免疫变化的性质和药物的分类等，确定需要进行附加免疫毒性研究的内容和项目。附加免疫性毒性检测有许多试验可供采用，主要检测内容包括以下几方面。

1. 免疫表型分析 利用特异性抗体，结合流式细胞术和免疫组化分析，可对药物作用的靶细胞类型、分化和激活状态，以及分布等进行研究。

2. 先天性免疫功能检测 常用检测指标为药物对巨噬细胞的吞噬功能和对 NK 细胞杀伤能力的影响。

3. 体液免疫功能检测 常用检测项目包括溶血空斑试验、血清免疫球蛋白浓度测定、脾淋巴细胞对细菌脂多糖的反应等。

4. 细胞免疫功能的检测 常用检测项目包括药物对迟发型变态反应和淋巴细胞增生反应的影响。

三、药物免疫毒性的防治原则

1. 免疫抑制的防治原则 临床上广泛应用免疫抑制剂治疗自身免疫性疾病、肿瘤以及防止器官移植的排斥反应，这必然会对机体免疫功能产生不同程度的抑制作用。要减轻或防止药物引起的免疫抑制损伤，关键是要严格掌握用药指征、药物剂量及疗程，在用药期间注意严密监测患者病情变化，特别是观察患者近期是否易患感染性疾病，同时进行免疫学指标、肝肾功能监测等，以便早期发现毒性作用，及时停药或调整给药方案。

2. 过敏反应的防治原则　预防药物过敏反应的措施，主要包括询问患者用药史、过敏史及家族史，必要时进行皮试，充分了解药物药理作用、不良反应（如过敏反应发生率和严重程度），以及联合用药的情况等。发生药物过敏反应时，应立即停用可疑药物，轻者可用抗组胺药，重者采用糖皮质激素，发生过敏性休克时应合并使用肾上腺素。

3. 自身免疫性疾病的防治原则　防止药物引起的自身免疫性疾病关键是在长期使用一些可致自身免疫的药物时，尽早发现临床症状，必要时检查抗核抗体、C-反应蛋白等，一旦确诊应立即停药。

免疫系统对药物毒性作用有敏感的反应。药物可通过影响免疫细胞的增殖、分化和功能，以及免疫应答过程的诸多环节而影响机体免疫功能，引起免疫刺激或免疫抑制带来的损伤。药物免疫刺激作用可表现为过敏反应和自身免疫性损伤，而免疫抑制则容易诱发感染和肿瘤的发生。药物诱发的过敏反应是最常见的药物不良反应之一，可引起各种类型的过敏反应，其机制主要与药物在体内形成抗原性物质和增强免疫反应有关。药物诱发的自身免疫性损伤主要与药物引起的免疫识别错误、药物对机体蛋白质的化学性修饰、药物损伤作用暴露出自身抗原，以及药物与机体蛋白之间的免疫交叉反应有关。药物对免疫系统的损伤可造成各种严重程度的局限性或广泛性组织损伤，应注意做好预防、检测和处理工作。

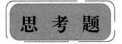

题库

1. 药物免疫损伤的类型和主要机制是什么？常见的药物有哪些？
2. 如何防治药物的过敏反应？
3. 肿瘤的免疫治疗有哪些策略？主要原理是什么？

（朱正光）

PPT

第十二章

药物对皮肤的毒性作用

学习导引

知识要求

1. **掌握** 药物对皮肤的毒性作用类型及机制。
2. **熟悉** 药物经皮肤吸收的过程。
3. **了解** 皮肤损伤的形态学与生理学基础。

能力要求

掌握防治药物引起皮肤毒性作用的技能。

皮肤是人体面积最大的器官，其重量约占体重的 10% 左右。药物对皮肤的毒性作用涉及药物对皮肤的直接损伤和药物通过皮肤吸收产生的全身毒性。

第一节　皮肤损伤的形态学与生理学基础

一、皮肤损伤的形态学基础

人类皮肤的结构是非常致密的。一般情况下药物不易穿透健康无损的皮肤，这种屏障功能是由皮肤的基本结构所决定的。

皮肤由表皮和真皮构成，通过皮下组织与深部组织相连。皮肤内还有毛、指（趾）甲、皮脂腺和汗腺等皮肤附属器及丰富的血管、淋巴管和神经。

（一）表皮

表皮位于皮肤浅层，由角化的复层扁平上皮构成。表皮由深至浅分别为基底层、棘层、颗粒层、透明层和角质层，其主要功能是合成角蛋白，参与表皮角化。在薄皮的表皮，颗粒层和透明层不明显，且角质层较薄。除了角质形成细胞外，表皮还含有分散在角质形成细胞之间的黑色素细胞、朗格汉斯细胞、梅克尔细胞等。角质细胞的细胞质内充满角质蛋白，细胞膜增厚。角质层是皮肤的重要保护层，使表皮对多种理化刺激具有很强的抵抗力。棘层至角质层的细胞间隙内充有脂质，可阻挡外界物质透过表皮，并能防止组织液外渗丢失。在适当的刺激下，角质形成细胞可产生参与炎症反应、调节免疫功能的细胞因子，参与局部免疫反应。

（二）真皮

真皮位于表皮下方，分为乳头层和网织层，二者之间无明确界线。乳头层是紧靠表皮的薄层疏松结缔组织，向表皮突出形成真皮乳头。真皮乳头增大了表皮与真皮的连接面，有利于两者牢固连接，并有利于表皮从真皮组织液中获得营养。乳头层含丰富的毛细血管和神经末梢。网织层为乳头层下方较厚的致密结缔组织，内有粗大的胶原纤维束交织成网并有许多弹性纤维，使皮肤有较大的韧性和弹性。真皮内还有较多血管、淋巴管和神经。

（三）皮肤的附属器官

皮肤的附属器官有毛、皮脂腺和汗腺。人体皮肤除手掌、足底等处外，均有毛分布。毛的基本结构相同，露在皮肤外的为毛干，埋在皮肤内的为毛根，包在毛根外面的上皮和结缔组织形成的鞘为毛囊。毛根和毛囊下端合为一体，膨大为毛球。皮脂腺位于毛囊与立毛肌之间，为泡状腺，由腺泡和导管组成，可产生脂质。汗腺遍布于全身皮肤内，于手掌和足底尤多。汗腺为单曲管状腺，分泌部盘曲成团位于真皮深层和皮下组织中。汗腺的导管直行穿过真皮，然后与表皮相连续，开口于皮肤表面的汗孔。

二、皮肤损伤的生理学基础

（一）皮肤的生理功能

人体皮肤的基本生理功能是屏障功能。完整的皮肤通过三道屏障阻挡外源物侵入机体，并防止体液丢失。①表面膜，由皮脂、汗液残留物和脱落的角质细胞碎片等组成，呈微酸性，对水溶性化学药物有一定阻滞作用，但不能阻止脂溶性物质通过；②表皮屏障，主要来自角质层和透明层，该区域细胞排列非常紧密，胞膜较厚，细胞内充满角蛋白细丝，细胞间隙充满脂质，构成表皮屏障，外源化学物质较难穿透；③基膜带，为连接表皮与真皮的胶原结构，由脂蛋白、糖蛋白和糖胺聚糖等组成，可选择性地屏障某些化学药物。其次，皮肤具有吸收功能，经皮吸收是皮肤局部用药产生全身治疗作用的理论基础。再者，皮肤还具有分泌和排泄功能，主要通过汗液和皮脂腺完成。

此外，皮肤的其他生理功能还包括感觉功能、调节体温功能、免疫功能和代谢功能。

（二）药物经皮肤的吸收过程

药物经皮肤吸收有两条途径。①通过表皮屏障被吸收，这是主要的吸收途径。表皮细胞构成表皮屏障，大部分药物能通过表皮屏障被吸收。经表皮吸收时，药物需经排列紧密的角质层，然后经透明层→颗粒层→基底层和基膜，到达真皮，最后进入血管被吸收。②通过汗腺、皮脂腺和毛囊等皮肤附属器被吸收：电解质和某些金属能经此途径少量吸收。由于这些结构的总横断面积仅占表皮面积的 0.1%~1%，故此途径不占重要地位。在最初接触药物 10 分钟内，皮肤附属器的吸收占优势，随着时间的延长，扩散系数变小，通过角质层吸收转为优势。

药物经表皮屏障吸收的过程包括两个阶段（两相）。①第一阶段（渗透相）：药物透过表皮进入真皮。大多数药物都是通过简单扩散透过表皮角质层。非脂溶性物质以滤过方式进入，但由于角质层细胞所提供的通道极为有限，而且皮脂腺分泌物具疏水性，且覆盖在皮肤表面，进一步阻止了亲水性物质通过，故非脂溶性物质不易通过表皮，特别是分子量 >300 的物质更不易通过。②第二阶段（吸收相）：药物经表皮的基膜带抵达真皮层后，逐渐转移进入毛细血管。由于真皮组织疏松，毛细血管内皮细胞具有较大窗孔，因此，药物的脂溶性对其通透能力不起决定作用。相反，由于血液和药物进入血液循环前所接触的组织液和淋巴液的主要成分是水，所以药物在此进一步扩散的速度主要取决于其水溶性、局部血流量以及组织液和淋巴液的流动速度。由此可见，只有同时在脂、水中易于溶解的药物，才易通过皮肤进入血液。

第二节　药物对皮肤损伤的类型及评价

有些药物在发挥治疗作用的同时，会直接或间接地引起皮肤损伤。药物对皮肤的损伤作用类型不同，则症状轻重程度不同，产生皮肤损伤的原因及机制也不尽相同。

药物对皮肤造成的损伤，根据其作用机制的不同，可分为药物原发性刺激损伤、药物诱发的皮肤变态反应性损伤和非变态反应性损伤。药物的变态反应性和非变态反应性皮肤损伤的主要临床表现为各种类型的药疹，原发性刺激损伤表现为局部皮肤对刺激和破坏做出的炎症反应。

一、原发性刺激

原发性刺激（primary irritation）主要指药物直接对皮肤局部产生的刺激作用，刺激症状是皮肤接触药物后所产生的一种反应。在接触部位出现界线清晰的红斑、丘疹、肿胀、水疱和糜烂，严重者可出现坏死和溃疡，伴有瘙痒、灼痛感，少数严重病例可有发热、不适等全身症状。显微镜下可见不同程度的组织损伤、血管通透性改变和炎细胞浸润等炎症反应。原发性刺激症状出现于初次接触药物的部位，因此它与过敏反应不同。去除刺激物后，原发性刺激症状明显减轻。常见的原发性刺激物有强酸、强碱、金属及盐类、有机溶剂等。强酸可引起皮肤凝固性坏死，强碱引起皮肤溶解性坏死。在新药筛选过程中刺激性强的药物被淘汰，而药物多为弱酸性或弱碱性物质，故接触大多数药物不会引起刺激性皮炎。

二、药疹

药疹（drug eruption）是药物通过口服、外用和注射等途径进入人体而引起的皮肤黏膜的炎症反应，也称药物性皮炎（drug-induced dermatitis），是药物引起的最常见的一种皮肤反应。发生药疹的原因比较复杂，与药物的药理作用、毒性作用、过敏反应、患者的特异性体质等密切相关。一般起病突然，皮肤发红、发痒并呈对称性分布，先从面颈部开始，依次波及上肢、躯干和下肢，或伴有畏寒、发热、全身不适等症状。常见药物有磺胺类、解热镇痛药、镇静催眠药以及青霉素、链霉素等。药疹表现多种多样，病情轻重不一，轻者停药后皮疹逐渐消退，病情严重者可累及多个系统，甚至危及生命。药疹的疹型多种多样，因其形态与某一种传染病或皮肤病的疹型相似，多用该病的病名来命名，具体如下。

1. 荨麻疹型药疹 荨麻疹是由于皮肤黏膜小血管扩张及渗透性增加而出现的一种局限性、水肿性反应。临床以风团为其病变特征。起病急，皮肤突然发痒并迅速出现大小不等的鲜红色风团，呈圆形、椭圆形或不规则形，散布于头面、四肢及躯干，并有此起彼消现象，较重者出现呕吐、发热及关节痛。引起该型药疹的常见药物有β-内酰胺类抗生素、呋喃唑酮、水杨酸盐及血清制品（如破伤风抗毒素）等。

2. 固定型药疹 好发于口唇、肛门、外生殖器等皮肤黏膜交界处，四肢、躯干也可发生。典型皮损为一个或数个大小不等的、界线清晰的圆形水肿性红斑，直径1~4cm，严重者在红斑上可出现大疱，伴痒感和灼痛。随着复发次数增加，皮损数目亦可增多，面积可扩大。停药1周左右，红斑可消退并遗留持久的炎症后色素沉着，再服同样的药，在原来部位可出现同样药疹。引起固定型药疹的常见药物有解热镇痛药、磺胺类、巴比妥类和四环素类等。

3. 剥脱性皮炎型药疹 多在长期用药后发生，潜伏期20天以上。初起为麻疹样、猩红热样皮损，皮损逐渐加重发生融合，全身弥漫性潮红、肿胀，以手、足和面部为重，可伴有水疱、糜烂和渗出，有特异性臭味。经2~3周红肿消退，全身出现大量鳞片状或落叶状脱屑，掌跖部则呈手套或袜套状大片皮肤剥脱，有的指（趾）甲、毛发脱落，严重的伴有肾脏、肝脏损害，浅表淋巴结肿大，高热，昏迷，甚至死亡。抗癫痫药、磺胺类、巴比妥类、解热镇痛药、抗生素等药物易引起剥脱性皮炎型药疹。

4. 湿疹型药疹 表现为大小不等的红斑、小丘疹、小丘疱疹及水疱，常融合成片，泛发全身，可继发糜烂、渗出。慢性者皮肤干燥，浸润肥厚，类似慢性湿疹，伴有不同程度瘙痒，病程相对较长。汞剂、奎宁及磺胺类药物可引起湿疹型药疹。

三、光敏反应

光敏反应（photosensitivity）是由某些药物（化学药物）与皮肤接触或经吸收后分布到皮肤，经特定波长光照后引起的皮肤损伤。凡能产生光敏反应的物质被称为光敏物质。光敏反应的发生需具备两个条件：①皮肤上有光敏物质存在；②接受日光或类似光源的照射；引起光敏反应的光线最常见的是波长为320~400nm的长波紫外线（UVA）及波长为290~320nm的中波紫外线（UVB），其次是波长在400~760nm的可见光。

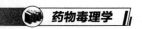

（一）光敏反应的分类

1. 光毒性反应　光毒性反应（phototoxicity）是指药物吸收的紫外光能量在皮肤中释放后引起的皮肤损伤反应。光毒性反应是一种非免疫性反应，可发生于任何人，在皮肤暴露部位呈日晒斑或日光性皮炎症状，包括刺痛感、红斑、水肿甚至水疱、大疱，继之脱屑、色素沉着。其发病急，病程短，消退快，病变主要在表皮。

光毒性反应是由于到达皮肤的光敏物质吸收光量子后，将能量传递给周围分子，造成表皮细胞坏死，释放多种活性介质，引起真皮血管扩张、组织水肿、黑色素合成加快等反应。光毒性反应的程度与光照时间、光照强度以及光毒性药物在皮肤的浓度有关。根据对氧的依赖性，光毒性反应可分为氧依赖性光毒性反应和非氧依赖性光毒性反应。氧依赖性反应中有氧分子参与，它们吸收光子并获得能量，产生单线态氧、超氧阴离子及羟自由基等，造成皮肤损害。非氧依赖性反应不需要氧参与，化学药物直接吸收光子并处于激活状态，再与靶分子作用形成光化学产物，诱导光毒性反应。目前认为光毒作用的靶位点可能是细胞膜、细胞器及 DNA，补体在此过程中起十分重要的作用。

2. 光变态反应　光变态反应（photoallergy）发生于少数光敏体质的个体，皮损形态多样，病情反复发作，临床表现复杂，病变部位主要在真皮。光变态反应是一种由淋巴细胞介导的迟发型超敏反应，属Ⅳ型过敏反应。由于药物吸收光能后呈激活态，并以半抗原的形式与皮肤中蛋白结合，形成药物 – 蛋白质结合物（全抗原），经表皮朗格汉斯细胞传递给免疫活性细胞，引起过敏反应。

临床上光毒性反应和光变态反应不易区分，两者之间可以相互转变，也可以同时并存。光毒性反应和光变态反应在发生机制及发生部位等方面存在差异，二者的比较见表 12 – 1。

表 12 – 1　光毒性反应和光变态反应特点比较

	光毒性反应	光变态反应
发生部位	表皮	真皮
潜伏期	短，数小时	24 ~ 48 小时
好发人群	任何人	过敏体质
反应性质	非免疫反应	免疫反应
病变范围	光照部位	光照部位及非光照部位

（二）引起光敏反应的药物

引起光敏反应的药物主要包括抗菌药物（喹诺酮类、四环素类、磺胺类）、非甾体抗炎药、抗高血压药物（利尿药、血管紧张素转化酶抑制剂、钙通道阻滞剂）、抗心律失常药、抗精神失常药（抗精神病药、抗抑郁药、抗焦虑药）、抗肿瘤药、磺酰脲类、口服避孕药等。

1. 喹诺酮类抗菌药　由喹诺酮类导致光毒性反应的发生率约为 0.1% ~ 3%，主要表现为在皮肤光照部位出现红肿、发热、瘙痒、疱疹等改变。常见药物有诺氟沙星、洛美沙星、氧氟沙星、吡哌酸等。

案例解析

【**案例**】患者，男性，27 岁。因尿频、尿急、尿痛、尿不尽感就诊。查体：一般状况可，耻骨上膀胱区压痛，无腰部压痛。诊断：急性细菌性膀胱炎。给予洛美沙星口服，3小时后面部、颈后、手臂等部位出现瘙痒、红斑、水肿等晒伤样皮损。立即改用头孢菌素，联合抗组胺药西替利嗪，嘱避光。1 天后皮疹消失，留有少量色素沉着。

【**问题**】患者使用洛美沙星后为何会出现这些反应？如何预防洛美沙星的这些不良反应？

扫描看解析

2. 四环素类抗生素　该类药物引起的光敏反应类似于轻至重度烧伤。患者可出现红斑、水肿、丘疹、荨麻疹，甚至起疱。常见药物有金霉素、地美环素、四环素、多西环素、土霉素、美他环素、米诺环素，其中地美环素致光敏反应发生率较高，四环素较低。

3. 非甾体抗炎药　萘普生、吡罗昔康较为常见。萘普生可出现假卟啉症反应，表现为早期挫伤、手和脚的瘢痕、水疱及皮肤变脆。

4. 利尿药　在噻嗪类利尿药中，氢氯噻嗪是最常见的光敏药物。氢氯噻嗪可以引起严重的晒伤、红斑、皮炎、苔藓样疹、亚急性皮肤红斑狼疮、假卟啉症和日光性白斑。吲达帕胺可引起光照性甲松离。呋塞米高剂量使用时可引起大疱疹。

5. 吩噻嗪类抗精神病药物　几乎所有的吩噻嗪类药物都是强的光敏物质，尤其是氯丙嗪。氯丙嗪具有高度抗原性，日光对氯丙嗪致皮炎有激发作用，患者服药期受日光照射，可使机体产生更高的反应性。长期应用氯丙嗪可见患者光照部位出现蓝灰色或紫色色素沉着。

6. 抗心律失常药　胺碘酮光敏反应的发生率为25%～75%，引起的皮肤变化主要有光毒性、光过敏和色素沉着。胺碘酮的消除时间较长，因而有患者在停药数月后仍出现光敏反应。胺碘酮引起的色素沉着通常需要几个月到几年的时间才能完全缓解。

四、过敏反应

过敏反应（allergic reaction）是指皮肤接触某种致敏药物后，经过一段时间的潜伏期，当再次遇到该致敏物质后，皮肤产生的特异性免疫反应。该反应可于再次接触药物12～48小时后发生。药物引起的皮肤过敏反应属于Ⅳ型超敏反应，即迟发型超敏反应。其机制是进入皮肤的药物与某些细胞的表面结合，进而与T淋巴细胞反应，使机体处于致敏状态。致敏的T淋巴细胞再次接触到这种药物，即释放出各种生物活性物质，导致充血和水肿。这种皮肤损伤不一定局限于皮肤接触部位，可广泛而对称性发生，边界不清。特异质高敏患者可反复发作。易引起皮肤过敏反应的药物有青霉素、磺胺类、氯丙嗪、普鲁卡因、苯佐卡因等。

五、红人综合征

红人综合征（红颈综合征，red man syndrome，RMS）最初被发现是快速静滴万古霉素时（或后）所引起的一种不良反应。临床表现为面颈部和躯干上部红斑、瘙痒，有时还可出现低血压、血管性水肿、胸痛、呼吸困难及头晕、头痛、躁动、发热、口周感觉异常等。该综合征的发生是由于万古霉素促使肥大细胞和嗜碱性粒细胞脱颗粒，释放出大量组胺所致，其发生率仅为0.1%。由于组胺释放的程度与万古霉素输注的剂量和速度有关，故静脉给药时应缓慢滴注，输注过程至少在1小时以上。此外，口服、腹腔注射万古霉素，也可引起红人综合征。其他可引起红人综合征的药物有环丙沙星、两性霉素B、利福平、替考拉宁等，这些药物的联合使用可加重该不良反应。万古霉素与麻醉性镇痛药和肌肉松弛药等合用也可增加其风险。

六、氨苯砜综合征

氨苯砜综合征（dapsone diaminodiphenylsulfone syndrome，DDS）是在服用氨苯砜后出现的一组以发热、皮损、肝损害、黄疸、淋巴结病及溶血性贫血为主要表现的综合征，皮损可表现为剥脱性皮炎。呈非剂量相关性，常在每日服用50～300mg时发生，一般在开始用药3～6周后出现，最长不超过2个月。

七、药物超敏反应综合征

药物超敏反应综合征（drug hypersensitivity syndrome，DHS），亦称伴发嗜酸性粒细胞增多及系统症状的药疹（drug eruption with eosinophilia and systemic symptoms），常于用药后2～6周内发生，多见于环氧化物水解酶缺陷的个体，人疱疹病毒-6感染再激活也参与了此病的发生。药物及病毒再激活引发的超敏反应所致组织损害主要由CD8⁺细胞毒性T淋巴细胞介导。其发病突然，临床特征为发热、皮疹、淋巴结肿大和多脏器损害伴嗜酸性粒细胞增多。引起药物超敏反应综合征最常见的药物有卡马西平、苯妥英钠、苯巴比妥、拉莫三嗪、氨苯砜、柳氮磺吡啶、阿巴卡韦、美西律、别嘌醇、米诺环素、地尔硫䓬、卡托普利。近年有螺内酯和可待因引起药物超敏反应综合征的报道。

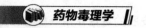

八、经皮吸收产生的全身中毒反应

有些药物不引起皮肤形态学改变，而是通过降低皮肤的屏障作用，增加皮肤细胞通透性，使皮肤充血，皮肤黏度增高，加速药物的皮肤吸收，引起全身中毒。例如有机磷酸酯类药物经皮肤吸收后可引起全身中毒。有的药物如糖皮质激素，除直接作用于皮肤产生毒性外，还可经过蛋白分解等其他途径造成皮肤变薄，表皮萎缩，真皮乳头层变得致密，表皮的颗粒层消失，基底层细胞固缩。

九、化学药物对皮肤附属器的影响

（一）头发

肿瘤化疗中，多种抗有丝分裂剂均能引起头发脱落。在用药两周内头发开始脱落，停药两个月后，头发又开始生长。其他一些药物引起头发脱落，是因为药物将头发生长期的毛囊转变成生长终止期，在治疗 24 个月后头发开始脱落，这类药物有口服避孕药、普萘洛尔和甲巯咪唑等。

（二）皮脂腺

皮脂腺的分泌受激素调节，雄激素刺激其分泌，雌激素抑制其分泌，肾上腺皮质类固醇激素和甲状腺激素对皮脂也有刺激作用。皮脂腺开口处上皮细胞增生可引起痤疮，外用药物如油脂、油膏和全身性摄入碘化物、溴化物能促进痤疮的发生。

（三）汗腺

皮肤接触 95％酚和三氯甲烷（氯仿），可引起汗腺导管阻塞，汗液滞留，形成痱子。

十、药物对皮肤损伤的评价

药物对皮肤损伤的评价主要包括皮肤刺激试验、吸收试验、光敏试验、过敏试验等。有关评价的内容及一般原则，详细的评价技术可参考第二十章局部用药的毒性评价。

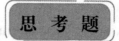

皮肤由表皮和真皮构成，具有重要的生理功能。药物经表皮屏障的吸收过程包括渗透相和吸收相两个阶段。药物对皮肤的毒性作用涉及药物对表皮和真皮及其附属器官的结构或功能的影响，可表现为原发性刺激、药疹、光敏反应及过敏反应等多种反应类型。其中光敏反应可分为光毒性反应和光变态反应，二者的发生机制、病变部位及皮损范围有所不同，但临床表现相似，不易区分。

题库

1. 药物对皮肤毒性作用的类型有哪些？
2. 试述光毒性反应和光变态反应的区别。
3. 常见的引起光敏反应的药物有哪些？
4. 如何防治药物引起的皮肤过敏反应？

（龙 军）

PPT

第十三章

药物对眼的毒性作用

学习导引

知识要求

1. **掌握** 药源性眼病类型；常见的引起药源性眼病的药物。
2. **熟悉** 药物眼毒性的作用机制及药物毒性与眼形态学、生理学的关系。
3. **了解** 药源性眼病的检测方法。

能力要求

1. 具备通过药物的作用机制及类型预判药物出现眼毒性的可能性及眼毒性可能类型的能力。
2. 具备通过所使用药物和眼部症状来初步判断是否出现药物毒性的能力。

第一节 眼损伤的形态学与生理学基础

眼是机体最重要的感觉器官之一。同时，眼是一个非常精密而且复杂的器官，除了视觉形成的神经组织外，眼还应该包括泪器、眼睑、动眼肌、结膜等。接触到药物或外来化合物时，眼的反应类型和作用机制也是复杂的。药源性眼病可分为局部（眼）用药的直接损伤和药物全身用药诱发的局部（眼）损伤两大类。局部（眼）用药引起的眼损伤，取决于药物的理化性质、剂量和时间；全身用药引起的眼损伤不仅可以表现出眼各种组织的病变，也常伴有眼外器官组织的损伤。

一、眼损伤的形态学基础

眼是一个球形器官，由眼球和附属器官组成。眼球可以分成眼球壁和眼内容物两部分。眼球壁由外向内分为外层、中层和内层。眼球的结构与组成见图 13 – 1。

外层称为纤维膜，由致密的胶原纤维、弹力纤维交织而成，决定着眼球的外形，包括前部的角膜和后部的巩膜，其中角膜无血管组织，药物只能从表层缓慢渗透进入角膜内部。

中层称为血管膜，血管膜由前向后分为虹膜、睫状体和脉络膜 3 部分。虹膜是血管膜的最前部，含有丰富的血管和色素，呈环状，位于晶状体的前方。虹膜中央为瞳孔。虹膜内分布有色素细胞、血管和肌肉。睫状体位于虹膜根部后方，是血管膜中部的增厚部分，睫状体前部有辐射状排列的睫状突，睫状突与晶状体之间由纤细的晶状体悬韧带连接。后部与脉络膜以锯齿缘为界。脉络膜内有大量的血管，血流丰富，全身用药的药物可随血流进入眼内；脉络膜的血管周围间质内有大量树枝状的黑色素细胞。

内层为视网膜，位于眼球内表面，紧贴在脉络膜内面，可分为视部和盲部。视网膜视部分布着大量的感光细胞和色素上皮细胞，感光细胞的轴突向视网膜乳头集中，成为视神经。视神经纤维在穿出视网

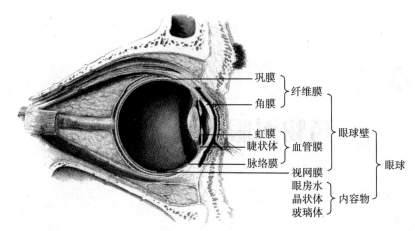

图 13 - 1　眼球的结构与组成

膜处形成视盘，没有感光能力，为盲部。在眼球后端的视网膜中央区是感光最敏锐的部分，成一圆形小区称视网膜中心，也叫黄斑。

　　进入眼的光线在到达视网膜之前必须穿过透光的眼球内容物，这些内容物是透光屈光的重要结构，包括晶状体、眼房水和玻璃体，它们与角膜一起组成眼的折光系统。人和动物的视觉通路可以简化为：光线透过→角膜→瞳孔→晶状体（折射光线）→玻璃体→视网膜（形成物像）→视神经（传导视觉信息）→大脑视觉中枢（形成视觉）。

二、眼损伤的生理学基础

　　1. 纤维膜　眼局部用药要进入眼内，主要屏障在于眼球前部的角膜。角膜细胞紧密连接，外来化合物通透性差；角膜与巩膜交叠处增宽，称为角膜缘，有少量血管存在，通透性远远大于角膜。

　　2. 血管膜　血管膜富含血管和色素细胞。虹膜实质内有环状排列的瞳孔括约肌，受副交感神经纤维支配，肌肉收缩时瞳孔缩小；虹膜外周分布着辐射状排列的瞳孔开大肌，受交感神经纤维支配，肌肉收缩时瞳孔开大。睫状体内有平滑肌，辐射状与环状纤维位于纵行纤维的内侧，受副交感神经支配，肌纤维收缩时，使晶状体小带放松，晶状体依靠其本身的弹性而变厚，前后曲度增加，屈光度增加，利于看清近物。脉络膜血流丰富，含氧量高，是视网膜的外层主要营养来源；脉络膜内有大量黑色素细胞，使眼球的后段成为一暗房。

　　3. 视网膜　视网膜毛细血管内皮细胞具有紧密连接，类似于大脑毛细血管，形成血－视网膜屏障，生理条件下，葡萄糖和氨基酸不能透过。但在视盘，血－视网膜屏障缺乏具紧密连接的毛细血管，亲水性分子从血管外空间容易进入视神经盘，引起选择性损伤。外侧或远侧视网膜无血管，由脉络膜的血管在视网膜外侧形成的血管网络供应血液，这些血管均为有孔的毛细血管，内皮连接松散，对蛋白质有高度通透性，利于营养视网膜，但也使药物和外来化合物可以到达视网膜，从而影响视网膜功能。

　　4. 眼房水　眼房被虹膜分为前房和后房。眼房水充满于眼房内，由睫状体上皮产生，然后在眼前房的周缘渗入巩膜静脉窦而至眼静脉。眼房水有运输营养物质和代谢产物、折光及调节眼压的作用。

　　5. 晶状体　晶状体有一层囊膜将其包绕。囊膜允许所有低分子量化合物通过，但较大的胶体物质受限。晶状体内90%能量用于主动转运，转入氨基酸、钾离子、牛磺酸和肌酐，转出钠离子。晶状体具有调节屈光功能，当其屈光功能受损时，形成近视或远视。晶状体的正常代谢和正常的物质转运机制维持晶状体的透明。维生素C、谷胱甘肽、牛磺酸等在晶状体代谢中具有相当重要作用。

　　6. 玻璃体　玻璃体为无色透明的胶冻状物质，充满于晶状体与视网膜之间，外包一层透明的玻璃体膜。玻璃体除有折光作用外，还有支撑视网膜的作用。

　　7. 视神经　视神经由神经节细胞的轴突组成，因此，凡能影响神经节细胞或直接影响视神经的药物或外来化合物，就可引起视神经退行性病变。

8. 结膜　结膜富含血管、分泌黏液的杯状细胞和淋巴组织。药物或外来化合物接触结膜时，特别是进入泪囊和鼻泪管后可被显著吸收并达到较高的血药浓度，是眼局部用药引起全身毒性的生理解剖基础。

9. 泪器　泪器系统包括分泌腺体和排出导管。分泌腺体包括位于眼颞外侧的主泪腺和位于结膜的副泪腺（Krause 腺和 Wolfring 腺）。泪腺由交感神经系统和副交感神经系统双重支配。眼睑区的睫毛后面有睑板腺，可分泌油脂，防止泪液蒸发。此腺体功能的异常，如红斑狼疮性睑板腺炎时，可严重影响泪膜的稳定。

眼和视觉系统极易受到药物的毒性损害，视觉功能改变常是暴露后的第一症状，而且常在无其他毒性临床症状出现时就已发生。因此，新药常在临床前研究中检测眼功能，以期尽早发现药物的眼毒性作用。

眼对药物毒性的高度易感性是以其形态学和生理学特点为基础的，主要与下列因素有关：①药物的吸收和到达眼或视神经的能力，全身用药时药物吸收入血后经血管系统可对眼内有血管营养的部位造成损伤；眼局部用药需透过角膜才能进入眼引起损伤；②药物对黑色素代谢的影响，黑色素存在于眼的虹膜、睫状体、脉络膜和视网膜的色素细胞，黑色素与多种药物（如氯丙嗪、硫利达嗪）都有很高的亲和力，且易导致过量蓄积和长期贮存；③药物对眼内组织代谢的影响。眼内物质代谢平衡有利于晶状体、视网膜、虹膜、角膜的正常功能的保持。因此，眼易因药物诱导的酶活性改变、蛋白质的构型改变和微量元素变化等影响而引起药源性眼病。如可的松局部或全身应用可使晶状体 $Na^+ - K^+ - ATP$ 酶受抑制，膜通透性增加，蛋白质构型改变，糖代谢紊乱，从而导致白内障；④药物对房水循环的影响，瞳孔大小改变或虹膜的炎性可影响眼房水的流动，使房水排出受阻，眼压升高；⑤药物对传出神经系统的影响，泪器、睫状体、瞳孔开大肌、瞳孔括约肌等受到传出神经系统（交感、副交感）控制，在全身使用传出神经系统药物时会诱发眼部损伤。

知识拓展

滴眼液的合理使用

滴眼液是日常常用的药物之一，现市面上的滴眼液种类繁多，作用不一，有抗菌（如氯霉素滴眼液）、补充营养物质（如牛磺酸滴眼液）、含激素（泼尼松滴眼液）和冲洗眼（生理盐水）等品种。日常使用时应注意遵从以下要求：①按照说明书上的频次和用量使用，避免超量使用；②滴眼前要清理干净手，女士经常化妆，要先清理眼部的化妆品；③滴眼后，微微闭上眼睛，用手轻轻地摁住内眦；④使用两种不同的滴眼液，至少间隔 10 分钟；⑤一只眼睛患病，先滴健康的眼睛，再滴患眼；⑥避免全家共用；⑦滴眼液打开之后，使用期限多为 4 周；⑧眼睛出现病症应到医院明确病情，避免随便购买使用滴眼液。

第二节　药源性眼病的类型及机制

微课

药物进入人体除发挥正常药理作用外，还可引起细胞毒性作用、变态反应、代谢异常等各种眼损害，如结膜炎、青光眼、白内障、视觉障碍、色觉障碍、视神经炎、视网膜病变、视神经萎缩等。根据药物毒性作用的靶点不同，可将药源性眼病分为以下几种。

一、角膜、结膜损伤

1. 染色和色素沉着　药物可通过局部给药或全身给药吸收后到达角膜、结膜，长期与药物接触可诱发角膜、结膜染色或色素沉着。一些药物全身性给药能影响角膜，其作用可能是通过泪腺分泌，并由角膜吸收所致，因此这些药物需较大剂量才能诱发角膜、结膜染色和色素沉着。如长期大剂量应用氯喹、氯丙嗪、胺碘酮等，氯喹可致角膜内出现弥漫性白色颗粒，氯丙嗪可致角膜影斑、蓝视、角膜混浊，抗心律失常药胺碘酮可引起角膜、结膜色素沉着，特别是有基础病变的角膜，长期治疗患者发生率较高。药源性角膜、结膜染色和色素沉着多为可逆性，停药后可消失。

2. 刺激性炎症 局部用药可引起角膜、结膜的炎症反应。短期接触刺激性较强的物质即可引起急性角膜结膜炎，表现为角膜皮层水肿、上皮脱落、结膜充血、水肿、发生灼痛、流泪及畏光。长期接触刺激性较弱的物质可引起慢性结膜炎或睑缘炎，表现为充血、分泌物增多等。如长期大剂量使用氯霉素滴眼液可造成角膜上皮点状脱落；长期应用喹诺酮类药物后抑制角膜基质细胞增殖，诱导角膜基质细胞凋亡，从而延迟伤口愈合，严重时出现角膜穿孔。长期应用治疗青光眼的药物，如毛果芸香碱、β 受体拮抗剂及肾上腺素类药物等易导致亚临床的结膜炎症反应，表现为结膜上皮内杯状细胞减少，巨细胞、淋巴细胞及成纤维细胞增加。需要注意的是长期应用糖皮质激素类滴眼剂虽可抑制炎症反应，但同时可引起角膜变厚，角膜伤口愈合缓慢。

二、眼周变态反应

某些人眼部多次接触致敏性化学物质后，可发生眼睑皮肤水肿或湿疹，结膜充血或水肿，睑结膜可有乳头状肥厚，眼部奇痒。这些反应与给药途径关系不明显，口服或注射致敏性药物均亦可引起这种反应。眼部症状可单独出现，也可为全身性变态反应的一部分，脱离接触可恢复。少数具有特异体质者，首次接触某些化学物就可发生睑部反应。常见药物有眼科用氯霉素、金霉素、新霉素、庆大霉素、肾上腺素以及全身用药的抗生素类、磺胺类、巴比妥类、保泰松等。

三、晶状体混浊或白内障

晶状体保持透明是其调节屈光功能的基础，有赖于晶状体的正常代谢和晶状体正常的物质转运机制。当晶状体细胞水合作用增加时，晶状体纤维肿胀而透明性丧失。生理状态下晶状体内呈现低钠高钾，当晶状体损伤或代谢抑制，导致晶状体内呈现高钠低钾，晶状体变混浊。目前已知许多药物能改变晶状体的透明度，导致白内障形成。

案例解析

【案例】 患者，男，11 岁，因过敏性哮喘吸入糖皮质激素，第 1 年每天一次，200μg/喷；其后半年一天一次，100μg/喷；最后一年隔一天一次，100μg/喷，疗程接近两年半时，自觉左眼视物模糊，视力减退，眼前出现位置固定的、形状不变的点状阴影，到医院就诊，诊断为左眼后极性点状白内障。立即停止吸入糖皮质激素，对患者进行弱视治疗。其后根据弱视治疗情况考虑是否进行晶状体摘除手术。

【问题】 1. 糖皮质激素是如何导致白内障的？
　　　　 2. 糖皮质激素导致白内障是否与年龄有关？

扫描看解析

抗有丝分裂药物（如氮芥、环磷酰胺、白消安等）、氯丙嗪都可引起晶状体混浊。此外，皮质类固醇药物无论局部、全身使用均可导致白内障，其发生机制可能为抑制 $Na^+ - K^+ - ATP$ 酶，使膜通透性增加，导致晶状体上皮电解质平衡紊乱。另一可能机制是皮质类固醇分子与晶状体蛋白质反应，形成高分子量挡光性复合物。吩噻嗪类药物与黑色素结合，形成光敏感产物，对紫外线敏感，导致晶状体通透性增高、物质转运增加，引起晶状体混浊。如氯丙嗪，小剂量时在晶状体前表面发生细微沉着，并随剂量增加而加重，也可累及角膜，色素沉着量与药物剂量相关。因此，应用吩噻嗪类药物期间应防止眼睛受到紫外线照射。

四、视网膜病变

对视网膜有影响的药物和外来化合物较多，但不同的物质其作用机制不同。药源性视网膜病主要包括视网膜化学物质及色素沉着、视网膜水肿、视网膜血管出血及渗出等。常由全身用药所致，常见的药物及作用机制如下。

抗疟药氯喹低剂量用于治疗疟疾，而长期高剂量可引起视网膜功能不可逆性损害。氯喹的主要代谢物去乙基氯喹和羟基氯喹具有很强的亲黑色素能力，易于在脉络膜和视网膜色素上皮细胞、睫状体和虹膜内蓄积，引起视网膜色素上皮的蛋白质代谢受抑制，进而导致视网膜病变。吩噻嗪类药物，如氯丙嗪、硫利达嗪等，具有很强的亲黑色素能力，可与色素结合沉淀在视网膜上，引起视网膜色素上皮蛋白质代谢受抑制，导致视网膜变性，出现视网膜色素纹，进而影响视力。强心苷类药物地高辛、毛花苷 C 和洋地黄毒苷为 Na^+,K^+-ATP 酶的强抑制剂，视网膜含 Na^+,K^+-ATP 酶最多，当全身给予强心苷类药物时，视网膜光感受器亦受影响，易引发视觉异常，常见为雾视、雪视及色觉障碍如绿视和黄视。庆大霉素眼内注射引起的视网膜毒性主要以视网膜上皮细胞和内层视网膜损伤为主，其机制是由于药物使神经磷脂酶和磷酸酯酶的浓度上升，以致磷脂分解，溶酶体溶解，造成细胞死亡。全身大剂量应用肾上腺素会出现黄斑部水肿，视力模糊、视力减退及视野缺损。及时停药后水肿消退，但黄斑区可能还有均匀的色素沉着。长期大量服用解热镇痛抗炎药物，如水杨酸类药物（阿司匹林）可抑制肝脏制造凝血酶原，使血液中凝血酶原减少，造成视网膜出血，对视力影响颇大；吲哚美辛可引起视力模糊和失明、视网膜病变。

五、视神经病变

根据毒物和作用视神经部位的不同，视神经病变可分为中心暗点和视野缩小两类。中心暗点是毒物作用于视网膜上的视乳头黄斑束及视神经中轴所引起的，发生于氯喹等的中毒。视野缩小是毒物作用于视网膜周边及视神经外围的神经纤维所引起的，发生于氯喹、奎宁等的中毒。

视神经受损主要表现以下几方面：视野改变（中央视野和周边视野）、视神经盘水肿、视神经炎、视神经萎缩和中毒性弱视。一系列视神经永久性破坏将最终导致青光眼的发生。视神经盘水肿是视神经盘无原发性炎症的被动性充血水肿，见于四环素的不合理使用以及长期应用肾上腺皮质激素使颅内压增高，进而引起视盘水肿。视神经炎通常泛指以视力减退、视野缺损为主要症状的许多视神经疾病，按其部位分视神经盘炎和球后视神经炎，见于异烟肼、对氨基水杨酸钠、磺胺类、灰黄霉素、制霉菌素、呋喃唑酮、呋喃妥因、左旋咪唑等。视神经萎缩指任何疾病引起视网膜神经节细胞和其轴突发生病变，致使视神经变细的一种形态学改变。氯霉素、巴比妥、保泰松、吲哚美辛、氯喹及奎宁等中毒能引起视神经萎缩。中毒性弱视是指由被吸收毒物所引起的视力消退，这种视力损害可以是暂时性，也可以是永久性的。

六、眼压及瞳孔大小改变

药物可通过中枢神经系统或虹膜的作用，引起瞳孔大小的改变。瞳孔大小改变或虹膜的炎性可影响眼房水的流动，使房水排出受阻，眼压升高，导致青光眼发生。阿托品类散瞳药对正常眼压无明显影响，但对闭角型青光眼或浅前房患者，可致眼压升高，有激发青光眼急性发作的危险。吗啡和大剂量苯二氮䓬类药物，以及某些全身麻醉药物通过中枢神经系统的作用，也可引起瞳孔大小的改变。

七、眼局部给药的全身毒性

许多眼局部用药可经由结膜和泪囊吸收引起全身严重毒性反应。维生素 A 和维生素 E 用于治疗视网膜色素变性和视网膜病变，一般无毒性，但当长期大剂量摄入时，可引起急、慢性中毒。表现为颅内压升高伴视神经盘水肿、轻度眼球突出、脱发、皮炎、肝脾肿大、胃液锐减、瘙痒、烦躁、低凝血酶原血症出血、眼内斜视，以及恶心、食欲减退、胃部不适、便秘、腹泻及胃痛等。阿托品滴眼，可造成全身毒性反应，包括皮肤、黏膜干燥，发热，激动和谵妄，心动过速以及颜面潮红等。高浓度（10%）去氧肾上腺素溶液滴眼能导致严重的全身不良反应，如心肌梗死、高血压、心律失常、头痛、心悸、肺栓塞、蛛网膜下腔出血、肺水肿、呕吐、面色苍白和出汗等。噻吗洛尔是一种非选择性β受体拮抗药，少数患者可引起严重的全身不良反应如心动过缓、心力衰竭、支气管痉挛、意识模糊、抑郁、幻觉、腹泻、呕吐等。乙酰唑胺滴眼常引起四肢发麻、刺痛或恶心、食欲减退、嗜睡及多尿等。点眼时可通过按压鼻泪管、擦去多余的药液等方法预防或减轻全身毒性反应，必要时降低给药浓度及给药剂量。

八、全身用药的眼毒性

许多药物全身使用时，药物可经血液循环到达眼球，诱发眼的毒性反应。如患者服用具有抗胆碱能作用的药物时，常会出现干眼症状，药物是通过影响副交感神经而产生此效应。这类药物包括抗抑郁药、抗组胺药和用于控制帕金森病的药物。有的药物（如磺胺类）全身用药时可诱发眼周过敏反应，可单独出现也可为全身过敏反应的一部分。有的药物（如地高辛）全身给药可诱发视网膜病变。

第三节　眼损伤的评价

监控、测试、验证药物对眼潜在毒性的试验可分为眼毒性试验和视觉功能试验。主要包括接触刺激性、眼科学评价、视觉功能的神经生理学试验、视觉阈和知觉的行为或心理物理学评价。

一、眼刺激试验

眼刺激试验广泛用于评价药物直接接触角膜、结膜等所引起的刺激作用，特别是眼科用药，必须进行动物的眼刺激试验，以保证临床用药的安全性。

在动物实验中，最理想的动物是其眼的结构以及反应的敏感性与人相接近。通常首选白色家兔来检测那些可能与眼睛接触的眼科用药对眼的刺激性。同时也使用狗和灵长类（如恒河猴）。如果是研究药物对晶状体、视网膜和眼神经的作用，则可选用大鼠、猫等。

二、眼科学评价

眼科学评价为眼的临床评价，包括眼附属器官、眼前部结构、眼后部结构评价等。方法包括肉眼和手持灯光检查、裂隙灯及显微镜检查等。眼科学检查还包括瞳孔对光反射等。

三、电生理学试验

视觉神经功能的评价可采用电生理学或神经生理学方法。最普遍使用的方法是闪光视网膜电图、视觉诱发电位和眼电图。

四、行为和心理物理学试验

通过改变视觉刺激的参数，判定受试者是否能区别或感觉该刺激，确定空间或时间视觉分辨阈值。主要指标包括绝对照度阈值、视敏度、颜色和光谱的分辨等。

五、眼毒理学研究新技术

伴随科学技术的发展，大量新方法、新技术涌入到新药研发中，促使药物毒理学研究得到巨大发展。随着计算机计算能力的提高，云技术发展、眼底相机拍摄技术的进步，视网膜病变眼底图像辅助诊断已逐步成熟，开始应用于临床，可以预见今后此项技术也可帮助开展药物的眼毒理学研究。眼睛构造复杂，把光信号转化为电信号的视网膜分不同解剖区域、对应不同功能。闪光视网膜电图反映的是全视网膜功能，小区域（如黄斑区）毒性会被其他未造成毒性的区域视网膜功能掩盖。多焦电视网膜电图能够突破传统视网膜电图的局限性，精准反映局部受损视网膜的功能，可以用于非人灵长类眼毒理性的功能学评价。

本章小结

　　眼是机体最重要的感觉器官之一。眼各层组织有其独特的形态学和生理学特点，涉及眼的血液供应、屈光调光系统、透光光路、神经传导、眼内代谢、泪器和房水循环等方面。药源性眼病根据损害部位的不同，可分为角膜、结膜损伤；眼周变态反应；眼睑损害和眼球运动障碍；晶状体混浊与白内障；视网膜病变；视神经病变；眼压及瞳孔的变化；眼局部给药的全身毒性等。眼和视觉系统极易受到药物的毒性损害，视觉功能改变常是眼部毒性的第一症状，而且常在其他毒性临床症状前发生。常见药物有氯喹、氯丙嗪、胺碘酮、庆大霉素、甲醇、维生素 A 和重金属药物等。学习时应加强横向与纵向联系，思考同一种药物可能引起几种眼部疾病，引起不同眼疾病时药物的作用机制是否相同。对可能引起眼部疾病的药物需进行安全性评价，通常可通过眼刺激试验、眼科学评价、电生理学试验、行为和心理物理学试验来监控、测试、验证药物对眼毒性或发现潜在毒性。

思 考 题

题库

　　1. 氯喹、氯丙嗪均可引起眼的角膜、晶状体、视网膜损害，引起这些损害的机制是否一样？这些损害各有什么表现和特点？

　　2. 药源性眼病有哪些类型？各由哪些代表性药物引起？

　　3. 比较氯喹、氯丙嗪药理学作用机制与眼毒性作用机制，说明其药理作用与毒理作用的相关性，并思考为什么？

（王　鹏）

第十四章

PPT

药物致癌作用

学习导引

知识要求

1. **掌握** 化学致癌作用的有关概念及有致癌作用的药物。
2. **熟悉** 化学致癌作用的机制。
3. **了解** 化学致癌活性的评价。

能力要求

1. 初步具备药物致癌作用的研究与评价能力。
2. 学会应用药物致癌作用的评价方法解决临床实际问题。

癌症是一类威胁人民健康、危及人民生活的严重疾病，以细胞异常增殖及转移为特点，其发病与有害环境因素、不良生活方式及遗传易感性密切相关，其中90%发病与环境因素有关，尤其是化学因素。有些药物长期服用以后，能引起机体某些器官、组织、细胞的过度增殖，形成良性或恶性肿瘤。近年来，有关人类致癌物的分类，致癌机制以及致癌试验方法等诸多方面都取得了许多进展。药物致癌性问题日益受到重视，在药物的安全性评价过程中，药物致癌性评价已成为必不可少的项目，使人们对药物致癌性有更深刻的认识。

第一节　化学致癌物的分类

化学致癌物（chemical carcinogen）是指环境中具有诱发机体形成肿瘤作用的化学物质。化学致癌物的种类繁多，且分类方法不尽相同。常用的分类方法主要是根据化学致癌物对细胞成分的作用及引起癌变的机制，可分为3类：遗传毒性致癌物、非遗传毒性致癌物和未分类。

一、遗传毒性致癌物

遗传毒性致癌物（genotoxic carcinogen）指作用靶部位是机体的遗传物质的一类致癌　　微课
物。该类物质进入细胞后与DNA共价结合，引起机体遗传物质改变，如基因突变或染色体结构和数目改变，最终导致癌变。这类致癌物占化学致癌物的大多数，因其作用机制是损伤遗传物质，故可利用遗传毒理学试验来检测这类致癌物。

1. 直接致癌物（direct‑acting carcinogen） 系指直接具有致癌作用，进入机体后不需经代谢活化，直接与细胞生物大分子作用而诱发细胞癌变的化学物质。其本身化学结构具有亲电子活性，能与亲核分子（包括DNA）共价结合形成加合物。如内酯类、烯化环氧物、亚胺类、硫酸酯类、芥子气、活性卤代烃类，还有一些铂配位络合物。

2. 间接致癌物（indirect–acting carcinogen） 系指进入机体后需经细胞内微粒体混合功能氧化酶系统等代谢活化后才具有致癌性的化学物质。其本身并不直接致癌，必须在体内经代谢转化，其所形成的代谢产物才具致癌作用。故一般不在接触的部位致癌，而在其发生代谢活化的组织中致癌。如黄曲霉素、环孢素、硝基杂烷类等。

3. 无机致癌物（inorganic carcinogen） 系指致癌性元素及其无机化合物。无机致癌物可能通过与DNA 共价结合或交联，引起 DNA 构型改变，改变 DNA 多聚酶的复制保真性，与组合蛋白结合或改变蛋白磷酸化影响染色质的结构及表达，从而间接引起 DNA 损伤。此外，也可间接地通过激发氧自由基生成，引起癌症。如金属镍、铬。

二、非遗传毒性致癌物

非遗传毒性致癌物（non–genotoxic carcinogen）系指少数化学致癌物对遗传物质没有影响，其致癌作用机制主要为改变相关基因的转录与翻译，促进细胞的过度增殖，这类致癌物称为非遗传毒性致癌物。非遗传毒性致癌物包括以下几种。

1. 促癌剂 具有促癌作用的物质称为促癌剂或促进剂。本身无致癌性，但在给以遗传毒性致癌物之后，再给以促癌剂可增强遗传毒性致癌物的致癌作用，也可促进"自发性"转化细胞发展成癌。如佛波酯（TPA）可引起小鼠皮肤癌；苯巴比妥可引起大鼠或小鼠肝癌。色氨酸及其代谢产物和糖精可引起膀胱癌；近年来广泛使用丁基羟甲苯（butylated hydroxy–toluene，BHT）可引起小鼠肺肿瘤；DDT、多卤联苯、氯丹、TCDD 是肝癌促进剂。

2. 内分泌调控剂 主要改变内分泌系统平衡及细胞正常分化，常起促长剂作用。如己烯雌酚、雌二醇、硫脲类。

3. 免疫抑制剂 主要对病毒诱导的细胞恶性转化起增强作用。如嘌呤同型物硫唑嘌呤、6–巯基嘌呤（白血病/淋巴瘤）。

4. 细胞毒剂 可能引起细胞死亡，导致细胞增殖活跃及癌发展。

5. 过氧化物酶体增殖剂 过氧化物酶体增殖剂可导致细胞内氧自由基过量生成。如氯贝丁酯、邻苯二甲酸乙基己酯。

6. 固态物质 物理状态是关键性因素，可能涉及细胞毒性。如塑料（肉瘤）、石棉（胸膜间皮瘤）。

三、未分类

有些化合物，本身既不具有引发作用，也不具有促长作用，但可以促进引发作用和增强促长作用，即能促进或增强全部致癌过程。如乙醇、二氧化硫、二噁烷、美舍吡伦等。

第二节 常见具有致癌作用的药物

一、激素

40 余年前就已经发现雌性激素可引起动物肿瘤，后期发现干扰内分泌器官功能的物质可使肿瘤形成增多。雌激素的致癌机制尚不清楚，但很可能与促癌作用有关。一般认为体内高水平的激素长期维持在内分泌敏感器官中易诱发肿瘤。包括下丘脑–垂体激素的改变，如催乳素、生长激素、肾上腺和甲状腺激素。

孕妇使用人工合成的雌激素保胎，可能使其女儿于青春期发生阴道细胞癌。其机制相当复杂，可能是在胚胎的生殖道中产生异常的组织成分，并使内分泌器官分化异常，而且这种情况在性成熟期趋于明显。雄激素类药在临床上常用于治疗慢性消耗性疾病、骨质疏松及小儿再生障碍性贫血等病症。研究发现，雄激素类药物对肝脏具有一定的损害作用，长期或大量使用这类药物，可诱发肝癌。孕激素在临床上主要用于治疗原发性痛经、先兆性流产、更年期综合征等妇科疾病。研究发现，女性若长期应用可诱发宫颈癌。同化激素是一种能够促进细胞生长与分化，促使肌肉发达，体重增加的甾体激素。长期使用可引起人体内分泌系统紊乱、肝功能受损、心力衰竭，甚至引起恶性肿瘤和免疫功能障碍等。

二、解热镇痛药

在解热镇痛药中含有非那西丁成分的药物（如复方阿司匹林）可诱发癌症。研究发现，长期或过量地使用此类药物，可诱发肾盂癌和膀胱癌，其发病率约为 9.5%。此外，在解热镇痛类药中，含有氨基比林成分的药物（如安乃近、氨非咖片等）也可诱发癌症。这类药物可在胃内的酸性环境下与食物发生化学作用，形成一种亚硝基化合物，如亚硝胺等。亚硝胺具有较强的致癌性，可活化原癌基因，从而引发人体各种器官与组织的癌变，常见有胃癌、肝癌和膀胱癌等。保泰松可抑制骨髓造血功能而导致白血病。

三、免疫抑制药

免疫抑制过程从多方面影响肿瘤形成：①选择性抑制 T 细胞，作用于 T 细胞活化的早期，对 B 细胞抑制作用较弱；②抑制巨噬细胞产生 IL-1；③能够抑制抗原或致有丝分裂素激活的淋巴细胞表达 IL-2 受体；④对 NK 细胞无明显抑制作用，但可间接通过干扰 γ-IFN 的产生而影响 NK 细胞的活力。硫唑嘌呤、6-硫基嘌呤等免疫抑制药或免疫血清均能使动物和人发生白血病或淋巴瘤，但很少发生实体肿瘤。

四、抗恶性肿瘤药

环磷酰胺是临床上较常用的烷化剂类抗肿瘤药，该药可用于治疗各种恶性肿瘤、类风湿性关节炎及自身免疫性疾病等。研究表明，长期应用环磷酰胺，可诱发膀胱癌、恶性淋巴瘤及急性白血病。甲氨蝶呤主要用于治疗各种恶性肿瘤、牛皮癣及自身免疫性疾病等。研究表明，白血病及牛皮癣患者若长期使用甲氨蝶呤，可能诱发肾癌、皮肤癌、鼻咽癌和乳腺癌。

五、其他药物

其他致癌药物见表 14-1。

表 14-1 其他致癌药物

致癌药物	致癌作用
苯巴比妥	促肝癌发生
丁基羟甲苯	促肺癌发生
氮川三乙酸	可致大鼠和小鼠发生肾癌和膀胱癌
氯贝丁酯、非诺贝特、哌磺氯苯酸等	可诱发肝肿瘤
硫脲类、硫代乙酰胺等	可诱发甲状腺癌
噻吡二胺	可诱发肝癌

第三节　化学致癌作用机制

一、对生物大分子的损伤

1. 加合物的形成　化学致癌物在生物转化酶系统作用下，经代谢活化，产生有致癌活性的终致癌物，即含有亲电子结构基团的化合物，该化合物能与细胞靶分子－生物大分子（如 DNA、RNA 及蛋白质）的亲核基团，DNA 中的 N-7-C-8-鸟嘌呤，N-3-、N-1-、N-7-腺嘌呤，O-2-、

O‐4‐、N‐3‐胸腺嘧啶发生共价结合，形成加合物，使这些生物大分子烷基化，导致DNA突变。突变的结局有多种，其中部分可发展成肿瘤。

2. DNA‐蛋白质交联　DNA‐蛋白质交联（DNA‐Protein crosslinks，DPC）时，首先羟基自由基是引发DPC的重要因素，可见光（有氧条件下）、电离辐射、化学氧化剂均可导致细胞内过多的羟基自由基形成而引发DNA和蛋白分子上的自由基反应，从而导致DPC；其次一些化学致癌物可直接介导蛋白质的氨基酸残基上的功能集团与DNA分子中的碱基共价结合，间接的诱导DNA损伤和蛋白质氧化而引起DPC。

3. DNA断裂　DNA断裂可分为单链断裂和双链断裂，多种化学因素如各种氧化剂、三氯乙烷、丙烯酰胺都可以引起DNA单链断裂。DNA双链断裂是一种最严重的DNA损伤，其可在细胞减数分裂的同源染色体重组、V（D）J重组及某些DNA损伤修复等生理过程中作为中间产物产生；也可在外源性电离辐射和DNA断裂剂如抗癌药物、遗传毒性等损害过程中产生。

4. 碱基置换　碱基置换是某一碱基对性能改变或脱落而引起的突变。此时首先在DNA复制时会使互补链的相应位点配上一个错误的碱基，即发生错误配对。这一错误配对上的碱基在下一次DNA复制时却能按正常规律配对，于是错误的碱基对置换了原来的碱基对，最终产生碱基对置换或碱基置换。原来的嘌呤被另一种嘌呤置换，或原来的嘧啶被另一种嘧啶置换的，称为转换；原来的嘌呤被任一种嘧啶置换，或与此相反，原来的嘧啶被任一种嘌呤置换，称为颠换。无论是转换还是颠换都只涉及一对碱基，是点突变，其结果可造成一个三联体密码子的改变；此时可能出现同义密码、错义密码或终止密码。由于错义密码所编码的氨基酸不同，于是基因表达产物的蛋白质有可能受到某种影响，终止密码可使所编码的蛋白质肽链缩短。

二、对原癌基因和抑癌基因的影响

随着现代分子生物学技术的发展，发现了肿瘤基因。癌基因是一大类基因族，通常以原癌基因的形式普遍存在于正常机体基因组内。原癌基因在生物进化过程中高度稳定，其编码的蛋白质多是对正常细胞生长具有重要作用的生长因子和生长因子受体、重要的信号传递蛋白及核调节蛋白等。表14‐2列出了典型原癌基因和抑癌基因产物的功能。

表14‐2　典型原癌基因和抑癌基因的类型与产物

基因类型	基因产物
1. 原癌基因	
sis，fgf	生长因子
Met，neu	受体/酪氨酸蛋白激酶
Src，ret	酪氨酸蛋白激酶
Ras，gip‐2	与膜有关的G蛋白
Raf，pim‐1	胞质血清蛋白激酶
Myc，fas，jun	核转录因子
bcl‐2，crk	尚不清楚
2. 抑癌基因	
NF1	GTP酶的活化
RB‐1，p53	细胞周期‐调节核转录因子
hMLH1	错配DNA修复

只有在受到化学致癌物作用或其他致癌因素作用后，发生点突变、DNA重排、外源或内源启动子顺序插入、基因扩增、原癌基因被激活为活性形式的癌基因时，才引起细胞癌变。癌基因的激活表达是许多肿瘤细胞发生、发展的重要步骤。而抑癌基因，正常时可抑制肿瘤细胞的肿瘤性状的表达。所以，正

常细胞转化为肿瘤细胞最少涉及两类基因的遗传学改变，即原癌基因的激活和抑癌基因的失活。

1. 原癌基因 原癌基因（proto-oncogene）指机体内正常细胞所具有的能致癌的遗传信息，是一类在自然或实验条件下具有诱发恶性转化的潜在基因，是化学致癌物作用的主要靶分子，在细胞癌变过程中起着关键作用。癌基因（oncogene）实质上是一类被激活的基因，所指导合成的蛋白质能够促成细胞恶性表型的形成。正常情况下，原癌基因呈静止状态，在进化过程中高度保守，对细胞无害且具有重要生物学功能，如调控细胞生长分化，促进细胞分裂、增殖和信息传递等。当发生突变、缺失、病毒整合、染色体易位、基因扩增或促长剂插入时，原癌基因发生改变，失去正常的调控细胞生长和分化功能时，才使细胞发生恶性转化。

2. 抑癌基因 抑癌基因（anti-oncogene）是正常细胞分裂生长的负性调节因子，其编码的蛋白质能够降低或抑制细胞分裂活性，抑制细胞增殖和细胞迁移，也称为肿瘤抑制基因（tumor suppressorgene）。通常认为抑癌基因的突变是隐性的。

三、对 DNA 修复系统的损伤

化学致癌物对人体内 DNA 损伤的方式是多种多样的。同时，也发现机体对 DNA 损伤的发展形成了多种形式的修复机制，即有多种酶持续地监视着基因组的完整性和稳定性，并十分有效和精确地修复各类损伤。修复的目的是将受损部分去掉，再补上被去除部分的空缺。DNA 修复有 2 种后果：①正确修复，使机体内受损 DNA 完全回复原有的结构和功能；②错误修复，指经修复的 DNA 部分仍可能在结构和功能上有缺陷。通常经错误修复的细胞，尽管能够生存并保持部分功能，但其代价是出现突变。突变的出现不只是损伤-突变的模式，而是损伤-修复-突变模式，即 DNA 损伤能够正确修复，突变就不会发生；如果修复错误或未经修复，进行 DNA 复制后，可出现突变。所以，化学致癌作用在一定程度上与DNA 修复相关。

四、对表观遗传修饰的影响

表观遗传学（epigenetics）是研究基因的核苷酸序列不发生改变的情况下，基因表达的可遗传变化的一门遗传学分支学科。表观遗传调控模式中 DNA 甲基化、RNA 甲基化、组蛋白修饰及其相互作用造成的非编码 RNA 异常表达和染色质重塑等是肿瘤发生的主要机制。

1. DNA 甲基化 DNA 分子上的表观遗传学修饰目前主要研究的是 DNA 甲基化和去甲基化，其参与调节基因组功能，包括转录调控、基因组印记、染色质结构的行程、X 染色体失活等。DNA 甲基化在体内由 DNA 甲基化转移酶催化产生，由其将 S-腺苷酰-L-甲硫氨酸的甲基引入 DNA 链中。和 DNA 甲基化相反，是将胞嘧啶甲基去除的过程。除了具有催化功能的酶动态调控外，泛素样含 PHD 和环指域 1 作为重要的"阅读子"，参与调控 DNA 的半保留复制。环指域 1 能识别并结合 DNA 母链上半甲基化修饰的位点，然后招募 DNA 甲基转移酶 1 并参与多种调控蛋白质形成复合物，共同完成由母链 DNA 至子链DNA 高保真的 DNA 甲基化修饰的传承。DNA 甲基化异常与肿瘤的发生、发展密切相关，在肿瘤中发现众多抑癌基因的启动子被高度甲基化，从而抑制了它们的正常表达。

2. 组蛋白修饰 组蛋白中被修饰氨基酸的种类、位置和修饰类型被称为组蛋白密码，遗传密码的表观遗传学延伸，决定了基因表达调控的状态，并且可遗传。组蛋白 N 端是不稳定的、无一定组织的亚单位，其延伸至核小体以外，会受到不同的化学修饰，这种修饰往往与基因表达调控密切相关。被组蛋白覆盖的基因如果要表达，首先要改变组蛋白的修饰状态，使其与 DNA 的结合由紧变松，这样靶基因才能与转录复合物相互作用。因此，组蛋白是重要的染色体结构维持单元和基因表达的负调控因子。

3. 染色质重塑 DNA 复制、转录、修复、重组在染色质水平发生，这些过程中，染色质重塑可导致核小体位置和结构的变化，引起染色质变化。ATP 依赖的染色质重塑因子可重新定位核小体，改变核小体结构，共价修饰组蛋白。重塑包括多种变化，一般指染色质特定区域对核酶稳定性的变化。人们发现体内染色质结构重塑存在于基因启动子中，当转录因子 TF 以及染色质重塑因子与启动子上特定位点结合时，可引起特定核小体位置的改变（滑动），或核小体三维结构的改变，或二者兼有，从而使染色质对核酶的敏感性发生改变。关于重塑因子调节基因表达机制的假设有 2 种：①一个转录因子独立地与核小体DNA 结合（DNA 可以是核小体或核小体之间的），然后，这个转录因子再结合一个重塑因子，导致附近核小体结构发生稳定性的变化，又导致其他转录因子的结合，这是一个串联反应的过程；②由重塑因子首先独立地与核小体结合，不改变其结构，但使其松动并发生滑动，这将导致转录因子的结合，从而使新形成的无核小体的区域稳定。

4. 非编码 RNA 的改变 RNA 分子上的表观遗传学修饰目前主要研究集中于 6 - 甲基腺嘌呤（N6 - methyladenosine，m6A）的产生与去修饰，其是 mRNA 上最为广泛的一种修饰形式，存在于 mRNA 的5UTR 区、编码区、3UTR 区和前体 mRNA 的内含子，以及一些非编码 RNA 和 miRNA 中。RNA 的甲基化修饰是在 RNA 甲基转移酶 3 和 RNA 甲基转移酶 14 的催化下将甲基基团引入 RNA 链中。和 RNA 甲基化相反，去甲基化修饰是指 m6A 被腺嘌呤替代的过程。除了具有催化功能的酶动态调控外，结合蛋白通过识别、结合 m6A 修饰来发挥生物学功能。RNA 甲基转移酶、去甲基化酶以及结合蛋白相互调控、相互辅助，共同调控体内 RNA 修饰的动态平衡，维持细胞的正常功能。

案例解析

【案例】1938 年，英国 Dodds 公司合成了第一个非动物雌激素——己烯雌酚，在 1940—1970年为保胎和治疗不孕症而广泛应用，仅在美国就有近 1000 万例妊娠期妇女服用。1966 年美国波士顿市妇科医院在短时间内诊断 8 例患阴道癌的 14～21 岁少女，比同世纪以来报道总数还多，其他医院陆续也在 5 年间报道 91 例 8～25 岁少女阴道癌，其中 49 例明确母亲在妊娠期为保胎服用过己烯雌酚，研究发现己烯雌酚可致子代女性阴道癌的危险比空白组增加 132 倍；1971 年禁用于妊娠期妇女。但至今纠纷未尽仍在索赔中。

【问题】己烯雌酚导致子代女性阴道癌的原因有哪些？

扫描看解析

第四节 药物致癌作用研究与评价

药物致癌的全面评价包括两个方面：一是定性，即该药物是否能致癌；二是定量，即进行剂量 - 反应关系分析，以推算其可耐受的危险度剂量，或人体实际可能接触剂量下的危险度。国际上，对于预期长期使用的药物已经要求进行啮齿类动物致癌实验。在研究药物的潜在致癌作用中，致癌实验比现有遗传毒性实验和系统暴露评价技术更有意义。这些实验也可帮助理解无遗传毒性药物的潜在致癌作用。目前常规用于临床前安全性评价的遗传毒性实验、毒代动力学实验和毒性机制研究的数据，不仅有助于判断是否需要进行致癌实验，而且对于解释研究结果与人体安全性的相关性也是十分重要的。由于致癌实验耗费大量时间和动物资源，只有当确实需要通过动物长期给药研究评价人体中药物暴露所致的潜在致癌性时，才应进行致癌实验。

药物致癌作用研究与评价主要从以下几个方面进行。

一、培养细胞恶性转化实验

培养细胞恶性转化实验是指利用培养的哺乳动物细胞接触化学物后，观察细胞转化为癌细胞的实验。其主要目的是了解化学物质能否使体外培养的细胞生长自控能力丧失。实验中观察细胞生长过程的变化，包括细胞形态、细胞增殖能力、生化特性、细胞间接触抑制等变化，以及将细胞移植于动物体内能形成肿瘤的能力。

实验过程同时可观察细胞形态发生的相应变化：恶性转化细胞偏大、大小不等；细胞核大、变形、染色质深染且粗糙、核浆比例倒置、核仁增生或肥大，核分裂多见；核仁和胞质在 HE 染色呈嗜碱性染色，细胞质呈现蓝色。

细胞增殖是生物体的重要生命特征，细胞以分裂的方式进行增殖。细胞的增殖是生物体生长、发育、繁殖以及遗传的基础。肿瘤细胞的生长呈失控性，主要表现为细胞增殖速率增加和细胞永生化。细胞增殖与癌变之间有着密不可分的关系，细胞分裂增殖的过程本身增加了各种遗传错误的机会、增加了各种外源性突变物、致癌物的作用，突变发生后的细胞增殖对突变潜在的生物学意义起着决定性的、限速性的意义。细胞增殖的研究方法有很多，主要包括 MTT，BrdU，EdU，CCK8 等方法。MTT 法广泛用于检测细胞活力、观察细胞生长等方面，具有灵敏度高、重复性好、操作简便、经济、快速、易自动化、无放射性污染等特点。

恶性转化实验常用的细胞种类有：①叙利亚仓鼠胚胎细胞（SHE 细胞）和人类成纤维细胞等原代或早代细胞；②BALB/C-3T3、C3H10T1/2 和 BHK-21 细胞系；③RLV/RE 细胞（即劳舍尔白血病病毒感染的 Fisher 大鼠胚胎细胞）和 SA7/SHE 细胞（即猿猴腺病毒感染的 SHE 细胞）。

本实验的观察终点是恶性变的细胞。生长自控能力表现为细胞之间接触抑制，因此，正常的培养细胞能黏附培养瓶壁生长为一层的单层细胞，而且细胞排列整齐有序。转化为恶性的细胞生长呈多层细胞重叠，且细胞排列紊乱。

对转化细胞及其恶性程度的进一步鉴定可采用凝集试验、电镜观察、软琼脂培养和裸鼠接种等方法。

二、彗星实验

彗星实验又称单细胞凝胶电泳实验，是由 Ostling 等于 1984 年首次提出的一种通过检测 DNA 链损伤来判定遗传毒性的技术，能有效地检测并定量分析细胞中 DNA 单、双链缺口损伤的程度。当各种内源性和外源性 DNA 损伤因子诱发细胞 DNA 链断裂时，其超螺旋结构受到破坏，在细胞裂解液作用下，细胞膜、核膜等膜结构受到破坏，细胞内的蛋白质、RNA 以及其他成分均扩散到细胞裂解液中，而核 DNA 由于分子量太大只能留在原位。在中性条件下，DNA 片段可进入凝胶发生迁移，而在碱性电解质的作用下，DNA 发生解螺旋，损伤的 DNA 断链及片段被释放出来。由于这些 DNA 的分子量小且碱变性为单链，所以在电泳过程中带负电荷的 DNA 会离开核 DNA 向正极迁移形成"彗星"状图像，而未受损伤的 DNA 部分保持球形。DNA 受损越严重，产生的断链和断片越多，长度也越小，在相同电泳条件下迁移的 DNA 量就愈多，迁移的距离就愈长。通过测定 DNA 迁移部分的光密度或迁移长度就可以测定单个细胞 DNA 损伤程度，从而确定受试物的作用剂量与 DNA 损伤效应的关系。该法检测低浓度遗传毒物具有高灵敏性，研究的细胞不需处于有丝分裂期，而且只需少量细胞。

三、哺乳动物短期致癌实验

哺乳动物短期致癌实验是指在有限的短时间内完成而不是终生，又指观察的靶器官限定为一个而不是全部的器官和组织。常用的哺乳动物短期致癌实验有：小鼠肺肿瘤诱发实验、小鼠皮肤肿瘤诱发实验、雌性大鼠乳腺癌诱发实验和大鼠肝转变灶诱发实验等。这些实验是在给予受试物后，多次持续给予促长剂。例如，小鼠肺肿瘤诱发实验给予丁基羟甲苯（BHT），小鼠皮肤肿瘤诱发实验给予佛波酯（TPA）等，在 20~30 周观察局部（如肺、肝、皮肤和乳腺等）组织有无肿瘤。大鼠肝转变灶诱发实验用酶组织化学和免疫组织化学方法将转变灶和结节中的谷氨酰转肽酶和胚胎型谷胱甘肽转移酶染色，显色表明有肝癌细胞生化表型的癌前细胞。由于肝和肺是常见的发生肿瘤器官，也是许多化学致癌物的靶器官，因此作为新化学物致癌性的筛查，小鼠肺肿瘤诱发实验和大鼠肝转变灶实验的应用价值较高。至于小鼠皮肤肿瘤诱发实验和大鼠乳腺癌诱发实验，仅适用于部分类型的化学物质，如多环芳烃、芳香胺、氯烷、亚硝基脲等都能在 9 个月内诱发乳腺癌。小鼠皮肤肿瘤诱发实验适用于煤、石油和烟草的焦油以及其中所含的多环芳烃，还有许多直接致癌物如硫芥、氮芥、双氯甲醚和丙环内酯等。

上述任一实验的阳性结果，即可认为有致癌毒性。但有的则要求在多种属或多品系动物实验中，或在几个不同实验中，特别是在不同剂量或不同染毒途径下表明恶性肿瘤发生率增高；或在肿瘤发生率、出现肿瘤部位、肿瘤类型或出现肿瘤的年龄提前等各方面极为明显突出，才能确定致癌。由于哺乳动物短期致癌实验期较短，又未检查其他器官和系统，特别是皮肤肿瘤和乳腺癌的诱发实验仅适用于较小范围的化学物质类型，所以哺乳动物短期实验阴性结果（与对照组相比差异不显著）的意义较差。

四、哺乳动物长期致癌实验

哺乳动物长期致癌实验又称哺乳动物终生实验，是目前公认的确证动物致癌物的经典方法，较为可靠。化学致癌一个最大特点是潜伏期长，在啮齿类动物进行 2 年的实验即相当于人类大半生时间。大多数对人类有致癌作用的化合物，都可在动物身上得到复制。因此，通过动物实验可以对一种化合物是否具有致癌作用做出充分的估计。此外，由于动物实验能在严格控制的实验条件下进行，可掌握受试物进入机体的途径、剂量以及动物的生活环境，从而排除其他因素的干扰。因此，至今动物实验仍然是鉴定动物致癌物最可靠、应用较多的标准体内实验。本实验可用来确定受试物对实验动物的致癌性、致癌活性强度（剂量－反应关系）、诱发肿瘤的靶器官、是否兼具引发和促长两种活性等。

（一）动物选择

在致癌实验中选择动物最重要的依据是对诱发肿瘤的易感性。因此，要考虑物种、品系、年龄和性别。物种选择对受试物有特定的靶器官时尤为重要。如大鼠对诱发肝癌敏感，小鼠对诱发肺肿瘤敏感。但须注意：①同是小鼠，A 系及亚系诱发肺肿瘤敏感；②应选肿瘤自发率较低的动物；③多使用断乳或断乳不久的动物，性别一般是雌雄各半。

（二）剂量选择和动物数量

设三个试验组。以最大耐受剂量（MTD）为高剂量。使动物体重减轻不超过对照组的 10%，并且不引起死亡及导致寿命缩短。每组动物至少雌雄各 50 只，共 100 只。在出现第一个肿瘤时，每组还应有不少于 50 只动物。

（三）实验期限与染毒时间

原则上实验期限要求长期或终生。一般情况下小鼠最少 1.5 年，大鼠 2 年；可能时分别延长至 2 年和 2.5 年。一般主张一直染毒至实验结束。但也有人认为，为减少中途非肿瘤死亡，应在 9~12 个月后即停止染毒，以便使动物可由中毒或亚中毒状态恢复，存活时间较长且存活动物也较多。对于完全致癌物无较多影响，对于促癌剂有可能出现可逆过程，以至肿瘤发生率下降。

（四）结果的观察、分析和评定

观察有无肿瘤出现、肿瘤出现时间及死亡时间。统计各种肿瘤的病理学诊断和数量、患肿瘤的动物数、每只动物的肿瘤数及肿瘤潜伏期。

$$肿瘤发生率（\%）=（实验结束时患肿瘤动物总数/有效动物总数）\times100\%$$

有效动物总数指最早发现肿瘤时存活动物总数。两个物种两种性别动物中，有一种结果为阳性，即认为有致癌性。动物致癌试验的结果与人体的相关性仍然存在一些争议。因此，当动物致癌试验出现阳性结果时，可能需要做进一步的研究，探讨其作用机制，以帮助确定是否存在对人体的潜在致癌作用。两个物种两种性别动物实验结果均为阴性时，方能认为未观察到致癌作用。

五、转基因动物在药物致癌作用评价中的应用

基因是 DNA 分子上具有遗传效应的特定核苷酸序列的总称，是具有遗传效应的 DNA 分子片段，位于染色体上，呈线性排列。基因不仅可以通过复制把遗传信息传递给下一代，还可以使遗传信息得到表达。转基因是指遗传物质在生殖细胞间跨物种的转移。转基因动物就是所有组织细胞携带有外源基因的动物，而这一遗传物质可以由亲代向子代传递，通过遗传物质的转移，使生物体能够在一定程度上按人们的意愿改变某些性状。即转基因动物就是用实验的方法将人们所需要的外源目的基因导入动物的生殖

细胞受精卵里，并整合该细胞后发育成为个体整合的外源基因，整合的外源基因又能影响其后代遗传的动物。

现已建立的人类动物疾病模型有癌症、动脉硬化症、镰刀状细胞贫血、地中海贫血、红细胞增多症、肝炎、免疫缺陷、自发性高血压、淋巴系统病、透纳症、心肌顿抑、老年痴呆症等。随着癌基因的不断发现，越来越多的肿瘤疾病模型被用于药物筛选，其优点是准确、经济、实验次数少、显著缩短实验时间。

致癌性评价通常采用哺乳动物进行长期致癌实验，哺乳动物长期致癌实验耗时长、动物使用数量较多、人力和资金均投入巨大。而转基因动物的短期致癌实验，由于实验周期较短、动物数量较少、对致癌化合物更敏感等优势而应用逐渐广泛（表14-3）。

表14-3 哺乳动物长期致癌实验和转基因动物短期致癌实验的比较

特点	哺乳动物长期致癌实验	转基因动物短期致癌实验
动物	需要大量动物（至少50只/性别/组）	较少动物（15~20只/性别/组）
化合物	需要使用大量的药物	使用较少化合物
时间	实验周期需要2年	实验周期大约为6个月
剂量	考虑到动物为终生给药，因此剂量设置时高剂量为动物最大耐受剂量（MTD），对临床应用的参考意义有限	由于实验周期相对较短，进行研究时可将高剂量适当升高，因此可以考察肿瘤生成率与剂量之间的关系，从而为肿瘤的生成是否与给药相关提供依据
生物多样性	动物的种属、种系、剂量、给药途径以及暴露时间均可导致较大的个体差异	由于遗传背景一致，个体差异较少
对靶器官的作用	有时无特异性靶器官	大部分动物对致癌物的作用有特异性的靶器官
特异性、敏感性及费用	特异性及敏感性不高	特异性及敏感性很高，费用较少
假阳性或假阴性	假阳性及假阴性发生率非常高	假阳性及假阴性发生率较低

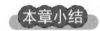

肿瘤是一种常见病、多发病，因其严重危害性而备受关注。化学致癌物的种类繁多，根据化学致癌物对细胞成分的作用及引起癌变的机制，可分为3类：遗传毒性致癌物、非遗传毒性致癌物和未分类。常见具有致癌作用的药物包括激素、解热镇痛药、免疫抑制药、抗恶性肿瘤药等。化学致癌作用机制有：①对生物大分子的损伤；②对原癌基因和抑癌基因的影响；③对DNA修复系统的损伤；④对表观遗传修饰网络的影响。药物致癌作用研究与评价主要从以下几个方面进行：培养细胞恶性转化实验、彗星实验、哺乳动物短期致癌实验、哺乳动物长期致癌实验等。

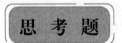

题库

1. 引起化学致癌作用的药物有哪些？
2. 简述化学致癌作用的机制。
3. 什么是转基因动物？简述转基因动物在药物致癌作用评价中应用的优点。

（王　斌）

第十五章

药物的生殖毒性和发育毒性

学习导引

知识要求

1. **掌握** 生殖毒性、发育毒理学、生殖毒理学、胚胎毒性、母体毒性、致畸性、致畸剂、致畸指数的概念。

2. **熟悉** 生殖发育毒理学研究的方法，药物致畸作用的毒理学特点。

3. **了解** 人类常见的致畸剂。

能力要求

1. 具备能够根据药物的特点及生殖发育毒理学三阶段实验的特点，针对性设计生殖发育毒理学研究的能力。

2. 具备以药物致畸作用特点解释药物致畸作用多样性、复杂性的能力。

生殖过程包括生殖细胞（精子与卵子）的发生与成熟、交配、受精、合子形成、着床、胚胎形成并发育、分娩、哺乳等环节。生殖毒性是指对雄性或雌性的性组织、器官、生育能力等方面产生有害作用的能力，包括诱导生殖能力减弱和后代变异。研究药物等外来化合物对生殖过程的有害作用及其规律的学科称为生殖毒理学（reproductive toxicology）。发育毒理学（developmental toxicology）是研究生物体从受精卵开始直至子代个体性成熟期间，由于暴露于药物而产生的各种有害作用及其规律的学科，侧重关注母体给药后，药物对胚胎发育的不利影响及其规律，包括结构畸形、生长迟缓、功能缺陷和个体死亡。药物的生殖毒性和发育毒性研究的对象和内容多有交叉，虽研究各有侧重和特点，但在现实工作中很难将两者完全区分开，故常将生殖毒性和发育毒性一起讨论，统称为生殖发育毒性。

第一节　药物的生殖毒性作用

一、药物对雄性的生殖毒性

雄性生殖系统的功能是产生并输送雄性生殖细胞——精子，与雌性生殖细胞——卵子结合成为合子（受精卵）。因此，雄性生殖系统的所有器官组织均为此目的工作，睾丸（精子生成与成熟）→附睾（精子暂时储存）→输精管（精子运输管道）→副性腺（创造精子活动的微环境）→外生殖器（输送精子）。这些不同功能的整合与调控，需通过特化的细胞相互作用和激素调控机制来实现。虽有许多机制尚未完全阐明，但至少包括通过下丘脑－垂体－睾丸轴的内分泌调控、相邻细胞类型间旁分泌调节，以及细胞的自分泌或自身调节等机制。药物的雄性生殖毒性作用既可体现在生殖细胞产生、运输环节，又可体现在整合、调控环节。药物进入血液循环后，可直接损伤雄性生殖系统，包括但不限于生殖细胞和生殖细胞的微环境；也可经由神经内分泌系统调控间接损害生殖功能。本节将分别对这两种毒性作用方式进行论述。

（一）药物对雄性生殖系统的损害作用

性成熟雄性的睾丸曲细精管中，每天都有精子生成。在生理情况下，人类精子生成整个过程大约需 64 天，该过程在成人可持续一生，每天可生成数以十亿计的精子。精子的发育成熟过程可以根据精子的顶体酶和细胞形态分为 19 个步骤和 14 个不同的细胞组合（发育阶段）（图 15－1），在睾丸曲细精管内，生殖细胞从精原细胞通过减数分裂依次发育为初级精母细胞、次级精母细胞、精子细胞，最终成为可以强力运动能力的精子，同时成熟的精子向曲细精管管腔中央移动（图 15－2），进而逐步向附睾移行。不同生精细胞对不同类型药物的敏感程度不一样，受损的生精细胞不同会使生精过程停滞于不同的发育阶段。

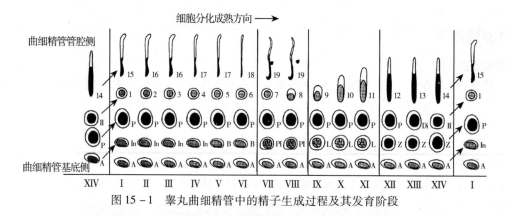

图 15－1　睾丸曲细精管中的精子生成过程及其发育阶段

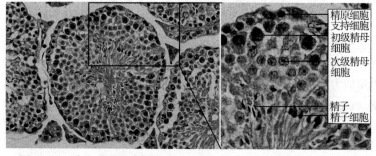

图 15－2　睾丸曲细精管内的各种细胞（HE，左 50 倍，右 200 倍）

当药物到达雄性生殖系统，并在特定靶位损害精子的生成、运输过程，就可产生生殖毒性。精子是一种快速生成的细胞，不断的分裂和较高的代谢活性，使得精子对 DNA 损伤因子如抗肿瘤药物（如甲氨蝶呤、阿糖核苷系列药物）、拟放射剂（如博来霉素）、微管分解因子（如秋水仙碱、长春新碱等）和嵌入式的抗生素（如柔红霉素、多柔比星）特别敏感。干扰 DNA 合成可导致一个处于有丝分裂或减数分裂的生精细胞死亡或 DNA 遗传缺陷，如果受损精子受精可能会导致胚胎死亡或父本介导的遗传缺陷。DNA 修复酶或许能修复损伤，但是细胞周期越短，可供修复的时间越短。

药物除可以产生对精子质和量的影响外，还可以损害精子生成的微环境，进而影响雄性生殖功能：如药物可作用于睾丸内两种与精子产生相关的体细胞，即睾丸支持细胞和睾丸间质细胞，可影响精子生成和成熟；作用于睾丸微血管的内皮细胞，使睾丸循环功能受损，可以损害精子的生成。

附睾、附属腺、输精管道（精子的储存与运输）的损伤，也可影响精子的修饰、成熟和排泄，进而影响生殖能力。如使用抗高血压药胍乙啶时，由于阻断射精时输精管收缩的交感神经节，导致输精管附睾连接处导管破裂，继而形成精子肉芽肿和精子囊肿。

知识拓展

昆明山海棠的毒性作用

　　昆明山海棠属于雷公藤类植物，其药用价值主要为祛风除湿、活血通络、消肿止痛、杀虫解毒。同时，与其他雷公藤类药物一样，昆明山海棠毒副作用需引起足够的重视。其主要不良反应包括神经系统、消化系统、呼吸系统、心血管系统、泌尿系统和生殖系统损害。对生殖功能损害主要是可阻断男性服药者精子生成，从而产生抗生育的作用；诱发女性服药者闭经、月经周期紊乱以及经血增多或减少等。

（二）药物对雄性神经内分泌调节系统的损害作用

　　雄性生殖功能受损也可继发于内分泌系统毒性反应。下丘脑释放促性腺激素释放激素（GnRH），可以激活腺垂体释放的黄体生成素（LH）和尿促卵泡素（FSH），而在 LH 作用下睾丸间质细胞（莱迪格细胞）产生睾酮，FSH 作用在曲细精管的支持细胞促进精子形成，血中睾酮含量又反过来调节下丘脑中 GnRH 的合成。这种调节方式就称为下丘脑 – 垂体 – 性腺轴调节系统。激素通路控制整个生殖过程，这些通路涉及一系列内分泌、旁分泌和自分泌激素。细胞与细胞之间的细微改变或任一组织功能发生紊乱都会影响这些激素的分泌。因此，药物可通过影响激素通路，间接影响生殖功能。如多巴胺激动剂、雄激素拮抗剂、促黄体激素释放激素类似物、过氧化酶体增殖剂和组胺受体拮抗剂，易诱导大鼠局灶性莱迪格细胞增生和莱迪格细胞肿瘤，大量分泌雄激素，引起雄性生殖功能紊乱。但要阐明激素的毒性机制却十分困难，因为区分体内原发性激素与继发性激素改变几乎是不可能的，而且研究主要依赖体外技术，在结果解释时也存在体内情况不明的问题。

　　性欲主要受雄激素调节，性欲和性行为如勃起与射精也由中枢神经系统控制，任何损害下丘脑 – 垂体 – 性腺轴，并影响雄激素产生的药物均可影响性欲。合成代谢的甾类化合物、抗抑郁药、药物滥用等会影响性欲、性交能力、射精功能。合成代谢的甾类化合物是睾酮衍生物，能提高性欲，但勃起的失常次数也会增加。抗抑郁药氟西汀会影响性功能，导致无法勃起或性欲过强。抗高血压药普萘洛尔、阿片类、四氢大麻酚等均可产生该类生殖毒性作用。

案例解析

　　【案例】患者，男，32 岁，因上腹部疼痛，吐酸水 3 月余就诊，经胃镜检查确诊为十二指肠球部溃疡，给予西咪替丁 0.2g 口服，每日 4 次，晚上加倍，用药 1 月后出现性欲减退。考虑是西咪替丁副作用所致，停药 2 周后性欲恢复正常，停药 1 月后继续口服西咪替丁，再次出现性欲减退，停药后性欲恢复正常。

　　【问题】1. 西咪替丁的作用靶点是什么？

　　　　　　2. 西咪替丁诱发性功能障碍的机制是什么？如何避免？

扫描看解析

　　中枢神经系统和自主神经系统在精子运输过程中均起着重要调控作用，药物可通过影响这些神经系统而妨碍射精。如抗高血压药甲基多巴、可乐定、胍乙啶、阿片类、乙醇以及抗精神病药氯丙嗪、地西泮等。

二、药物对雌性的生殖毒性

　　雌性生殖系统的功能与雄性类似，也是产生并输送雌性配子细胞——卵子，与雄性生殖细胞——精

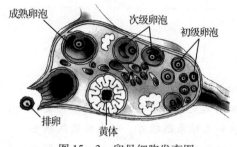

成熟卵泡　次级卵泡　初级卵泡

排卵
黄体

图 15-3　卵母细胞发育图

子结合成为合子（受精卵）。卵子在女性生殖系统运动的流程如下：卵巢（卵子生成与成熟，产生雌激素）→输卵管（受精场所）→子宫（着床场所）→外生殖器（产道）。尽管初级卵泡可有 1 亿之多，但最后仅有半数可以发育成为卵子，每个排卵期只排出其中的一个或几个卵子（图15-3），数量非常少，这使得卵巢毒性难于检测。其次，雌性生殖功能不是一个连续的循环过程，受发情周期影响，呈现为一个间断的循环过程。毒性反应引起的雌性动物生殖道正常的循环周期停止与其在正常的发情期出现的情况类似，因此检测雌性动物生殖功能的变化常需要进行大量实验动物的长期试验，在非啮齿类动物（如犬和猴）中尤为如此。与雄性动物相比，雌性动物的生殖毒性更加难以检测和解释，所以雌性动物使用频率低。

经典的毒理学认为生殖毒物以直接或间接方式发挥雌性生殖毒性作用。毒物的直接作用是通过结构相似的内源化合物作用或化学反应导致细胞大分子损伤，如己烯雌酚、抗肿瘤药物烷化剂。毒物的间接作用可通过卵巢膜细胞或颗粒细胞的代谢活化、改变类固醇激素的分泌或清除速率、影响下丘脑-垂体轴等来发挥作用。

（一）药物对雌性生殖系统的损害作用

与雄性生殖毒性相似，药物能改变遗传物质结构诱导染色体畸变、减数分裂改变、DNA 合成改变和（或）DNA 复制改变，进而损害卵子的形成和卵子的功能。与成熟精子不同，成熟卵细胞能修复 DNA 损伤，但这种修复能力在减数分裂后期会降低。抗肿瘤药如环磷酰胺、苯丁酸氮芥、白消安、长春碱等可影响卵子发育，其中白消安可阻滞原始卵母细胞进一步的成熟和排卵，而其他烷化剂仅影响卵泡内卵子的发育。未受影响的卵母细胞仍可继续成熟满足供排卵的需要。

（二）药物对雌性神经内分泌调节系统的损害作用

与雄性相似，雌激素信号亦有 3 个节点：下丘脑、垂体前叶、卵巢。下丘脑释放 GnRH 刺激垂体释放 FSH 和 LH，FSH 和 LH 刺激卵巢释放雌、孕激素，血中的雌激素和孕激素含量又反馈调节下丘脑合成 GnRH。女性生殖的神经内分泌调节非常复杂，下丘脑-垂体-性腺轴中 GnRH 及 LH、FSH 释放还与卵巢周期、年龄、季节等因素有关。

枸橼酸氯米芬是雌激素拮抗药，与己烯雌酚化学结构相似，但内在活性较弱，能促进垂体前叶分泌促性腺激素诱发排卵，可用于女性内分泌平衡失调，促进育龄期妇女排卵。但同时也降低子宫功能，影响女性妊娠能力。

第二节　药物的发育毒性作用

发育毒性关注的是可干扰正常生长、动态平衡、分化、发育和（或）行为的化学或物理损伤及其引起的任何形态或功能的改变。

一、发育毒性的常用术语

1. 畸胎学（teratology）　是胚胎学的一个专门领域，主要研究胎儿发育异常的病因、机制和预防的学科（即研究出生缺陷）。

2. 胚胎毒性（embryo toxicity）　指药物对胚胎的选择毒性作用。药物在一定剂量时，仅对胚胎有毒性作用而对母体无毒性作用。通常可表现为对胚胎生存、生长不利的作用，如胚胎死亡、胚胎生长迟缓、畸形以及出生后功能不全。具有对胚胎生存、生长不利作用的物质称为胚胎毒物。具有胚胎毒性的物质并不一定产生畸形，即并非所有具有胚胎毒性的物质都是致畸剂。

3. 母体毒性（maternal toxicity）　指仅对怀孕动物的毒性效应，如体重不增或下降等，严重者可出现死亡。药物对母体和胚胎都可产生毒性反应者，则称为无选择的全身毒性。

4. 致畸性（teratogenicity）　指药物或外来化合物能够引起永久性结构或功能异常或缺如（先天异常）的特性。通常在胚胎器官形成期母体给药所致。

5. 致畸剂（teratogen）　指可引起正在发育中的孕体畸形的外来化合物和其他因素。致畸剂广泛存在于各种环境中，如药物、某些病毒、放射性物质、激素、香烟组分和重金属等。

6. 畸形（congenital malformation）　通常指肉眼可见的形态结构异常。先天是指出生前就已经形成的结构或功能的改变。先天不一定意味着遗传，而遗传则可以说是先天。

7. 致畸指数（teratogenic index）　为评价药物致畸强度的参考指标，指药物对母体的半数致死量（LD_{50}）与胎仔最小致畸量之比。有人建议此指数在 10 以下者为不致畸，10～100 为致畸；100 以上者为强致畸。

知识拓展

畸胎学的基本原则

畸胎学包括 6 条基本原则：①对致畸的易感性依赖于孕体的基因型及其与有害环境因子相互作用的方式；②对致畸的易感性随着有害因素暴露的发育时期的不同而变化；③致畸物以特异方式（作用机制）作用于发育的细胞和组织，启动一系列异常发育事件；④对发育组织的不利影响依赖于有害因素的性质；⑤异常发育的四种表现是死亡、畸形、生长迟缓和功能障碍；⑥随着剂量增加从无作用到全部致死水平，异常发育表型的频率和程度增加。

二、药物致畸作用的毒理学特点

（一）发育阶段的特异性

胚胎发育的不同阶段对同一药物的敏感性不同。哺乳动物胚胎发育过程可分为 3 个阶段：①着床前期，该期药物影响胚胎的结果呈"全或无"模式，即胚胎受损就不能成活，或能全修复而不留任何异常；②器官发生期，该期致畸物与胚胎接触可能造成形态结构异常；③胎儿期，该期药物进入子宫并与胚胎接触，可引起胚胎结构缺损等畸形。在致畸作用中，对致畸剂最敏感的阶段是胚胎器官发生期，一般称为危险期或关键期。在常用实验动物中，自受精日计算，大鼠器官发生期约为 9～17 天，小鼠为 8～16 天，家兔为 11～20 天，人 2.5～8 周（图 15-4）。

哺乳类动物胚胎经历细胞分化、迁移和组织器官芽胚萌生等，都受特定时间的特殊基因表达控制，在特定时间和特定位置进行。在器官发生期中，各种不同器官各有对药物特别敏感的时间，如大鼠器官发生期为受精后 9～17 天，但眼的最敏感期为受孕后 9 天，心脏和主动脉弓约为 9～10 天，脑约为 10 天，头与脊椎骨约为 11 天，腭约为 12～13 天，泌尿生殖器约为 14 天。因此，胚胎发育的不同时段暴露于同一药物，可影响不同的组织器官发生发育，在特定位置出现结构和功能的缺陷。

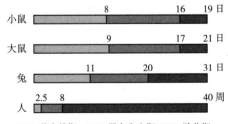

图 15-4　哺乳类动物胚胎发育阶段的比较图

（二）诱因的异质性和特异性

不同种类的药物会非特异性的引起完全相同的畸形，因此一般不能由畸形类型来确定原因，称为诱因的异质性（heterogeneity of incentives）。特定药物只会侵袭特定器官的特定发育阶段，引起特定的畸形，称为诱因的特异性（specificity of inducement）。如沙利度胺引起的小儿四肢短小畸形，合成黄体激素引起的女婴外生殖器畸形。

（三）种属差异性及种间差异性

药物的毒性作用存在物种以及个体差异，且在致畸作用中更为突出。同一致畸物在不同动物并不一定都具有致畸作用，即使都引起畸形，畸形的类型也不一定一致。如沙利度胺对猴子显示强烈的致畸性，但对小鼠、大鼠没有致畸性。水杨酸盐对大鼠有强烈的致畸性，但对兔、猴没有致畸性。种间差异是指同一物种中不同品系对同一种致畸物敏感性的差异。如 5-氟脱氧尿苷可诱导 92% 的 129 小鼠出现上颚裂，而相同条件只有 4% 的 BALB/C 小鼠出现上颚裂，如可的松引起 A/Jax 小鼠腭裂的发生率明显高于 CBA 或 C57B1/6J 小鼠。

种属间及种间差异性，可能由于同一致畸物在不同物种或同一物种的不同品系动物的体内代谢过程、代谢速度、药物代谢酶的诱导性、特定营养成分的需求量的差异等诱导了形态发育的差异。因此，没有一种动物能够适用于所有药物发育毒性的检测，如果只使用一种动物，可能会出现假阳性或假阴性，此时需要用更多的不同种属动物实验进行确认。动物致畸性实验结果表现为阳性时，至少表示对人也可能具有致畸作用。

（四）量效关系的复杂性

胚胎在器官发生期与药物接触，随着剂量增加可以出现不同的结果：无作用、畸形、生长迟滞、胎儿死亡、母体死亡。各种致畸药物均有引发畸胎的阈剂量，高于此剂量且在一定范围内，畸胎发生率可与剂量成正比，这可能与胚胎受损伤的细胞数目有关。随着致畸药物剂量增大，则有可能引起胚胎死亡，往往胚胎致死作用增强非常明显，当胚胎死亡增加时，畸胎数将减少，即所谓的"促畸形死亡作用（terathanasia）"。剂量再进一步加大时可导致母体死亡。

药物致畸作用典型的剂量-效应曲线斜率很大，有时最小致畸效应和最大致畸效应的剂量只差 1 倍，如再增加剂量则导致胚胎死亡。从无作用剂量到胚胎死亡剂量的范围称为致畸带。不同致畸物的致畸带宽窄不同，如放线菌素 D 的致畸带很窄，而脒基硫脲和沙利度胺的致畸带很宽。致畸带宽的药物比致畸带窄的药物致畸危险性更大。

同一剂量的一种药物在致畸敏感期中与同一母体的胚胎接触，可因胚胎间差异可能有多种情况：①除了在较高剂量几乎全窝胚胎死亡外，正常胎、生长迟缓和结构畸形同时存在；②在远低于胚胎致死剂量下即可出现致畸，甚至全窝致畸；③有生长迟缓和胚胎死亡，但没有畸形发生。简言之，在致畸作用中，剂量与效应的关系异常复杂，各种结果之间相互影响，需要具体药物具体分析（图 15-5）。

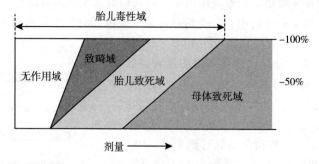

图 15-5　致畸物剂量与效应关系

三、常见药物的致畸作用

（一）沙利度胺

1956 年进入市场至 1962 年撤市，母亲孕期服用沙利度胺后，导致全世界 30 多个国家和地区共报告了"海豹胎" 1 万余例。现已明确畸形的产生与母亲服药时妊娠周数相关，呈现发育阶段的特异性。孕妇在妊娠 8 周后服用沙利度胺，反应轻微甚至没有畸形。沙利度胺可选择性地作用于胚胎，对胚胎的毒性明显大于母体，除四肢畸形外，沙利度胺尚可引起胎儿先天性心脏病、肾缺陷和耳畸形。通过对数十种不同种属动物进行的致畸实验表明，沙利度胺的致畸作用有明显的种属差异。小鼠和大鼠的大部分种系不敏感。家兔的几个种系和绝大部分灵长类动物较敏感。沙利度胺导致人类胚胎畸形的机制迄今未完全明确，可能是在胚胎肢芽发育阶段，沙利度胺代谢产物影响维生素和氨基酸代谢，以及直接干预肢芽区域的 DNA。

（二）异维 A 酸

异维 A 酸曾用于治疗聚合性痤疮、结节囊肿性痤疮、暴发性痤疮等。异维 A 酸合成的视黄醛，结构与维生素 A 非常相似，这些外源性视黄醛类干预了视黄醛类在组织中的梯度，影响了视黄醛类对组织生长和定向作用，导致了不合适的发育。异维 A 酸引起的先天性缺陷包括颅面骨畸形、腭裂、心脏和中枢神经系统异常、胎儿肢体短缺、泌尿系统缺陷异常等。临床上使用异维 A 酸时，育龄妇女在治疗前 1 个月及治疗期间必须采取有效避孕措施，治疗结束半年后才能受孕。

（三）抗癫痫药

苯妥英钠、丙戊酸钠主要用于治疗癫痫发作，均属于乙内酰脲类，其致畸作用的表现具有相似性，包括先天性心脏病、唇腭裂等，同时伴有轻到中度的生长紊乱，神经发育延迟，特征性面容以及远端指骨和指甲的发育不良，临床上称之为胎儿乙内酰脲综合征（fetal hydantoin syndrome）。但此类药物对胚胎发育毒性较低，先天性缺陷的发生率低，与用药相关性不大，故临床更倾向于首先考虑控制癫痫发作，同时监测丙戊酸钠血药浓度，增加叶酸的摄入等方法，避免可能产生的致畸作用。

（四）与致癌相关的致畸剂

典型案例是 1966—1969 年，美国波士顿市妇科医院发现 8 ~ 10 多岁的少女患阴道癌与其母亲在怀孕期间服用己烯雌酚保胎有关。服药孕妇的女儿患此种癌症的危险性比不服此药者大 132 倍。己烯雌酚作为一种致畸剂，导致的是一种迟发性先天性缺陷，在婴儿出生时并不体现。除致癌作用外，己烯雌酚还可使受影响的女婴长大后，出现异位妊娠、自发性流产、月经周期紊乱和不孕；同样受影响的男婴长大后，出现生殖器异常（如尿道下裂）、精子产生减少、隐睾症及可能罹患睾丸癌。

（五）其他人类致畸剂

其他对人类有致畸作用的药物有锂盐、四环素类、甲氨蝶呤和香豆素类抗凝血药。抗肿瘤药白消安、环磷酰胺同时具有生殖和发育毒性。孕激素用于防止流产时，与己烯雌酚类似具有致畸性，影响胎儿生殖系统发育。

第三节　药物生殖毒性和发育毒性研究与评价

微课

药物生殖发育毒性作用的研究方法很多，目的是通过动物实验反映受试物对哺乳动物生殖功能和发育过程的影响，预测其可能产生的对生殖细胞、受孕、妊娠、分娩、哺乳等亲代生殖功能的不良影响，以及对子代胚胎 - 胎儿发育、出生后发育的不良影响。常用的实验方案主要包括三部分联合研究：①一般生殖毒性实验（Ⅰ段），评价生育能力和早期胚胎发育，即评价生殖细胞接触药物后对受孕能力、生殖系统及子代有无不良影响；②致畸胎实验（Ⅱ段），用两种不同实验动物评价胚胎 - 胎仔发育情况，即评价药物可能的胚胎毒性和致畸性；③围产期毒性实验（Ⅲ段），评价药物对胎仔出生前后生长发育影响。

我国《新药注册管理办法》规定属注册分类的化学药、中药和生物制品新药应进行一般生殖毒性实验、致畸胎实验和围产期毒性实验。药效学上涉及生殖功能的药品，如避孕药、性激素、性功能障碍治疗药、促精子生成药及致突变实验阳性新药，也必须进行此三部分内容的研究。除此之外只进行致畸胎实验研究。所有生殖毒性实验应执行 GLP 规范。

一、一般生殖毒性实验

一般生殖毒性实验是研究药物对整个生殖过程的影响。实验时，雌、雄动物由交配前到交配期直至胚胎着床给药，以评价受试物对动物生殖的毒性或干扰作用。评价内容包括配子成熟度、交配行为、生育力、胚胎着床前阶段和着床等。雌性动物，应对动物动情周期、受精卵输卵管转运、着床及胚胎着床前发育的影响进行检查。雄性动物，应考虑检查精子活力、附睾精子成熟度等。

实验通常需要至少一种动物，小白鼠或大白鼠，每组雄性动物 20 只，雌性动物 20 只以上，给药途径原则上与临床拟用途经相同，给药剂量通常为 3 个剂量组，高剂量可产生轻度毒性反应。雄性动物交配前给药 60~80 天，交配期持续给药直至死亡；雌性动物交配前连续给药 14 天，交配后继续给药至器官发生期，同时设阴性（溶媒）对照和阳性对照。实验期间，观察动物一般状况、体重变化、黄体数、受孕率、着床数、死胎数、活胎数、活胎重量，以及外观、内脏及骨骼变化，必要时进行组织学检查，所有数据进行统计学处理，对结果进行综合分析做出适当评价。

二、致畸胎实验

致畸胎实验又称致畸敏感期毒性实验，实验用妊娠动物自胚胎着床至硬腭闭合给药，评价药物对妊娠动物、胚胎及胎仔发育的影响。评价内容包括妊娠动物较非妊娠雌性动物增强的毒性、胚胎－胎仔死亡、生长改变和结构变化等。

实验通常采用 2 种动物：①啮齿类动物大鼠；②非啮齿类动物家兔。通常孕大鼠不少于 20 只/组，孕兔不少于 12 只/组，剂量为高、中、低三个剂量，限度剂量为 1g/kg。高剂量应有母体毒性反应，低剂量应为无母体和胚胎毒性反应，给药途径原则上与临床用药途径相同，不宜采用腹腔注射。在胚胎器官发生期连续给药，大鼠妊娠 6~17 天，家兔 6~18 天。同时设溶媒对照和阳性对照。大鼠妊娠第 20 天，家兔妊娠第 28 天处死动物。记录孕鼠/孕兔的体重、黄体数、死胎数（着床数、吸收胎、早期死胎、晚期死胎）、活胎数、活胎重、性别、外观异常等，然后对胎仔进行内脏和骨骼检查，所有各项数据经统计处理后判定药物的胚胎毒性及致畸潜力。

三、围产期毒性实验

检测从胚胎着床到幼仔离乳，给药对妊娠或哺乳期的雌性动物以及胚胎和子代发育的不良影响。由于对此段所造成的影响可能延迟，实验应持续观察至子代性成熟阶段。评价内容包括妊娠动物较非妊娠动物增强的毒性、出生前和出生后子代死亡情况、生长发育的改变以及子代的功能缺陷，包括子代的行为、性成熟和生殖功能。

至少采用一种动物，推荐用大鼠，每组孕鼠 20 只。给药剂量和途径与一般生殖毒性实验相同。给药时间为大鼠妊娠第 15 天开始至子代离乳（出生后第 21 天）。同时设定溶媒对照、阳性对照。观察动物一般状况，记录胎仔数，一般发育状况和外观畸形，对子代幼仔配对饲养，继续观察其存活、生长发育、行为、生殖功能及其他异常症状，必要时应观察运动和学习能力，并结合病理组织学检查，做出综合评价。

生殖发育毒理学研究的设计应遵循：具体问题具体分析的原则。首先，大多数正在开发的药物研究都应涵盖生殖周期的所有阶段（A 怀孕前，B 受孕到着床，C 植入以闭合硬腭，D 硬腭闭合至妊娠末期，E 从出生到断奶，F 断奶至性成熟）进行评估。对于大多数药物来说，上述的 3 段式研究Ⅰ段相当于阶段 A~B；Ⅱ段相当于阶段 C~D；Ⅲ段相当于阶段 C~F。此设计通常是合适的，但它们之间的各种组合可以满足特定的产品需求并减少动物的使用。联合研究可以更好地模拟临床上的暴露时间，特别是对于半衰期长的药物。常见的联合研究设计方式是Ⅰ段、Ⅱ段研究合并（阶段 A~D）再加上单独的Ⅲ段研究（阶段 C~F）。个别研究所涵盖的阶段可以由研究者自行决定。在确定应使用哪种研究设计时，应充分考虑药物的所有可用药理学和毒理学数据。其次，ICH 的最新版指导原则中鼓励使用替代方法以减少动物使用，充分体现动物实验的 3R 原则。一般来说，在适当物种中进行的具有充分暴露的体内研究结果比替代分析或初步研究的结果更重要。但如果鉴定得当，替代研究也有能推迟或取代（在某些情况下）常规体内研究。

知识拓展

国际人用药品注册技术协调会

国际人用药品注册技术协调会（International Council for Harmonisation of Technical Requirements for Pharmaceuticals for Human Use, ICH）是一个国际协会，目的是将全球药品监管协调工作集中在一个场所，监管当局和制药行业聚集在一起讨论协调药品开发和注册过程中的科学和技术方面问题。主要内容为批准和授权新药品的基础：药物安全性、质量和功效三个方面的标准。我国原食品药品监督管理总局于 2017 年 6 月加入 ICH。2020 年 2 月 18 日 ICH 通过了最新版的指导原则 S5 人类药物的生殖和发育毒性检测（detection of reproductive and developmental toxicity for human pharmaceuticals）第三版（R3）明确提出了本指导原则适用于所有药品，包括生物制药、用于传染病的疫苗（及其新型组成成分）及作为最终药品一部分的新型赋形剂。并且首次在 ICH 指导原则中大篇幅地介绍替代实验方法，减少哺乳动物体内试验动物的使用。S5（R3）除了经典的Ⅲ段实验外，提供了联合实验设计思路。在剂量选择上提出新要求，详细阐述了疫苗的特殊考虑，毒代动力学在生殖毒性试验中的应用等。

本章小结

生殖毒理学是研究药物或外来化合物对生殖过程的不利影响及其规律的学科。发育毒理学是研究生物体从受精卵开始直至子代个体性成熟期间，由于暴露于药物或外来化合物而产生的各种不利影响及其规律的学科。药物的生殖毒性作用既可体现在生殖细胞产生环节，也可体现在生殖细胞成熟后的输送环节；既可直接损伤生殖细胞或生殖细胞的微环境，也可经由神经内分泌系统调控间接损害生殖功能。哺乳动物的胚胎发育过程包括 3 个阶段：着床前期、器官发生期、胎儿期，其中引起先天畸形的最敏感阶段是器官发生期。药物致畸作用有以下毒理学特点：①发育阶段的特异性；②诱因的异质性和特异性；③种属差异性及种间差异性明显；④量效关系的复杂性。沙利度胺、异维 A 酸、苯妥英、己烯雌酚等药物是各有特色的致畸药物。研究药物生殖发育毒性作用的方法主要包括一般生殖毒性实验（评价生育能力和早期胚胎发育情况）、致畸胎实验（评价胚胎 - 胎仔发育情况）和围产期毒性实验（评价胎仔出生前后的生长发育情况）。

思考题

题库

1. 药物致畸作用的毒理学特点有哪些？
2. 请区分以下概念：发育毒理学与生殖毒理学、胚胎毒性与母体毒性、致畸剂与致突变剂。

（王　鹏）

第十六章

药物的遗传毒性

在生物体的繁衍传代中遗传和变异是保持物种稳定延续和适应环境的关键，这一切是以遗传物质为基础建立起来的。除一些病毒是 RNA 构成以外，其他生物体都是以 DNA 作为遗传物质。DNA 是由脱氧核糖、磷酸、碱基组成的大分子物质。由于碱基的不同，以四种不同的核苷酸互相配对，缠绕成双螺旋结构，构成 DNA 的特殊形态，对于其精确复制和传递遗传信息具有重要作用。基因（gene）是 DNA 分子中的最小功能单位。由于不同的基因上脱氧核糖核苷酸的排列顺序不同，因此不同的基因就含有不同的遗传信息。遗传毒性是指环境中的理化因素作用于有机体，使其遗传物质在染色体水平、分子水平和碱基水平上受到各种损伤，从而造成的毒性作用。

第一节　化学致突变作用

一、突变的基本概念

药物的遗传毒性与药物的致突变性密切相关。突变（mutation）是指各种因素引起的遗传物质的变化，该变化通常可以遗传且不可逆。这种变化的遗传信息或遗传物质在细胞分裂繁殖的过程中能够传递给子代细胞。突变一般分为自我突变和诱发突变。因自然选择而形成的突变称为自我突变；由物理、化学、生物等因素的影响所造成的突变称为诱发突变。当一种物质具有改变生物（特别是人）细胞染色体碱基序列的能力时，将这种能力称为致突变性（mutagenisis）。致突变作用是指某些物理、化学和生物因素具有的使生物遗传物质发生突然的、根本性的改变的能力。其中由化学物质所引起的突变作用，称为化学致突变作用。

突变是致突变作用的结果，它既包括一个或多个 DNA 碱基对的变化，即基因突变（gene mutation）；也包括染色体结构、形态或数目的变化，即染色体畸变（chromosome aberration）。

1. 基因突变　包括点突变和移码突变（图 16-1）。点突变是指碱基的取代类型发生了变化。这种变化又分为嘌呤与嘌呤或嘧啶与嘧啶之间的相互转换，即转换；嘌呤与嘧啶互相取代，即颠换。移码突变是碱基序列中丢失一个或多个碱基，或是插入一个或多个碱基。值得注意的是，点突变往往只引起一条多肽链中一个氨基酸的改变；而移码突变多引起多个氨基酸的改变。

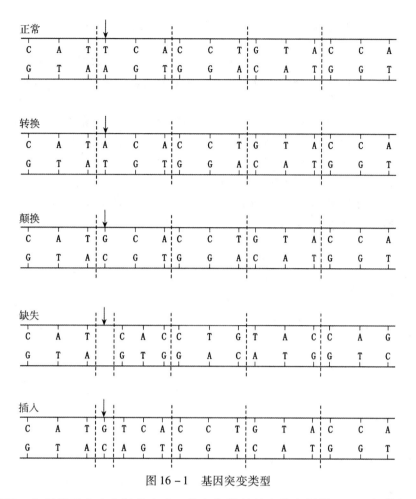

图 16-1　基因突变类型

2. 染色体畸变　包括数目突变和结构突变。染色体数目的变化包括数目可以整倍的发生变化，形成多倍体，也可以不整倍的增或减。染色体结构的变化包括缺失（染色体丢失片段及所携带的遗传密码）、重复（染色体断片与同源染色体连接，使一部分遗传密码重复出现）、倒位（断片在倒转后接于断裂端）、易位（两条非同源染色体同时断裂，两个断片交换位置后相接）（图 16-2）。

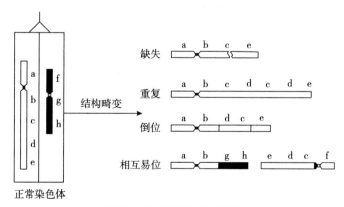

图 16-2　染色体畸变类型

这两种类型的突变本质上是相同的，只是程度上有所区分。能引起染色体畸变的化合物，也多能引起基因突变。然而无论是基因突变还是染色体畸变，其结果都是不可预料的，均可造成细胞或组织的形态结构变化（癌细胞等）及功能的变化，更能直接引起细胞或机体的死亡。对于一个稳定的种群来说，变异往往带来的是不良后果。

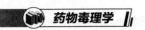

二、化学药物致突变作用

当一种物质具有改变生物（特别是人）细胞染色体碱基序列的能力时，将这种能力称为致突变性（mutagenisis）。致突变作用是指某些物理、化学和生物因素具有的使生物遗传物质发生突然的、根本性的改变的能力。这种变化的遗传信息或遗传物质在细胞分裂繁殖的过程中能够传递给子代细胞。引起突变的物质则称为致突变物质（mutagen）。当药物具有很高的化学活性，原型即可引起生物体的突变时，称为直接致突变物。有些药物本身不引起突变，经过体内代谢转化后具有致突变作用，则称为间接致突变物。研究药物的致突变作用，对于维护人体的安全，尤其是对后代的影响，具有十分重要的意义。

机体对 DNA 损伤有修复机制，以保护遗传物质免受外界因素干扰。化学致突变作用的模式为损伤 - 修复 - 突变模式，只有修复功能饱和或能力不足时才会引起突变。修复与突变有着不可分割的关系，通过对 DNA 损伤的细胞效应分析，发现致突变作用是涉及多元因素相互作用的复杂细胞过程，包括突变、修复和代谢。

DNA 损伤的修复包括光复活、"适应性"反应和切除修复。其中切除修复是负责较大范围损伤的修复机制，是一个多步骤的修复过程，不仅存在于细菌体内，也存在于真核生物中，包括切除核苷酸修复和切除碱基修复。此外，还包括重组修复和 SOS 修复。这些修复方式是机体长期进化的结果，其中有的对机体有利，可切除受损核苷酸，恢复 DNA 正常功能；有的对机体不利，如易错修复；有的则使机体对高突变率产生耐受。

知识拓展

光复活修复

光复活修复是一种高度专一的 DNA 直接修复过程，它只复活因紫外线引起的 DNA 嘧啶二聚体（主要是 TT，也有少量 CT 和 CC）。机制是可见光（有效波长为 400nm 左右）激活光复活酶，它能分解紫外线照射而形成的嘧啶二聚体。

在自然环境中，人群接触相同剂量及相同接触条件的化学致突变物，并不是人人均能引起致突变作用，即在个体之间的反应有很大的差异。目前研究表明，个体对致突变物敏感性差异的原因有：代谢酶的遗传多态性、修复能力的差异以及宿主因素等。

三、突变的不良后果

突变作用由于涉及的细胞不同，分为体细胞突变和生殖细胞突变，可分别导致肿瘤、畸胎、死胎等不良后果。因此在研究突变的不良后果时主要分为 3 类：对人类基因库的影响、体细胞突变的后果、生殖细胞突变的后果。

（一）对人类基因库的影响

人类基因库是指人群生殖细胞所具有的能传给下一代的全部基因的总和。与基因组的区别是：基因组是指单一个体所具有的全部基因，而基因库是指从各种各样的基因组中获得的全部基因。当代人传给后代的基因就构成了下一代人的基因库。研究遗传毒物对人类基因库的影响就是研究一个世代中各种基因型的差异，以及这种差异的产生与其接触的遗传毒物之间的关系。

基因库的相对稳定对于下一代人的健康是非常重要的。人类之所以有各种遗传病的发生，就是因为在每一代人的基因库中都存在一定由各种原因引起的突变基因或有害基因。在人群中每个个体携带的有害基因的平均水平称为人群的遗传负荷（genetic load）或突变负荷（mutation load）。诱变物引起人群中的某些个体生殖细胞突变后，由于各种因素的影响和限制，经过世代传递和选择，最终只有极少数突变固定在人类基因库中，形成人类遗传负荷，突变的基因经过世代传递的结局，其转归可有 3 种类型。

1. 单个突变　如果环境因素仅引起机体单基因的一次性突变，那么这种突变基因有很大的可能会逐渐从人群中消除。

2. 反复性突变　这是假设某种环境因素持续存在，而且引起固定不变的 A－a 突变，但这种情况实际上是不存在的。

3. 回复突变　某些环境因素引起 A－a 突变的同时，另一些环境因素或机体自身的因素（如 DNA 修复）还可能引起 a－A 的回复突变。理论上，突变与回复突变两者互相稳定，平衡下来之后，突变基因即在人群的基因库中固定下来并形成遗传负荷。

（二）体细胞突变的后果

在体细胞突变的后果中，最令人关心的是致癌问题。由于原癌基因与抑癌基因均为细胞的正常基因，因此当这两种基因发生突变时，则可能引发癌症。其次是当胚胎细胞发生突变时，可能会导致畸胎，在一定程度上，是这些诱变物透过胎盘直接作用于胚胎体细胞所致，而不完全是亲代的生殖细胞突变所致，在出生的畸胎中有 20% 与亲代生殖细胞突变无关。人类妊娠早期（即妊娠 3 个月）自然流产中有 60% 存在染色体畸变。此外，胚胎体细胞突变也可能是导致婴儿或青少年发生肿瘤的原因。

（三）生殖细胞突变的后果

如果突变发生在生殖细胞，无论是其发育周期的任一阶段或其干细胞，都存在对下一代影响的可能性。包括致死性和非致死性。致死性可能是显性致死，即突变配子与正常配子结合后，其合子在着床前或着床后的胚胎早期死亡；也可能是隐性致死，即需要纯合子或半合子才能出现致死效应。如果生殖细胞突变是非致死性，则可能使后代出现显性或隐性的遗传疾病（包括一部分先天性畸形）。在遗传性疾病增多的同时，突变的基因以及染色体损伤将造成下一代基因库的遗传负荷。

案例解析

【案例】沙利度胺又称反应停，最早由德国格仑南苏制药厂开发，1957 年首次被用作处方药。能控制妊娠期妇女精神紧张，防止恶心、呕吐，并且有催眠作用。1959 年，西德各地出生过手脚异常的畸形婴儿。有专家对这种现象进行了调查，于 1961 年发表了"畸形的原因是催眠剂反应停"，使人们大为震惊。这种婴儿手脚比正常人短，甚至根本没有手脚。截至 1963 年在世界各地，如西德、美国、荷兰和日本等国，由于服用该药物而诞生了 12000 多名这种形状如海豹一样的婴儿。

【问题】1. 沙利度胺产生遗传毒性的原因是什么？
　　　　2. 沙利度胺产生遗传毒性的特征表现有哪些？

扫描看解析

第二节　药物致突变的作用机制

在致突变实验中，用化学物质可以诱导实验动物产生基因突变、染色体畸变、非整倍体和多倍体。在已明确的致突变物中，大多数都有不同程度的特异性。这是由于不同的化学毒物作用的细胞靶部位不同，诱导基因突变和染色体畸变的物质主要以 DNA 为靶点。诱导非整倍体或多倍体的则通常以有丝分裂和减数分裂中出现的细胞器为靶点，如纺锤体等。

一、直接作用于 DNA

化学物直接与 DNA 相互作用而引起突变的主要方式有以下几种。

1. 碱基类似物取代　有些物质（包括药物）的化学结构与 DNA 链上四种天然碱基非常相似，称为碱基类似物。如 5 - 溴脱氧尿苷嘧啶核苷（Budr）与胸腺嘧啶（T）相似，2 - 腺嘌呤（AP）与鸟嘌呤（G）相似。如果这些碱基类似物在 DNA 合成期中存在，就能与天然碱基竞争，取代其位置，从而掺入 DNA 分子中。Budr 与 T 的分子结构唯一差异是在 C - 5 位上，前者是溴，后者是甲基，由于这种高度类似性，所以 Budr 掺入 DNA 后，也能像 T 一样，与腺嘌呤（A）配对，形成的 A：BU 在一次复制时，A 仍可与 T 配对形成 A：T。然而 Budr 的溴原子所带的负电荷比 T 的甲基强得多，所以容易使 Budr 上的 N - H 位置的氢原子较容易转移到 C - 6 位置的酮基上，于是使正常的酮式 Budr 转变为稀有的烯醇式，DNA 复制时不是与腺嘌呤（A）配对，而是与鸟嘌呤（G）配对，形成 G：Budr。这样，由碱基类似物引起的改变，在下一次复制时由于微小的结构差异引起与之配对的碱基发生改变，这就导致了基因的变化。

2. 烷化剂的影响　碱基对损伤的另一类型是烷化剂的作用。烷化剂是对 DNA 和蛋白质都有强烈烷化作用的物质，是人类环境中最大的一类"潜在诱变剂"。常见的烷化剂包括 4 类：烷基硫酸酯、N - 亚硝基化合物、氮芥和硫芥等环状烷化剂和卤代亚硝基脲等。各类烷化剂其分子上的烷基各不相同，因而烷化活性有别，一般情况下，甲基化 > 乙基化 > 高碳烷基化。

烷化剂的诱变作用可通过对 DNA 分子烷化而实现。一般认为，鸟嘌呤的 N - 7 位最易接受烷化剂给予的烷化基团，当 N - 7 位受到烷化后，分子内部的电子和质子位置重新排列，鸟嘌呤由酮式异构体变为烯醇式异构体，导致鸟嘌呤从 DNA 链上脱落，称为脱嘌呤作用。致使在该位点上出现空缺，即碱基缺失。于是引起碱基错误配对，最终产生转换型碱基置换。

除单功能烷基化外，有的烷化剂可同时授予两个或者三个烷基，相应的成为双功能或三功能烷化剂。氮芥、双环氧、双（氯烷基）醚等是常见的双功能烷化剂，三乙烯磷胺及三乙烯硫代磷胺则是三功能烷化剂，这些化合物除了可使碱基发生单烷化作用外，还常使 DNA 发生链内、链间或 DNA 与蛋白质的交联。发生交联后，由于 DNA 链不易修复，或者发生复制后修复，而产生高度致突变；并经常发生染色体断裂，也易发生显性致死突变。

3. 改变或破坏碱基的化学结构　有些化学物可对碱基产生氧化作用，从而破坏或改变碱基的结构，有时还可引起 DNA 链断裂。如亚硝酸根能使腺嘌呤和胞嘧啶发生氧化性脱氨，相应变为次黄嘌呤和尿嘧啶，羟胺能使胞嘧啶 C - 6 位的氨基变成羟氨基，这些改变都会造成转换型碱基置换。但是，亚硝酸根虽然也能使鸟嘌呤变为黄嘌呤，但是由于黄嘌呤的配对性能与鸟嘌呤一致，故并不发生碱基置换。

此外，还有些化学物质可在体内形成有机过氧化物或自由基，如甲醛、氨基甲酸乙酯和乙氧咖啡因等，可间接使嘌呤化学结构破坏，容易出现 DNA 链断裂。

4. 平面大分子嵌入 DNA 链　有些大分子能以静电吸附形式嵌入 DNA 单链的碱基之间或 DNA 双螺旋结构的相邻多核苷酸链之间，但并不直接损伤 DNA 本身，称为嵌入剂。嵌入剂多数是多环的平面结构，特别是三环结构，其长度恰好是 DNA 单链相邻碱基距离的两倍，可插入 DNA 链碱基对之间，使相邻的碱基对之间距离增大，易引起 DNA 框架结构的改变。如果嵌入到新合成的互补链上，就会使之缺失一个碱基。如果嵌入到模板链的两碱基之间，就会使互补链插入一个碱基，无论多或少一个碱基都会造成移码突变。

5. DNA 修复抑制剂　主要通过抑制 DNA 修复酶而对 DNA 产生间接的损害，如咖啡因。

二、干扰有丝分裂

化学物的间接诱变可能是通过对纺锤体作用或干扰与 DNA 合成和修复有关的酶系统。

1. 作用于细胞器　有些药物或化合物可作用于纺锤体、中心核和其他细胞器，从而干扰有丝分裂，称为有丝分裂毒物（mitotic poison）。但其作用机制还不明确。Brgger（1979）提出，凡是干扰有丝分裂的物质，不管是抑制纺锤体功能，或扰乱染色体的分离，都称之为干扰剂。干扰剂不直接作用于遗传物质，故并非真正的致突变物，但它同样可诱发突变，特别是诱发与遗传性疾病有密切关系的非整倍体，故需引起密切注意。

2. 干扰 DNA 合成　无论纺锤体是部分或完全受抑制，都称为有丝分裂效应。全抑制即细胞分裂完全抑制，细胞停滞于分裂中期。如秋水仙碱是典型的引起细胞分裂完全抑制的物质，因此这种效应又称为秋水仙碱效应或 C-有丝分裂。而有些干扰剂仅使细胞群体的有丝分裂数减少，称为抗有丝分裂剂。秋水仙碱、长春新碱等作用后，微管蛋白的聚合受到抑制，细胞停滞于分裂中期，此时染色体往往过度凝缩，细胞可以不经过分裂后期即直接进入分裂间期，从而可能引起多倍体的出现。常见有以下几种现象。

（1）核内复制　在停止有丝分裂的情况下出现两次或两次以上的染色体复制时，即可引起核内复制。如巯基丙酮酸酯、秋水仙碱、6-巯基嘌呤等。

（2）异常纺锤体的形成　使用低剂量秋水仙碱、高剂量 X 线、各种麻醉剂及其他作用于中心粒的物质染毒时，可获得多极纺锤体。这是由于此时中心粒在前期中的正常移动被阻碍，而原中心粒就可能成熟而且形成纺锤体。还可能由于重金属等的作用而干扰纺锤体与染色体间的相互作用而出现不分开所致。

（3）染色体不浓缩和黏着性染色体　特定染色体部位浓缩失败可影响有丝分裂的进行，但有利于染色体显带。如放线菌素 D 作用后出现 C 带型。黏着性染色体的染色质丝相互胶着，妨碍后期中的正常移动，于是出现类似秋水仙碱效应。

（4）染色体提前凝缩　指一个细胞核处于分裂间期的细胞提前进入有丝分裂的现象。当一个处于 S 期的核发生这种现象时，常发生染色体粉碎，即一个或多个染色体存在无数的染色单体或染色体断裂或裂隙。

由上述可以证明，干扰剂并不直接作用于遗传物质，严格来说不属于真正的诱变物，但其可通过对有丝分裂的干扰而间接诱发突变。因此，干扰剂常常与真正的诱变物混为一谈，不作严格区分，统称为诱变物。

3. 对酶促过程的作用　对 DNA 合成和复制有关的酶系统作用也可间接影响遗传物质。如一些氨基酸类似物可使与 DNA 合成有关的酶系统遭受破坏，从而诱发突变；脱氧核糖核苷三磷酸在 DNA 合成时的不平衡也可诱发突变；铍和锰除可直接与 DNA 相互作用外，还可与酶促防错修复系统相互作用而产生突变。

第三节　药物致突变作用研究与评价

遗传毒性研究（genotoxicity study）是药物非临床安全性评价的重要内容，与其他毒理学研究尤其是致癌性研究、生殖毒性研究有着密切联系，是药物进入临床试验及上市的重要环节。拟用于人体的药物，应根据受试物拟用适应证和作用特点等因素考虑进行遗传毒性试验。尤其是在药物筛选阶段，遗传毒性试验结果将影响到药物开发的进程。但是遗传毒性的假阳性和假阴性结果难以避免，尤其是近年来体外哺乳动物细胞试验系统阳性结果（该结果与人用危险不相关）过高的问题已引起的广泛关注。近十几年，随着遗传毒理学相关领域特别是分子生物学的研究进展，遗传毒性测试评价方法也在不断改进。据报道，目前已建立的遗传毒性短期检测法已超过 200 种。根据其检测的遗传学终点可分为 4 种类型：①检测基因突变；②检测染色体畸变；③检测染色体组畸变；④检测 DNA 原始损伤。

国际经济合作和发展组织（OECD）在《化合物毒性试验指针》的遗传毒理部分中，推荐了 8 种短期测试方法：鼠伤寒沙门氏杆菌回复突变试验（salmonella typhimurium reverse mutation assay）、大肠杆菌回复突变试验（escherichia coli reverse mutation assay）、哺乳动物体外细胞遗传试验（in vitro mammalian cytogenetic test）、微核试验（micronucleus test）、哺乳动物体内骨髓细胞遗传试验（in vivo mammalian bone narrow cells cytogenetic test）、哺乳动物体外细胞基因突变试验（in vitro mammalian cells mutation assay）、果蝇隐性伴性致死试验（the sex-linked recessive lethal test in drosophila melanogaster）、啮齿动物显性致死试验（dominant lethal assay）。

此 8 种短期致突变方法是目前国际公认的参考标准。我国药政管理部门颁发的《新药审批办法》中对新药药理毒理研究的技术要求有详细规定，药物致突变测试系列与 OECD 规范的原则是一致的。对新药的致突变试验，首先要求在体外测试系统中测定基因（点）突变和染色体畸变，鼠伤寒沙门杆菌回复突变试验和大肠杆菌回复突变试验可用于测定基因点突变；哺乳动物体外细胞遗传试验可用于测定染色体畸变；在体内测试系统中，选用测定染色体畸变的微核试验；必要时选用测定生殖细胞染色体畸变的显性致死试验。

一、基因突变检测方法

这是一种利用微生物来观察药物可能引起基因突变的方法。某种可能引起致突变的药物与微生物接触，则可引起细胞内基因的突变，就会导致这种微生物在形态和生理上的相应变化，造成菌落形态、颜色和合成某种氨基酸功能的改变。

微生物回复突变试验目前常用埃姆斯（Ames）试验。我国新药审批办法中亦推荐 Ames 试验为致突变试验的首选方法。

知识链接

埃姆斯试验

埃姆斯（Ames）试验由美国加州大学伯克利分校生化教授 Ames（1972）首创。1975 年 Ames 等人总结了世界各国使用此法检测 300 多种化合物的结果，发现大约有87.7%（117/157）阳性检出率，假阳性及假阴性反应各占13% 左右。呋喃糠酰胺在日本广泛用作食品添加剂，投入市场前曾先后两次用动物进行致癌试验，结果为阴性，经 Ames 试验测试后，发现它是一种强致突变剂，再重新进行动物试验，结果在小鼠身上获得阳性，因此，被禁止使用。所以目前公认 Ames 试验作为筛选可能有致突变作用的化学药物，是一种可靠的方法。

（一）埃姆斯试验法

1. 原理　Ames 试验法是利用组氨酸缺陷型鼠伤寒沙门菌突变株为测试指示菌，观察其在某药物作用下回复突变为野生型的一种测试方法。组氨酸缺陷型鼠伤寒沙门菌在缺乏组氨酸的培养基上不能生长，但在加有致突变原的培养基上培养，则可使突变型产生回复突变成为野生型，即恢复合成组氨酸的能力，于是就能在缺乏组氨酸的培养基上生长成为菌落，通过计数菌落出现的数目就可以估算药物诱变性的强弱。

2. 实验方法

（1）掺入法　此方法需要预先配制好顶层琼脂。先在培养皿上做好标记（菌株名称、待测物名称及浓度、有无肝脏微粒体酶、组别等）。将平皿放入 37℃ 培养箱，两天后计数测试平皿和对照平皿的菌落数。如菌落太小，可继续培养并延长到 72 小时观察结果。

计数每皿生长的回变菌落数，以 Rt/ Rc（Rt/Rc＝诱发回变菌落数/自发回变菌落数）表示，Rt/ Rc >2 为阳性。当药物浓度达到 5mg/皿仍为阴性者，可以认为是阴性。更为可靠的是观察剂量－反应关系，随药物剂量的增加，诱发的回变菌落数增加为阳性结果。

（2）点试法　同上法先在培养皿上做好标记。每皿放入无菌滤纸片 4～5 枚，向滤纸片滴入不同浓度的药物，37℃ 培养 24～48 小时。

凡在滤纸片周围长出一圈密集回变菌落的，可判定该药物为致突变物。如只在平皿上出现少数散在的自发回变菌落，则为阴性。如在滤纸片周围见到抑菌圈，则说明药物具有细菌毒性。

3. 结果判断　报告的埃姆斯试验结果时应是两次以上独立试验的重复结果。如果药物对 4 种菌株（加肝脏微粒酶体和不加肝脏微粒酶体）的掺入法试验均得到阴性结果，则可认为此药物对鼠伤寒沙门菌无致突变性。如药物对一种或多种菌株（加肝脏微粒酶体或不加肝脏微粒酶体）的掺入法试验得到阳性结果，即认为此药物是鼠伤寒沙门菌的致突变物。

如某些药物有明显杀菌等作用，不适合采用埃姆斯试验，可改用哺乳动物细胞基因突变试验或者果蝇伴性隐性致死实验。

（二）哺乳动物细胞基因突变试验

在加入和不加入代谢活化系统的条件下，使细胞暴露于受试物一定时间，然后将细胞再传代培养，突变细胞在含有6-硫代鸟嘌呤（6-TG）或三氟胸苷（TFT）的选择性培养液中能继续分裂并形成集落。基于突变集落数，计算突变频率以评价受试物的致突变性。为克服体外培养试验的缺点，可将指示微生物和药物同时引到某种哺乳动物体内，如果该种药物在体内经代谢可引起实验动物的突变反应，就会使接种到体内的指示微生物同时发生突变，这种方法即为宿主间接试验法或宿主培养法。

（三）果蝇隐性伴性致死试验

隐性基因在伴性遗传中具有交叉遗传特征，并且位于 X 染色体上的隐性基因能在半合型的雄蝇中表现出来。果蝇的眼色基因由 X 染色体决定，因此可以作为观察 X 染色体上基因突变的标记。野生型雄蝇（红眼圆眼，正常蝇）染毒，与雌蝇（淡杏色棒眼）交配。如雄蝇经过处理后，在 X 染色体上的基因发生隐性致死，则可以通过上述两点遗传规则出现在 F_2 代的雄蝇中，并通过眼色形状为标记来判断实验结果，有隐性致死时 F_2 代中没有红色圆眼的雄蝇。

二、染色体畸变检测方法

染色体具有一定的形态和特殊的功能，是细胞内遗传物质 DNA 的载体。DNA 分子的损伤、突变，必然引起染色体组成成分、结构及功能的改变。因此，染色体的损伤也是测定化学致突变作用的重要一环。生殖细胞和体细胞都可发生染色体畸变，因此，染色体畸变试验应分别在这两种细胞中进行。一般以骨髓细胞或外周血细胞代表体细胞，睾丸精原细胞代表生殖细胞。

（一）体外哺乳动物细胞染色体畸变试验

在加入和不加入代谢活化系统的条件下，使培养的哺乳动物细胞暴露于受试物中。用中期分裂相阻断剂（如秋水仙素或秋水仙胺）处理，使细胞停止在中期分裂相，随后收获细胞、制片、染色、分析染色体畸变。

实验结果符合下述两条之一即可判定为阳性，以表明受试物可引起培养的哺乳动物体细胞染色体结构畸变：①药物所诱发的染色体畸变数的增加与剂量相关，判定如下：畸变率<5% ——阴性（-），畸变率>5% ——可疑（±）；畸变率>10% ——弱阳性（+），畸变率>20%——中度阳性（++），畸变率>50% ——强阳性（+++）；②某一测试点呈现可重复的并有统计学意义的增加。

（二）微核试验

无着丝粒的染色体片段或因纺锤体受损而丢失的整个染色体，在细胞分裂后期仍留在子细胞的胞质内，称为微核。微核试验是检测染色体或有丝分裂期损伤的一种遗传毒性试验方法。最常用的是啮齿类动物骨髓嗜多染红细胞（PCE）微核试验。以受试物处理啮齿类动物，然后处死，取骨髓、制片、固定、染色，于显微镜下计数 PCE 中的微核。如果与对照组比较，处理组 PCE 微核率有统计学意义的增加，并有剂量-反应关系，则可认为该受试物是哺乳动物体细胞的致突变物。

（三）啮齿类动物显性致死试验

显性致死试验是检测受试物诱发哺乳动物生殖细胞遗传毒性的试验方法，其观察终点为显性致死突变。致突变物可引起哺乳动物生殖细胞染色体畸变，以致不能与异性生殖细胞结合或导致受精卵在着床前死亡，或导致胚胎早期死亡。一般以受试物处理雄性啮齿类动物，然后与雌性动物交配，按照顺次的周期对不同发育阶段的生殖细胞进行检测，经过适当时间后，处死雌性动物检查子宫内容物，确定着床数、活胚胎数和死亡胚胎数。

如果处理组死亡胚胎数增加或活胚胎数减少，与对照组比较有统计学意义，并呈剂量-反应关系或试验结果能够重复者，则可认为该受试物为哺乳动物生殖细胞的致突变物。

（四）精原细胞染色体畸变试验

利用细胞遗传学方法，检测整体哺乳动物初级精母细胞染色体畸变，以评价受试样品引起生殖细胞可遗传突变的可能性。

不同发育阶段的雄性生殖细胞对化学物质的敏感性不同，初级精母细胞对化学诱变剂较敏感。多数情况下，化学诱变剂诱发染色体畸变必须经过 DNA 复制期。哺乳动物精子发生过程中，DNA 合成是在初级精母细胞细线期以前的各阶段细胞中进行，以后孵育的细胞不再进行 DNA 合成，故受试物需在前细线期给予。于小鼠第一次接触受试物后的第 12～14 天采样制片，可观察到前细线期接触引起的精母细胞染色体畸变效应。

受试样品组染色体畸变率与阴性对照组相比，统计学意义上有显著性差异，并有明显的剂量 - 反应关系或在一个受试样品组出现染色体细胞畸变数明显增高，则为阳性。若统计学上差异有显著性，但无剂量 - 反应关系，则须进行重复试验，结果能重复者可确定为阳性。

三、DNA 损伤检测方法

（一）程序外 DNA 合成试验

DNA 受损后，发生在正常复制合成期（S 期）以外 DNA 的修复合成，称为程序外 DNA 合成（UDS）或 DNA 修复合成，也称为非程序性 DNA 合成。

在正常情况下，DNA 合成仅在细胞有丝分裂周期的 S 期进行。当化学或物理因素诱发 DNA 损伤后，细胞启动程序外 DNA 合成程序以修复损伤的 DNA 区域。在非 S 期分离培养的原代哺乳动物细胞或连续细胞系中，加入 ^{3}H - 胸腺嘧啶核苷（^{3}H - TdR），通过 DNA 放射自显影技术或液体闪烁计数法检测染毒细胞中 ^{3}H - TdR 掺入 DNA 的量，可说明受损 DNA 的修复合成的程度。

受试物组的细胞 ^{3}H - TdR 掺入数随剂量增加而增加，且与阴性对照组相比有统计学意义，或者至少在一个测试点得到可重复并有统计学意义的掺入量增加，均可判定为该试验阳性。

（二）姐妹染色单体交换试验

姐妹染色单体交换试验（SCE）是检测化学物质所致的染色体同源位点上 DNA 复制产物互换频率的方法。遗传学终点是原发性 DNA 损伤。

体外试验是采用培养的哺乳动物细胞在有或无代谢活化的情况下与受试物接触，并在含有 5 - 溴脱氧尿嘧啶核苷（BrdU）的培养液中经历两个细胞周期，然后加入纺锤体抑制剂（如秋水仙素），收集细胞，制备染色体标本。体内实验是给啮齿类动物作受试物处理，再给以 BrdU，处死前用纺锤体抑制剂，处死后取骨髓细胞制备染色体标本。标本经荧光吉姆萨染色，中期染色体的两条染色单体的染色不同，发生 SCE 时即可识别计数。计算和比较各处理组和对照组平均每个细胞 SCE 频率。体外和体内试验结果分别说明受试物引起培养哺乳动物细胞及啮齿类骨髓细胞 DNA 损伤的能力。

四、遗传毒性试验评价

遗传毒性试验的设计，应该在对受试物认知的基础上，遵循"具体问题具体分析"的原则。应根据受试物的结构特点、理化性质、已有的药理毒理研究信息、适应证和适用人群特点、临床用药方案选择合理的试验方法，设计适宜的试验方案，并综合上述信息对试验结果进行全面的分析与评价。

当遗传毒性结果为阳性时，对进入临床试验是否安全，应考虑所有的安全性资料，包括对所有遗传毒性资料的全面评价和拟进行的临床试验的性质。如果这些遗传毒性试验的结果提示无潜在的遗传毒性，则临床研究一般可在健康受试者和拟用临床适应证的患者中进行。对于遗传毒性试验出现阳性结果、但不直接与 DNA 发生作用的受试物，不是全都会带来明显的体内给药的风险。因此，当遗传毒性试验出现阳性结果时，建议提供有关遗传毒性机制的证据以及这种机制与预期体内暴露的相关性；或者通过试验排除药物为非直接与 DNA 作用的机制，如证明受试物不使 DNA 烷化或 DNA 链断裂。若确认受试物可直接损伤 DNA，在极特殊情况下，可能会允许用于危及生命的疾病（如癌症），但不能在健康人中使用。当受试物的标准三项组合试验（包括细菌基因突变试验、哺乳动物细胞进行的体外染色体损伤评估试验或体外小鼠淋巴瘤 TK＋／－试验、啮齿类动物造血细胞进行的体内染色体损伤试验）中的任何一项试验结果为阳性时，建议完成标准组合中的第四项试验，即支持性试验，如叙利亚仓鼠胚胎细胞（SHE）转化试验，支持性试验有助于证据权衡，用以判断是否会对参加临床试验的受试者带来遗传损伤的风险。若结果模棱两可时，则需重复试验以确定结果的可重现性。如果一项或多项试验结果为阳性，需采用证据权衡法进行作用机制研究或其他附加的支持性试验。

本章小结

遗传毒性是指环境中的理化因素作用于机体，使其遗传物质在染色体水平、分子水平和碱基水平上受到各种损伤而造成的毒性作用。研究药物的遗传毒性对于保障用药安全具有十分重要的意义。本章介绍了遗传毒性的发生机制和检测方法。致突变是遗传毒性的表现形式，其后果则可能是致畸或致癌。遗传物质的变化是遗传毒性的本源，可通过遗传毒性试验的各种方法来查明遗传物质的变化，包括基因突变、染色体畸变和 DNA 损伤。

思 考 题

题库

1. 什么是突变？突变有哪些类型？
2. 化学致突变的机制有哪些？
3. 简述秋水仙碱影响有丝分裂的作用机制。
4. 常用致突变试验有哪些？各有什么区别？

（王　斌）

第十七章

PPT

药物依赖性

学习导引

知识要求
1. **掌握** 药物依赖性的基本概念和形成机制。
2. **熟悉** 依赖性药物分类及常见药物的依赖性特征；药物依赖性的研究方法。
3. **了解** 药物依赖性的治疗。

能力要求
1. 具备运用所学知识减少或避免药物依赖性的产生，积极防治药物依赖性的能力。
2. 熟悉新药的药物依赖性研究方法。

第一节 概 述

一、基本概念

药物依赖性（drug dependence）是药物与机体长期相互作用造成的一种特殊的精神和躯体依赖状态，表现为强制性地连续使用该药物的行为和其他反应。患者对药物产生依赖的原因在于患者想感受该药物所带来的欣快性精神效应，或是为了避免由于停药而引起的不舒适感。其核心特征为强迫性觅药行为和持续性用药行为。

药物依赖性包括心理依赖性和生理依赖性。过去，药物"成瘾性"仅单指生理依赖性，将心理依赖性称为"习惯性"。为了表述的科学性，1973 年 WHO 用药物依赖性取代了药物成瘾性和习惯性。

心理依赖性（psychological dependence）又称为精神依赖性，指用药后能使人产生一种愉快和满足的欣快感，并在精神上驱使用药者产生一种周期性或连续用药的欲望，产生强迫性用药行为，以获得满足或避免不适感。精神依赖性较生理依赖性更为常见，而且可发生于任何剂量，单纯精神依赖者停药后不出现生理戒断症状。生理依赖性（physiological dependence）又称为躯体依赖性，是指反复用药使机体处于一种病理性适应状态，处于适应状态的患者需要持续用药以维持这种平衡，中断用药后可产生一系列强烈的躯体不适反应，即戒断综合征，往往同时伴随强烈的用药渴求和强迫性觅药行为。不同的精神活性物质所致的身体依赖程度有很大差别，阿片类、乙醇和巴比妥类的生理依赖性较强，而可卡因、大麻、苯丙胺类和致幻剂的生理依赖性较弱甚至没有。

奖赏（reward）是一种大脑认为是固有的、正性的、有时必须获得的刺激。强化（reinforcement）是一种可促使相关行为重复发生的刺激。强化效应分为正性强化效应（positive reinforcing effect）和负性强化效应（negative reinforcing effect）。正性强化效应指药物改善人体情绪的良性诱导作用。用药者在用药后产生一种无法用语言表达的欣快感，并产生强烈的渴望重复用药的倾向，这是药物产生精神依赖的主要原因。负性强化效应指长期用药后，机体发生代偿性适应，并处于新的一种病理平衡状态，此时如果停止用药，就会打破这种病理平衡状态并诱发某些系统出现病理反应。

戒断综合征（abstinence syndrome）指机体长期用药后，突然停药、减少用药量或应用受体拮抗剂所引起的一系列症状和体征，严重时可危及生命。有的药物可以抑制另一种药物的戒断症状，并有替代或维持后者所产生的身体依赖状态的能力，这种现象称两药间的交叉依赖性（cross dependence）。在停止使用精神活性物质一段时间后，主要戒断症状即可消除，但此后较长一段时间内患者仍不能达到身心健康的完美状态，遗留有若干种难以处理的症状，如失眠、焦虑、体力不支和心境恶劣等，这些症状称为稽延症状。

药物耐受性（drug tolerance）指连续使用某药一段时间后，机体对药物的反应性降低，药效逐渐减弱，需要增加剂量才能保持药效不变。一般来说，机体对药物产生的依赖性常同时伴有对该药物的耐受性。药物耐受性具有可逆性，停药一段时间后，机体又可恢复对药物的敏感性。长时间停用依赖性药物后，如果再次用药，并给予停药前相同剂量，可产生药物的急性中毒，这也是药物滥用者出现药物中毒的原因之一。

二、依赖性药物分类及常见药物

国际禁毒公约将具有依赖性的药物分为麻醉药品和精神药品两大类进行国际管制，有时也统称为"精神活性药物（psychoactive drugs）"，另外还有一些具有依赖性潜力的化学物质没有被列入公约管制。

具有依赖性特性的药物可以分为以下3类。

（一）麻醉药品

麻醉药品（narcotic drugs）是指连续使用后易产生生理依赖性，能形成瘾癖的药品。与麻醉药（包括全身麻醉药和局部麻醉药）是有区别的。

1. 阿片类 包括天然来源的阿片及其所含的有效成分，如吗啡和可待因等。此外还包括一些人工合成药物，如海洛因、哌替啶、二氢埃托啡、芬太尼等。

2. 可卡因类 包括古柯叶中的生物碱可卡因及其粗制品古柯叶和古柯糊。

3. 大麻类 包括印度大麻、大麻粗制品大麻浸膏。

（二）精神药品

精神药品（psychotropic substances）是指直接作用于中枢神经系统，能使之兴奋或抑制，连续使用能产生依赖性（包括精神依赖性和生理依赖性）的药品。

1. 镇静催眠药和抗焦虑药 巴比妥类和苯二氮䓬类等。

2. 中枢兴奋剂 苯丙胺、甲基苯丙胺（去氧麻黄碱、冰毒）、亚甲二氧基甲基苯丙胺（摇头丸）等。

3. 致幻剂 麦角二乙胺、苯环利定、氯胺酮（"K粉"）等。

（三）其他

其他具有依赖性潜力的化学物质包括烟草（主要成分是尼古丁）、乙醇和挥发性有机溶剂。

知识链接

毒品及其危害

我国刑法规定，毒品是指鸦片、海洛因、吗啡、大麻、可卡因以及国家规定管制的其他能够使人形成瘾癖的麻醉药品和精神药品。毒品与药品之间没有明确的界线，某些依赖性药物如果被滥用，则可成为毒品。毒品依据其流行的时间顺序可分为传统毒品和新型毒品。传统毒品一般指鸦片、海洛因等流行较早的阿片类物质。新型毒品主要指冰毒、摇头丸等人工化学合成的致幻剂、兴奋剂类物质，主要在娱乐场所中流行。无论是传统毒品还是新型毒品，都会对个人的身心健康、

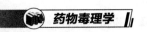

家庭和社会产生严重危害。我国《治安管理处罚条例》规定，吸食毒品可以给予行政处罚或采取强制措施。我国《刑法》第三百四十七条规定，走私、贩卖、运输、制造毒品，无论数量多少，都应当追究刑事责任，予以刑事处罚。

第二节　各类药物的依赖性特征

一、阿片类药物的依赖性

阿片类药物包括天然来源的阿片以及其中所含的有效成分，如吗啡、可待因和人工合成或半合成的化合物，如海洛因（二醋吗啡）、哌替啶、芬太尼、美沙酮、右丙氧芬、二氢埃托菲、丁丙诺啡和曲马朵等。

初次使用阿片类药物，可能出现轻度恶心、呕吐等不适感，但重复应用时，其欣快作用使人情绪松弛、忘乎所以。因此，使用者会渴求再次用药，从而逐渐导致滥用，产生药物依赖性。阿片类药物具有耐受性，可形成很强的心理依赖性和生理依赖性，一旦中断用药会出现严重的戒断症状。海洛因是阿片类药物中非法滥用范围最广、造成危害程度最为严重的毒品之一。

精神症状表现在药物作用于中枢神经系统，使用药者产生一种渴求不断用药的强烈欲望。用药前情绪低迷、消沉、易激惹，用药后情绪高涨、欣快、活跃，性格发生明显变化，懒惰、自私、说谎、不关心他人，对社会失去责任感；记忆力下降、注意力不集中；失眠、昼夜颠倒；智能障碍不明显。

躯体症状包括食欲不振、营养状况较差、贫血、体重下降、多汗、便秘、皮肤干燥；性欲减退、男性阳痿、女性月经不调、闭经；头晕、心悸；神经系统可表现为震颤、步态不稳、言语困难、腱反射亢进、瞳孔缩小等。

戒断症状一般于最后一次服药后约 6~8 小时后出现，表现为焦虑不安、烦躁、打哈欠、流涕、流泪、恶心、寒战、心率加快、血压升高、呼吸加深加快、失眠。患者在停药后均出现不同程度的短暂意识障碍，表现为嗜睡、谵妄，有时伴有幻觉，停药 24~48 小时症状加重，瞳孔散大、自感发冷发热、呕吐、腹泻、全身疼痛、肌肉抽搐、蜷缩成团，呈极度痛苦状态，严重者可出现嗜睡、循环衰竭，甚至虚脱死亡。2~3 天后症状减弱，大约经 1 周后症状才可逐渐缓解，呈一种自动减退的过程。继而出现体温和血压略降、心率减慢、失眠、焦虑、关节肌肉疼痛等稽延戒断症状。此类症状可持续至停药后半年以上，是导致复吸毒品的重要原因。

二、巴比妥类及其他镇静催眠药的依赖性

巴比妥类和苯二氮䓬类药物均属于镇静催眠药，其中苯二氮䓬类药物的临床应用尤其广泛，容易发生滥用。这类药物的滥用多从医疗用药开始，由于对其潜在依赖性认识不够充分，长期应用并逐步增量和增加用药次数，即可产生耐受性和依赖性。

长期连续服用某些药物可产生依赖性和耐受性。巴比妥类药物引起的依赖症状较严重，明显强于非巴比妥类药物。突然停药或显著减少使用剂量，在 12~24 小时内即可出现厌食、躯体无力、焦虑不眠、肢体震颤、甚至惊厥，严重者可导致死亡。苯二氮䓬类药物停药后戒断症状与巴比妥类药物相似，但症状较轻。

案例解析

【案例】患者，女性，40 岁，某企业中层干部。10 年前，因工作压力，经常失眠，开始服用阿普唑仑，0.8mg/d。连续服药 2 年后，不仅对该药产生依赖，而且剂量越来越大。自觉工作效率下降、记忆力下降、口干舌燥。随后出现手抖、肌肉颤动等不良反应，便自行停药，停药后出现幻觉、癫痫发作，遂急诊入院。

【问题】患者接受阿普唑仑治疗后为何会出现这些不良反应？

扫描看解析

三、苯丙胺类的依赖性

苯丙胺类是一类人工合成的中枢兴奋剂，其合成原料主要是麻黄碱和去甲伪麻黄碱。苯丙胺能促进去甲肾上腺素能神经末梢释放去甲肾上腺素，兴奋中枢，减少嗜睡及疲劳感，口服 5 ~ 10mg，即可解除疲劳，提高精神及兴奋性。使用者吸食苯丙胺类药物后，情绪高昂、精力充沛、食欲减退，并有明显欣快感，长时间工作或学习没有疲劳感和饥饿感。苯丙胺有很强的精神依赖性，每日少量服用，很快产生耐受性。长期大量服用，可出现中毒性精神病，临床表现与偏执型精神分裂症相似，表现为幻觉和妄想。苯丙胺类药物是否产生生理依赖性仍有争论，但可出现戒断症状，表现为抑郁、行动缓慢、动作刻板、疲乏无力、嗜睡或多梦等，以抑郁最常见，一般戒断症状在停药 2 ~ 3 天达到高峰，以后逐渐减轻。

去氧麻黄碱（甲基苯丙胺）也称"冰毒"，是一种无味或微有苦味的透明结晶体。冰毒的致欣快感特别强烈，产生短暂的"飘飘欲仙"的感觉，快感过后取而代之的是一种严重的抑郁、疲劳和激怒症状，也有因严重抑郁而自杀者。亚甲二氧基甲基苯丙胺（摇头丸）是冰毒的衍生物，是一种新型的苯丙胺类毒品，反复食用会成瘾，过量会导致死亡。有些苯丙胺类如芬氟拉明能抑制食欲，减少饥饿，是已开发的一种减肥药。但因其可导致心脏瓣膜损害、肺动脉高压和手指坏死等严重副作用，现已被禁用。

四、大麻类的依赖性

印度大麻是一种仅次于鸦片的古老致瘾剂，其主要成分是四氢大麻酚。印度大麻叶、花瓣或将其加入烟叶制成的烟卷也是滥用的毒品之一。

大麻对人体能产生明显的精神依赖性，但无生理依赖性，耐受性小。吸入 7mg 即可引起欣快，14 ~ 20mg 出现明显精神症状。吸食大麻后可产生欣快、舒适，视、听觉敏锐，触、嗅觉加强，短程记忆受损，时间概念错乱，出现自感时间流逝缓慢的异常时间感，且无端发笑，情绪反常。加大剂量可引起幻觉和妄想，思维紊乱，焦虑不安，并可促使精神分裂症复发。长期吸食大麻，常产生许多精神症状，如恐惧、心理混乱、人格解体等，从而导致反常行为，伤人或自伤，甚至自杀；大麻的幻觉作用可使人发生定向力障碍。大麻的戒断症状类似于乙醇和阿片类药物，表现恶心、情绪激动、易激惹、意识错乱、心动过速、出汗等，一般程度较轻，且不会产生强制性渴求药物的行为。

五、可卡因类的依赖性

可卡因是从南美灌木古柯树叶中分离出的生物碱，又称古柯碱，是最早发现的局部麻醉药，也是一种强效中枢兴奋剂，具有较强的滥用潜力。可卡因抑制神经末梢突触前膜对儿茶酚胺类递质的再摄取，增加突触间隙递质的浓度，引起中枢神经系统兴奋，精神活动和思维能力增强，减轻疲劳感，产生欣快感。

可卡因有很强的精神依赖性，仅有轻微的耐受性和生理依赖性。由于精神依赖性强，滥用者往往渴求用药。长期大量滥用可产生生理依赖性，停药后出现轻度戒断症状，疲乏、睡眠延长、精神抑郁、心动过缓及饥饿感增强等。可卡因过量可能发生震颤和惊厥、呼吸抑制、心动过速、血管收缩、血压升高，急性毒性可导致意外死亡。吸毒者常采用经鼻吸入可卡因粉末的方式吸食，频繁经鼻吸入，易导致鼻黏膜炎症，甚至鼻中隔坏死。

六、致幻剂类的依赖性

致幻剂是使人对现实的真实性产生各种奇异虚幻感知的精神活性物质。致幻剂精神依赖性可轻可重，但一般不太强烈，突然停药后无戒断症状，无生理依赖性。致幻剂可引起高度耐受性，不同致幻剂之间有交叉耐受性。其主要危害是用药后的心理改变和判断力损害，导致患者做出危险决定或发生意外。

氯胺酮是 NMDA 受体拮抗剂，临床上常用于小儿外科手术的基础麻醉。氯胺酮具有分离麻醉的特点，患者在麻醉状态中痛觉消失，但意识仍部分存在。氯胺酮滥用的方式为鼻吸、抽吸或溶于饮料内饮用，也可肌内注射或静脉注射。滥用后会出现幻觉、梦境、运动功能障碍、恶心、呕吐、与环境分离感、濒死感等中毒反应。

七、烟草类的依赖性

烟草中的主要活性成分是尼古丁（烟碱），小剂量可以兴奋中枢，即所谓"提神"，大剂量则会产生先兴奋后抑制的双向反应。长期吸烟可产生明显的精神依赖性和耐受性，使吸烟具有强迫性。烟碱进入体内特异性地与脑内 N 受体结合，随着吸烟时间的延长、程度的加重，烟碱与体内的受体结合增多，机体效应细胞发生适应性变化，逐渐适应这种新的平衡。一旦停止吸烟，体内烟碱含量突然降低，可产生戒断症状，主要表现为易激惹、渴望吸烟、焦虑不安、头晕、头痛、口干、多汗、注意力不集中、攻击性增强和睡眠困难等。一般戒断症状持续 2~3 周，觅烟行为持续时间更长。

八、乙醇类的依赖性

乙醇的主要毒理作用是抑制中枢神经系统，首先抑制皮质功能，使大脑的高级整合能力受影响，出现身体稳定性、协调性、反应性、运动功能、知觉功能等降低及自我控制能力的消失。当乙醇的作用进一步加强时，皮质下中枢、脊髓及小脑运动受累，出现分辨力、记忆力、洞察力、视觉、注意力及语言等功能明显失常。重度中毒时延髓血管运动中枢和呼吸运动中枢受到抑制。

乙醇的戒断症状通常在戒酒 8 小时之后出现，第一阶段主要表现为恶心、出汗、发热、失眠和偶发幻觉，一般持续 24 小时，继之出现惊厥。随后可出现震颤性谵妄，表现为意识错乱、激动不安和频繁的攻击性，并饱受幻觉困扰。躯体戒断症状通常在几天内消退，但是渴求和重复饮酒的倾向会持续很长一段时间。

第三节　阿片类药物的成瘾机制及戒毒治疗

一、阿片类药物的成瘾机制

（一）生物化学机制

阿片受体是 G 蛋白耦联受体，包括 μ、κ、δ 三型。阿片类药物与阿片受体结合后，引起胞内第二信使（cAMP、Ca^{2+}）的水平和蛋白激酶的活性发生变化，进而导致许多蛋白质的磷酸化水平发生改变，从而产生生物学效应，这条通路称为胞内信号通路。当阿片类药物激活阿片受体后，抑制腺苷酸环化酶活性，细胞内 cAMP 含量降低，使细胞膜处于超极化状态，这是阿片类激动剂短期应用产生药理作用的分子基础。当长期用药，阿片受体本身及其耦联的信号转导过程都发生了适应性变化，细胞内 cAMP 含量逐渐恢复至正常水平，这种 cAMP 上调是产生阿片类药物依赖性的重要生化基础。

停止给药或给予阿片受体拮抗剂如纳洛酮后，对腺苷酸环化酶的抑制作用解除，引发 cAMP 的反跳性增多，远远高于正常水平，称为 cAMP 超射（cAMP over-shoot），这是在细胞水平出现戒断综合征的标志。

cAMP 反应元件结合蛋白（cAMP response element binding protein，CREB）是重要的转录因子，CREB 的表达受 cAMP 和 Ca^{2+} 调节。因此，CREB 与 cAMP 的变化呈现一致性。此外，CREB 的表达也受蛋白激酶磷酸化作用的影响。CREB 的磷酸化状态会影响许多神经递质受体的蛋白质合成。阿片类药物戒断时，磷酸化的 CREB 明显升高。因此，CREB 在短期应用依赖性物质的急性作用转变为具有依赖性特征的慢性作用的过程中具有重要作用。阿片短期使用时，cAMP 水平降低，CREB 的转录活性被抑制；长期使用阿片类药物时，CREB 的活性和含量在伏隔核中增加，而戒断时常常表现为 CREB 活性的显著升高。

综上所述，阿片类药物的依赖性与阿片受体及其介导的腺苷酸环化酶 - cAMP - 蛋白激酶 - CREB 信号转导途径有密切关系。此外，阿片类药物的依赖性，还不同程度地涉及中枢的谷氨酸、5 - 羟色胺、多巴胺、γ - 氨基丁酸等受体的适应性变化。

（二）神经解剖学机制

精神依赖性的心理学基础为正性强化效应或奖赏效应。奖赏通路即中脑边缘系统多巴胺能神经通路，是奖赏效应产生的神经解剖学基础（图 17 - 1）。从中脑的腹侧被盖区（ventral tegmental area，VTA）多巴胺能神经元胞体发出纤维，通过内侧前脑束投射到边缘系统，包括伏隔核（nucleus accumbens，NAC）、杏仁核、额叶前皮质等部位，其中，VTA - NAC 通路是阿片正性强化效应的主要调控部位。

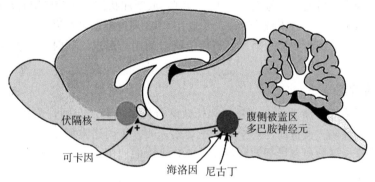

图 17 - 1　中脑边缘系统多巴胺能神经通路

多巴胺（dopamine，DA）是一种与欣快和愉快情绪有关的中枢神经递质，腹侧被盖区是大脑多巴胺能神经元最集中的部位。正常情况下，通过神经冲动释放的多巴胺很快被等量重吸收。绝大多数精神活性物质都能激活 NAC 的多巴胺能神经通路，但作用机制并不相同。例如，阿片类通过激活 GABA 能中间神经元的阿片受体而抑制 GABA 能神经元的活动，从而解除 GABA 对 VTA 区多巴胺能神经元的抑制，使其投射靶区 NAC 的多巴胺能神经元活性增强。另外阿片类也可直接作用于 NAC 的神经元。实验证明，阿片类、尼古丁、苯丙胺类、乙醇和可卡因等，都可以直接或间接刺激奖赏通路，增加伏隔核多巴胺的释放或者抑制细胞对多巴胺的再摄取，使多巴胺含量相对增多。过多的多巴胺连续刺激下一个神经元多巴胺受体，产生一系列强烈而短暂的刺激峰值，大脑奖赏系统发生欣悦冲动，使药物依赖者精神上产生欣快感。由此可见，奖赏效应是一种正性强化效应，精神依赖性与脑内奖赏通路，特别是与 VTA - NAC 通路的激活关系密切。

阿片类药物具有极强的生理依赖性，其戒断后的痛苦体验是一种负性强化效应，是产生强迫觅药行为的内在驱动力。中枢蓝斑核（locus coeruleus，LC）对戒断症状的出现具有极其显著的影响。LC 位于第四脑室底部，是脑内最大的去甲肾上腺素能神经核，也是最重要的阿片受体依赖性的调控部位。阿片戒断时 LC 的放电频率大幅度增强。向 LC 内注射阿片拮抗剂可诱发戒断症状，且比脑室内给药产生的戒断症状更严重。毁损 LC 可减轻阿片戒断症状。

GABA 是脑内最重要的抑制性神经递质。目前发现两条 GABA 能通路：小脑－前庭外侧核通路、纹状体（corpora striate，CS）－黑质通路。中脑黑质是脑内 GABA 浓度最高的区域。GABA 能神经元，如伏隔核和背侧纹状体的中型多棘神经元，参与了阿片类药物的成瘾。在中脑导水管周围灰质（periaqueductal gray，PAG）区域，阿片戒断症状主要发生于对阿片敏感的 GABA 能神经元。

二、戒毒治疗

戒毒治疗包括脱毒、预防复吸和回归社会三方面。脱毒只是消除生理依赖性，必须同时消除精神依赖性才能有效地预防复吸，使患者回归正常社会生活。目前脱毒药主要包括 3 类：①阿片受体激动剂的替代疗法，如美沙酮及阿片受体部分激动剂丁丙诺啡；②主要作用于肾上腺素受体的非阿片类药物，如可乐定或洛非西定；③阿片受体拮抗剂，如纳洛酮、纳曲酮。另外，镇静药（如氯丙嗪、东莨菪碱）以及某些中成药（如福康片、济泰片）也可用于戒毒治疗。

（一）美沙酮替代疗法

美沙酮为人工合成阿片受体激动剂，与阿片受体亲和力高，半衰期长，作用维持时间长，耐受性发生较慢，成瘾潜力小，停药后戒断症状较轻。美沙酮是目前用于阿片类药物（如海洛因）依赖性患者替代递减治疗的主要药物。

目前国内多采用 2~3 周的"美沙酮维持"疗法用于各种阿片类成瘾者的脱毒治疗。凡静脉滥用海洛因在 1g 以上的成瘾者，美沙酮初始用量为每日 30~40mg，而吸入滥用者可自每天 10~20mg 开始。首次剂量应用后应注意观察戒断症状控制程度，瞳孔变化以及对美沙酮的耐受情况，然后可根据表现调节美沙酮用量。药物递减应先快后慢，以每天 5~10mg 为宜。戒断症状控制比较稳定时每日可减少 20% 用量，减到每天 10mg 左右可改为每 1~3 天减少 1mg，一般在 1~3 周内逐渐减少乃至停药。大多数成瘾者对美沙酮维持疗法乐于接受，可减少或消除阿片类药物依赖者的用药渴求，同时可改善滥用毒品引起的内分泌功能失调。

（二）丁丙诺啡疗法

丁丙诺啡为阿片受体部分激动剂，是强效和长效麻醉性镇痛药。与阿片受体结合后，解离速度慢，作用时间长，生理依赖性弱。大量动物实验和临床观察表明，丁丙诺啡用于阿片类成瘾的脱毒治疗，无明显毒副作用，较安全，易被患者接受，可明显减少海洛因的使用，对拒绝接受美沙酮替代疗法和纳曲酮治疗无效的患者有效。

（三）可乐定疗法

可乐定为中枢 α 受体激动剂，可兴奋蓝斑核 α 受体，抑制去甲肾上腺素能神经元的过度活动，从而控制呕吐、腹泻、血压升高、呼吸加快等戒断症状。但是可乐定控制打哈欠、流泪、肌肉酸痛等症状较缓慢，对焦虑、渴求和失眠等主观症状的治疗作用稍差。

（四）阿片受体拮抗剂疗法

阿片受体拮抗剂与阿片受体的亲和力很强，能竞争性阻断阿片类药物与受体的结合。其代表性药物有纳洛酮、纳曲酮。纳曲酮用于戒毒治疗后期，可消除正性强化效应，防止复吸。

第四节　药物依赖性研究与评价

药物依赖性研究与评价是评估药物是否具有依赖性潜力的试验。我国药政部门在新药审批法中规定，凡是作用于中枢神经系统的药物，如中枢抑制药、中枢兴奋药以及化学结构与具有人体依赖性倾向的药物有关的新药，都需进行药物依赖性评价。

一、生理依赖性试验

（一）自然戒断试验

自然戒断试验（natural withdrawal test）是以剂量递增方式连续一段时间给实验动物用药，当增至一定剂量后停止递增，剂量稳定一段时间后突然中断给药，并定量观察、记录实验动物所出现的戒断症状，与已知对照药物比较，按照戒断症状的严重程度判断受试药物的依赖性潜力。常选用大鼠、小鼠和猴三种动物作为受试动物。受试药物设 3 个剂量组，同时须设赋形剂空白对照组和阳性对照组。镇痛药的阳性代表药选用吗啡，镇静催眠药的阳性代表药选用苯巴比妥钠或巴比妥钠。

（二）替代试验

实验动物的选择、给药方案及试验分组原则均与自然戒断试验相同。受试动物先应用同类具有生理依赖性的药物使动物产生生理依赖性，之后停药并换为受试药物，观察记录动物是否发生戒断症状及其发作程度。如果受试药物替代后动物不出现戒断症状，表明这两类药物产生相类似的生理依赖性，这种替代试验（substitution test）也叫交叉躯体依赖性实验或单次剂量抑制实验。但是有的非同类药物（如可乐定）也有可能抑制已知依赖性对照药物的戒断症状，因此，应鉴别替代药物抑制戒断症状的作用机制。

（三）催促试验

实验动物的选择、给药方案及试验分组原则亦与自然戒断试验相同。首先在短时间内以较大剂量、多次递增方式给予动物受试药物，然后应用阿片类拮抗剂纳洛酮或环丙羟丙吗啡催促动物产生戒断症状。若出现吗啡样戒断症状，说明受试药物与吗啡属同类型药物。催促试验（precipitation test）戒断症状发作快，症状重且典型，持续时间短，进行观察记录比较方便，但只适用于有竞争性受体拮抗剂的阿片类药物及苯二氮䓬类药物。

（四）诱导试验

实验动物的选择、给药方案及实验分组原则均与自然戒断试验相似，以动物发生惊厥作为实验指标。多数镇静催眠药无竞争性受体拮抗剂，因此不可能进行催促试验，而采用诱导试验（induction test）。在自然戒断试验中，动物需进行长时间给药才有可能在停药后出现自发性惊厥。而在诱导试验中，可以应用多种方法诱发惊厥，如听源性发作、戊四氮惊厥等。诱导试验中，阈下刺激不会引起正常动物惊厥发作，而对镇静催眠药产生躯体依赖性的动物，在停药期间出现反跳性兴奋，原来的阈下刺激则可能诱发惊厥。

二、精神依赖性试验

（一）自身给药试验

自身给药试验（self – administration test）是利用操作式条件行为原理进行的试验。动物在做出程序所设定的动作后，即可获得一定量的药物。自身给药试验较好地模拟了人类的用药行为，故在成瘾研究中得到了广泛的应用，也是当前国际上较为通用的评价药物依赖性潜力的实验方法之一。其基本原理是根据药物的精神依赖性产生后机体对致依赖性药物的渴求，设计动物模拟人的觅药行为，通过压杆的操作式运动方式来获得药物，使压杆行为有规律地与给予药物相联系，进而使动物产生药物的正性强化作用。条件反射形成后，动物就会在条件刺激下主动踏板，以求得到药物。

（二）药物辨别试验

利用操作式行为的技术可以测定药物的辨别刺激性。首先采用训练药训练动物对其产生主观性效应，然后给予受试药物观察动物的反应，如果动物对受试药物的反应与其对训练药的反应一样，即可认为受试药物也具有相似的主观性效应。药物辨别试验（drug discrimination test）方法比较简单，但动物的训练周期长，一般需要 3~4 个月，易于产生药物耐受性。药物辨别试验受多种因素影响，包括药物、试验程序、动物状态及周围环境等，要严格控制试验条件。

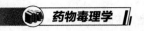

（三）条件性位置偏爱试验

条件性位置偏爱试验（conditioned place preference test）是一种判定药物奖赏效应的行为药理学方法，是将环境刺激与作为条件性强化的受试药物搭配，使动物在环境刺激和药物之间建立联系，形成操作性行为，从而观察动物对搭配环境的偏爱程度来测定受试药物的奖赏效应。在条件性位置偏爱试验中，将实验动物置于特定环境穿梭箱的白色观察区，并给予精神依赖性药物，观察实验动物在穿梭箱的黑色区和白色区的活动情况，经过一定时间的药物与环境相联系的训练之后，在不给药的情况下动物仍然在曾给药的白色区停留时间长。根据动物在药物搭配与非药物搭配的箱中停留的相对时间和活动轨迹做出结果判断。

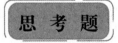

药物依赖性包括精神依赖性和生理依赖性。具有依赖性特征的药物分为麻醉药品、精神药品和其他类（烟草、乙醇、挥发性有机溶剂等）。阿片类药物具有耐受性，可形成很强的精神依赖性和生理依赖性，中断用药会出现严重的戒断症状。精神依赖性的心理学基础为奖赏效应。脱毒疗法包括美沙酮替代疗法、丁丙诺啡疗法和可乐定疗法等。评价药物依赖性的试验方法包括生理依赖性试验和精神依赖性试验。生理依赖性试验包括自然戒断试验、替代试验、催促试验及诱导试验；精神依赖性试验包括自身给药试验、药物辨别试验及条件性位置偏爱试验。

题库

思 考 题

1. 何谓药物依赖性、精神依赖性和生理依赖性？
2. 简述依赖性药物的分类。
3. 阿片类药物依赖性特征有哪些？
4. 评价药物依赖性的方法有哪些？
5. 阿片类药物依赖性的产生原因是什么？

（龙　军）

PPT

第十八章

一般药理学评价

学习导引

知识要求

1. **掌握** 一般药理学评价的主要内容及一般药理学评价的研究目的和意义。
2. **熟悉** 一般药理学评价的基本要求。
3. **了解** 一般药理学评价的基本原则。

能力要求

1. 熟练掌握一般药理学评价的基本技能。
2. 能够区别一般药理学评价与其他毒理学评价。

一般药理学（general pharmacology）是指对主要药效学作用以外进行的广泛的药理学研究，包括安全药理学（safety pharmacology）和次要药效学（secondary pharmacodynamics）。次要药效学主要是观察与临床适应证无关的作用和作用模式。本章主要讨论安全药理学内容。

安全药理学是研究药物在治疗范围内或治疗范围以上的剂量时，导致的潜在的、不期望出现的对生理功能的不良影响。安全药理学属于非临床安全性评价的范畴，主要关注临床前阶段。就内容而言，安全药理学主要研究药物对中枢神经系统、心血管系统和呼吸系统的影响，这些试验称为核心组合试验（core battery）。在核心组合试验以外，还可根据情况进行追加和（或）补充安全药理学研究。目前对安全药理学的技术指导主要有国际上的人用药品注册技术国际协调会（ICH）发布的"人用药品安全药理学研究指南（ICH S7A、ICH S7B、ICH E14）"，以及国内药监部门发布的《药物安全药理学研究技术指导原则》（2014 年）等。

案例解析

【案例】 安全药理学的研究贯穿在整个药物的研发过程中，主要关注临床前阶段。新药研发阶段可分为新药发现阶段、新药开发阶段（包括新药临床前研究阶段、新药临床研究申请阶段、新药临床试验阶段和新药申请阶段等）。

【问题】 在一款新药的各个研发阶段，安全药理学分别扮演何种角色？其重要性如何？

扫描看解析

第一节　一般药理学评价的研究目的和研究意义

微课

一、研究目的

一般药理学评价的研究目的有：①确定药物可能关系到人安全性的非期望药理作用；②评价药物在毒理学和（或）临床研究中所观察到的药物不良反应和（或）病理生理作用；③研究所观察到的和（或）推测的药物不良反应作用机制。

二、研究意义

一般药理学研究主要针对可短时间内危害生命的三大重要生命系统，因此重要生命系统的安全药理学必须在临床研究前完成，以提供给临床研究参考。一般药理学研究还可以发现受试药物可能与临床安全有关的不期望的药理作用，尤其是在亚急性毒性试验中不易观察到的反应，为新药进入临床研究阶段和上市阶段提供保障。

第二节　试验设计原则

一、基本原则

（一）试验方法

应根据受试药物的特点和临床使用的目的，采用国内外认可的体内和（或）体外方法，合理地设计试验。某些研究可根据药效反应的模型、药代动力学的特征、试验动物的种属等选择试验方法。

（二）执行 GLP 的要求

一般药理学评价原则上需执行 GLP 规范。核心组合试验应符合 GLP 规范；追加和（或）补充的安全药理学研究应尽量符合 GLP 规范。对于一些难以满足 GLP 要求的特殊情况，要通过适当的试验管理和数据保存，保证数据的完整性和准确性，进而能够追溯整个试验。

（三）研究的阶段性

一般药理学评价贯穿新药研究的全过程，可分阶段进行。在药物进入临床试验前，应完成核心组合试验研究。追加和（或）补充的安全药理学研究可在申报临床前或生产前完成。药物的安全性评价并不因药物的上市而终止，在新药上市后若发现有问题，可根据需要再进行安全药理学研究。

（四）受试药物和对照

中药、天然药物采用充分代表临床试验拟用样品和（或）上市样品质量和安全性的样品。化学药物采用工艺相对稳定，纯度和杂质含量能反映临床试验拟用样品和（或）上市样品质量和安全性的样品。一般选用溶媒和（或）辅料作为阴性对照；为了说明受试药物特性与已知药物的异同，可选用已知药物作为阳性对照。

（五）追加和（或）补充的药理学研究

完成核心组合试验的基础上，还可以追加和（或）补充试验。追加的安全药理学研究（follow - up safety pharmacology studies）是对中枢神经系统、心血管系统、呼吸系统的深入研究。当根据药物的药理作用、化学结构等，预期可能出现不良反应，或者对已有的动物和（或）临床试验结果产生怀疑，可能影响人的安全性时，应当进行追加的安全药理学研究。补充的安全药理学研究（supplemental safety pharmacology studies）则评价药物对中枢神经系统、心血管系统、呼吸系统以外的器官，如泌尿系统、自主神经系统、消化系统和其他组织器官的影响。

（六）可免做一般药理学研究的药物

对药理作用清楚、体内血药浓度很低或在其他组织器官分布很少的局部用药，如皮肤、眼科用药等，可免做一般药理学研究。只用于治疗晚期癌症患者的细胞毒类药物，在首次用于临床前可不做一般药理学研究，但具有新的作用机制的此类药物除外。

二、样品量

每组动物数量能科学地、合理地解释试验结果，能恰当反映有生物学意义的作用，并符合统计学要求。一般要求小鼠每组 10～20 只，大鼠每组 10 只，犬、猴每组 4～6 只，雌雄各半。

三、剂量与分组

体内试验建议采用清醒动物，至少设置 3 个剂量组，要对不良反应进行量－效关系研究，必要时需研究时－效关系；体外试验尽量确定受试药物的浓度－效应关系，使最低浓度对生物材料产生作用，最高浓度不影响药物理化性质和活性。

研究受试药物引起不良作用的剂量时，应与动物中产生的主要药效学作用的剂量或人拟用的有效剂量进行比较。由于不同种属的动物对药效学反应的敏感性存在差异，安全药理学试验的剂量应包括或超过主要药效学的有效剂量或治疗范围。其最低剂量一般设定为主要药效学 ED_{50} 以上剂量；缺乏不良反应的结果时，最高剂量应设定为相似给药途径和给药时间的其他毒理试验中产生中等强度不良反应的剂量。

四、给药与观察

整体动物试验应与临床拟给药途径一致，一般采用单次给药的方式。如果药物起效慢或者重复给药研究提示出现安全性问题时，应根据受试药物特点和实际情况合理设计给药次数。还应根据受试药物的药效学和药动学特性等，确定观察指标、观察时间点和观察时间段。

第三节　安全药理学的核心组合试验

一、中枢神经系统

定性和定量评价给药后动物的运动功能、行为改变、协调功能、感觉（或运动）反射和体温的变化，以确定药物对中枢神经系统的影响。

通常采用小鼠、大鼠等小动物，仔细观察给药后的活动情况和行为变化。如观察给药后动物的一般行为表现、姿势、步态、肌颤等指标，对结果进行定性和定量评价，分析药物是否对中枢神经系统产生兴奋或抑制作用。并结合受试动物自主活动的改变、机体协调能力及与镇静药物的协调（或拮抗）作用，综合评价药物对神经系统的影响。主要试验项目包括间歇观察法、体温测定、自主活动试验、协调运动或被动运动试验、睡眠系统试验、功能观察组合试验等。

二、心血管系统

测定并记录给药前后血压（包括收缩压、舒张压和平均动脉压等）、心电图（包括 Q－T 间期、P－R 间期、ST 段和 QRS 波等）及心率等指标变化。

对心血管系统的研究，观察血压等指标需选择大鼠、犬、猫等体型较大的动物，试验操作方法一般采用清醒动物测定法。若药物从适应证、药理作用或化学结构上属于易引起人类 Q－T 间期延长类的化合物，如抗精神病类药物、抗组胺类药物、抗心律失常类药物和氟喹诺酮类药物，则应进行深入试验研究，观察药物对 Q - T 间期的影响。若给药后动物的血压或心电图出现明显变化，则应进行相应的整体或离体试验研究，以分析其发生机制（如血流动力学、离体蛙心实验等），综合评价药物对心血管系统的影响。

三、呼吸系统

测定并记录给药前后动物的呼吸频率、潮气量、呼吸深度等功能指标变化，一般与心血管功能检测同批进行。通常选择大动物如犬、猫等进行试验研究。若给药后动物出现明显的呼吸抑制或兴奋时，则应进行相应的整体或离体试验分析其发生机制（如呼吸中枢抑制实验、肺溢流法、膈神经 - 膈肌法等），综合评价药物对呼吸系统的影响。

第四节　追加和补充的安全药理学研究

当核心组合试验、临床试验、流行病学、体内外试验和文献报道提示药物存在潜在的与人安全性有关的不良反应时，应进行追加和（或）补充安全药理学研究，体现在追加对三大重要系统的深入研究或补充对其他器官的研究。

一、追加的安全药理学研究

（一）中枢神经系统

观察药物对行为活动（如行为绝望实验、强迫游泳实验、抗惊厥实验、抗攻击行为实验、高架十字迷宫实验）、学习记忆（如跳台实验、避暗实验、明暗穿箱实验等）、神经生化（如脑内神经递质及其相应受体的测定）、视觉、听觉和（或）电生理等指标的影响。

（二）心血管系统

观察药物对心输出量、心肌收缩力、血管阻力等心血管功能的影响，并探讨其作用机制。

（三）呼吸系统

观察药物对气道阻力、肺呼吸流量、肺动脉压力、血气分析等指标的影响。

二、补充的安全药理学研究

（一）泌尿系统

观察药物对肾功能的影响，如测定尿量、相对密度（比重）、渗透压、pH、电解质平衡、尿蛋白质、尿糖、细胞和血生化（如尿素氮、肌酐、蛋白质）等指标。

（二）自主神经系统

观察药物对自主神经系统的影响，如与有关受体的结合、体内或体外对激动剂或拮抗剂的功能反应，对自主神经的直接刺激作用和对心血管反应、压力反射和心率等指标。

（三）消化系统

观察药物对消化系统的影响，包括胃液分泌量和 pH、胃排空时间、胃肠损伤、胆汁分泌、体内药物转运时间、体外回肠收缩实验等指标的测定。

综上所述，新药的一般药理学评价指标的覆盖面取决于该药物类型和应用目的，应尽可能做到针对性。在进行一个新药的一般药理学评价的试验设计时，要根据实际情况取舍，但必须遵循新药临床前研究指导原则，以求能够反映药物作用的靶点和具体的作用机制。

当其他非临床试验及临床试验中观察到或推测药物对人和动物可能产生某些不良反应时，可根据情况进行追加和（或）补充安全药理学研究。如当其他相关研究主要涉及药物依赖性、骨骼肌、免疫和内分泌功能时，尚未研究药物对上述器官的影响但怀疑有影响的可能性时，应考虑其潜在影响并做出相应的评价。如食欲抑制剂，用药对象往往是年轻人，还应考虑对其内分泌系统和生殖系统的影响。引起 α 受体拮抗作用的药物，除了考虑体位改变对血压的反射性调节、心输出量和脑血流量的影响外，还需观察药物的安定作用、抗抑郁作用等。

本章小结

一般药理学评价内容主要指安全药理学的研究内容，主要观察受试药物对中枢神经系统、心血管系统、呼吸系统的影响。这三大系统是维持生命的重要系统，因此安全药理学必须在临床研究前完成，以供临床研究参考。当药物存在潜在的与人安全性有关的不良反应时，除了中枢神经系统、心血管系统、呼吸系统的追加的安全药理学研究外，还应在泌尿系统、血液系统、消化系统、内分泌系统等进行补充的安全药理学研究。

思 考 题

题库

1. 什么是一般药理学？一般药理学与安全药理学的关系是什么？
2. 一般药理学的评价内容有哪些？
3. 一般药理学评价的基本原则是什么？

（甘诗泉）

PPT

第十九章

全身用药的毒性评价

学习导引

知识要求

1. **掌握** 急性毒性评价和长期毒性评价的概念、目的和意义。
2. **熟悉** 急性毒性评价和长期毒性评价的试验设计要点、试验方法和结果的判断。
3. **了解** 注射制剂安全性评价的内容和方法。

能力要求

1. 熟练掌握急性毒性评价和长期毒性评价试验的设计方法。
2. 具备运用急性毒性评价和长期毒性评价的试验方法对受试药物进行临床前安全性评价的能力。

第一节 急性毒性评价

一、概念和目的

急性毒性试验（acute toxicity test）是指研究实验动物一次或24小时内多次给予受试药物后，14日内所产生的毒性反应，以评价药物急性毒性的实验。

急性毒性试验是临床前药物安全性评价的重要组成部分之一，该实验方法经济、简单、易行。通过该项试验可了解一些新药的毒理学特点，旨在阐明药物的毒性作用、了解其毒性靶器官、致死原因等，为该药物进一步的安全性评价研究和临床上尽早认识、识别和处理可能的不良反应提供必要的参考。同时，该试验所获得的信息对长期毒性试验剂量的设计和某些药物Ⅰ期临床试验起始剂量的选择具有重要参考价值，并可能提供一些与人类药物过量急性中毒相关的信息，如长期毒性试验和特殊毒性试验的高剂量是依据急性毒性试验的资料而设置的。同时，参考急性毒性试验动物出现中毒症状的缓急、持续时间长短可为长期毒性试验中的最低无毒剂量提供参考。

二、基本内容

（一）实验动物

微课

用于实验的动物应符合国家有关规定的等级要求，品系、来源、遗传背景清楚，并具有实验动物质量合格证。

1. 动物的种属 同一受试药物对不同种属动物的反应可能会有所不同，原因在于不同种属的动物有其自身特点。啮齿类动物和非啮齿类动物急性毒性试验所获得的结果，无论是质还是量上均会存在某种程度上的差别。在新药应用于临床之前，从尽量暴露受试药物毒性的角度考虑，应从啮齿类动物和非啮齿类动物中获得较为充分的安全性信息。因此，急性毒性试验应采用至少两种哺乳动物。通常应选用一种啮齿类动物和一种非啮齿类动物进行急性毒性试验。若未采用非啮齿类动物进行急性毒性试验，应阐明其合理性。常用的啮齿类动物主要有大鼠和小鼠，非啮齿类动物主要有犬和猴。

2. 性别的选择　一般采用两种性别的动物进行实验，雌雄各半。

3. 年龄的选择　通常选用成年动物进行实验。如果受试药物拟用于儿童或可能用于儿童，建议必要时采用幼年动物进行实验。实验动物的年龄应根据其出生日期来计算。

4. 体重的选择　动物初始体重不应超过或低于平均体重的20%。一般小鼠体重18~22g，大鼠体重160~180g。在同一实验中，组内个体间体重差异要求在±10%之间，组间平均体重差异要求在±5%之间。

5. 生理状况的选择　雌性动物应选用未产未孕的个体。如在实验中发生妊娠，则影响体重及其他指标的检测结果，且性激素可影响药物的代谢转化。故雌雄动物应分笼饲养。

6. 健康状况的选择　实验动物的健康状况对实验结果会产生很大影响，因此应选用健康动物。一般在实验前应观察5~7天，选择发育正常、体型健壮、无外观畸形、被毛浓密有光泽、行动灵活、反应敏捷、眼睛明亮的健康动物。

7. 数量的选择　实验中所用的动物数，应依据动物的种属和研究目的来确定，且应满足实验方法及其结果分析评价的需要。实验中通常分成3~5个剂量组，啮齿类动物每组雌雄均不得少于5只；非啮齿类动物每组雌雄均不得少于2只。指导原则是在确保获得尽量多信息的前提下，使用尽量少的动物数。

（二）受试药物

实验用药应采用制备工艺稳定、符合临床实验用药质量标准规定的样品。应注明受试药物的名称、批号、来源、含量（或规格）、配制方法及保存条件等，并附有研制单位的自检报告。所用辅料、溶媒等应注明批号、规格和生产厂家，并符合实验要求。

1. 给药途径　给药途径有经皮给药，经口给药，注射给药（皮下、皮内、肌内、腹腔、静脉）。不同的给药途径可能会影响药物的吸收率、吸收速度和药物在血液循环中的浓度。因此需要采用多种不同的给药途径进行急性毒性试验。通过对不同途径给药所得结果进行比较与分析，可获得一些初步的生物利用度信息。一般给药途径至少包括临床拟用途径和一种能使原型药物较完全进入循环的途径（如静脉注射）。如果临床拟用给药途径为静脉注射，则仅此一种途径即可。对于溶于水的药物则必须测定静脉注射的半数致死量（LD_{50}）。除非无法进行动物实验时，应给予特殊说明。静脉注射给药时，推注速度不可太快，一般在10~20秒内注射完毕。由于胃内容物会影响药物的给药容量，且啮齿类动物禁食时间的长短会影响药物代谢酶的活性和药物在肠道内的吸收，而影响药物毒性的暴露。因此经口或灌胃给药时需在空腹状态下进行，一般给药前应禁食12小时左右，不禁水。

2. 给药剂量　急性毒性试验的研究重点在于观察动物出现的毒性反应。因此，剂量的选择是实验成功的关键。急性毒性试验应以给药剂量和不同剂量下出现的毒性反应间的剂量-效应关系为主要考察指标。对于非啮齿类动物给予出现明显毒性的剂量即可，给药剂量没有必要达到致死水平。一般情况下，给药剂量应从未见毒性剂量到出现严重毒性（危及生命）剂量，同时设空白和（或）溶媒（辅料）对照组。首先进行预实验以得出0及100%接近致死剂量，然后进行正式实验。一般认为，口服5g/kg或静脉注射2g/kg时未见急性毒性反应或死亡，可不必再提高剂量进行实验。

3. 给药容积　常规给药容积为小鼠0.2~0.4ml/10g，大鼠1~2ml/100g，如遇特殊情况另作说明。各组动物一般用不同浓度同容积给药（表19-1）。

表19-1　常规给药容积　　　　　　　　　　　　　　　　　　　　　（单位：ml）

动物	灌胃	静脉注射	腹腔注射	皮下注射
小鼠	0.2~0.4	0.1~0.2	0.1~0.2	0.1~0.2
大鼠	1~1.5	0.5~1	0.5~1	0.5~1

4. 给药时间 越来越多的研究表明，许多药物的LD_{50}存在着昼夜节律的变化。例如，给小鼠注射$100\mu g$的大肠杆菌内毒素，其死亡率表现出的昼夜节律为：上午8：00给药，死亡率为46%；下午4：00给药，死亡率为90%；晚上8：00给药，死亡率为70%；午夜0：00点给药，死亡率为15%。因此测定药物LD_{50}时应注明给药时间。

5. 分组 急性毒性正式实验时，小鼠通常分成4~6个剂量组，每组10只，各剂量组距通常为0.65~0.85为宜。同时设空白组和（或）溶媒（辅料）对照组。雌雄分开单独进行，或者雌雄各半进行实验。为了减少偏差，实验动物的分组，须严格遵守随机分组原则。

（三）观察记录

1. 观察时间 给药后，一般至少连续观察14天，观察的间隔和频率应适当，以便能观察到毒性反应的出现时间及其恢复时间、动物死亡时间等。给药后4小时内应密切观察动物的反应，仔细记录。详细记录动物发生毒性反应的情况和死亡情况，包括：中毒症状、中毒反应出现时间、持续时间及恢复时间；动物发生死亡过程、出现死亡的时间和各组死亡分布情况。

2. 观察指标 急性毒性试验观察指标包括一般指标，如动物外观、行为、对刺激的反应、排泄物、分泌物等；还包括动物死亡情况，如动物死亡时间、濒死前症状等；同时，需观察动物体重变化，如给药前、试验结束处死动物前各称重1次，观察期间也可多次称重等。记录所有的死亡情况、出现的症状，以及症状起始的时间、严重程度、持续时间等。

对中毒表现观察记录的内容包括眼睛、皮肤、毛色、黏膜、呼吸、循环、自主活动及中枢神经系统行为表现等。如眼睛是否出现流泪、缩瞳、散瞳、血泪等症状，皮肤是否出现水肿和红斑；是否有竖毛，是否出现呼吸困难、腹式呼吸、喘息、呼吸急促等症状，是否出现心动过速、心动过缓、心律不齐等。另外，对所采用的实验动物均应进行解剖，包括实验过程中因濒死而被处死的动物、死亡的动物以及实验结束时仍存活的动物，以观察各组织器官的改变。当任何组织器官出现体积、颜色、质地、纹理等改变时，均应按要求记录并进行组织病理学检查。

三、急性毒性试验常用实验方法

（一）LD_{50}的定义及计算方法

半数致死量（median lethal dose，LD_{50}）指能引起一群实验动物中50%死亡所需的剂量，或是某药物一次性给予一群动物后预期引起50%死亡的经统计学计算得出的剂量。LD_{50}为药物重要特征性参数之一，是药物和一切与人类接触物质的安全标尺，常被用来判断药物对机体的毒性程度，其数值越大，说明该药物越安全。LD_{50}还有助于计算其他相关毒性参数，如治疗指数（LD_{50}/ED_{50}）、安全指数（LD_5/ED_{95}）、可靠安全系数（LD_1/ED_{99}）和急性毒作用带（LD_{50}/Lim_{ac}）。

经典LD_{50}的标准实验方法是应用4~6个剂量组，每个剂量组10只动物。目前国际上已不再要求计算精确LD_{50}。最常使用的方法是概率单位法和平均移动法。通常情况下，如应用均衡设计即剂量组之间剂量间距相等，每组动物数相等，对所有计算方法都更精确些。概率单位法被认为是最精确的方法，此方法首先由 Bliss 提出，后由 Finney 改良，要求至少有两组动物产生一定程度的反应，即死亡率大于0并小于100，这种情况可能要求多于3组的动物，直到达到这个标准为止。死亡率为0或100%的组作为无效组对待（最常见的修正是对死亡率等于0组减0.1%，而对于死亡率等于100%组减去99.7%）。Thompson 和 Weil 提出平均移动法不要求部分反应，能有效地处理全部的反应。因此，它应用大于等于3组，每组5只动物。剂量组能连续给药。毒性反应一出现，就终止进一步给药。这个方法要求剂量呈等比级数（如2mg/kg、4mg/kg、8mg/kg），每组动物数相等。除了概率单位法和平均移动法，急性毒性试验还有寇氏法、改良寇氏法等，选择哪种方法对结果的计算影响不大，而与选择的动物、给药途径和剂量、实验操作等方面有关。

（二）其他常用试验方法

1. 最大给药量测定法 是指在受试物合理的最高浓度和最大容积条件下，单次给予实验动物不产生死亡的最大给药量试验法。此方法适用于某些毒性较低的受试药物。当使用其最大给药浓度和最大给药容量给予实验动物时，仍不能测出 LD_{50}，可只求最大给药量。采用临床试验的给药途径，在最大给药浓度及给药容量的前提下，以允许的最大剂量单次给药或 24 小时内多次给药（剂量一般不超过 5g/kg 体重），观察动物出现的反应。一般使用 10~20 只动物，连续观察 14 天，记录动物出现的反应，得到动物不产生死亡的最大剂量为最大给药量，可根据此剂量推算出相当于临床用药量的倍数。

2. 近似致死剂量法　该方法主要用于非啮齿类动物实验。实验方法如下：选用 6 只健康 Beagle 犬或猴。要求所选犬的年龄在 4~6 月龄之间，猴的年龄一般在 2~3 岁之间。选用其他动物时应说明原因。首先，根据小动物的毒性实验所得结果、受试药物的化学结构和其他相关资料，推测出可能引起毒性和死亡的剂量范围。然后按 50% 递增法，设计出包含数个剂量（10~20）的剂量序列表。再根据估计，从剂量序列表中找出可能的致死剂量范围。在这一范围内，每间隔一个剂量给一只动物，得出最低致死剂量和最高非致死剂量。然后用两者之间的剂量给一只动物。如果在该剂量下动物未发生死亡，则该剂量与最低致死剂量之间的范围就是近似致死剂量范围；如果在该剂量下动物死亡，则该剂量与最高非致死剂量之间的范围就是近似致死剂量范围。

3. 固定剂量法　是指不以死亡作为观察终点，而是以明显的毒性体征作为终点进行毒性评价的方法。实验通常选择 5mg/kg、50mg/kg、500mg/kg 和 2000mg/kg 四个固定剂量进行实验，特殊情况下可增加一个 5000mg/kg 剂量。实验动物以大鼠为首选，要求给药前禁食 6~12 小时，给受试药物后再禁食 3~4 小时。采用一次给药的方法进行实验。在没有资料证明雄性动物对受试药物更敏感的情况下，首选用雌性动物进行预试。根据受试药物的相关资料，从上述四个固定剂量中选择一个作为初始剂量；若没有相关资料可作参考时，可选用 500mg/kg 作为初始剂量进行预试，如未见毒性反应，则再用 2000mg/kg 进行预试，在此剂量下如无死亡发生即可结束预试。如初始剂量即出现严重的毒性反应，则降低一个档次的剂量进行预试，如此时动物存活，就在此两个固定剂量之间重新选择一个中间剂量进行实验。每一个剂量给一只动物，预试采用动物一般不超过 5 只。每个剂量实验之间至少间隔 24 小时。给受试物后的观察期至少 7 天，如动物的毒性反应到第 7 天仍然存在，则应继续观察 7 天。

在上述预试的基础上进行正式实验时，每个剂量至少采用 10 只动物，雌雄各半。根据预试的结果，在上述四种固定剂量中选择一个可能产生明显毒性，但又不引起死亡的剂量进行正式实验。如果通过预试结果证明 500mg/kg 就能够引起动物死亡，则需降低一个剂量档次进行实验。

给受试药物后观察时间可根据毒性反应而进行适当的延长。仔细观察每只动物，并详细记录其各种毒性反应出现和消失的时间。给受试药物当天，需要观察记录最少两次，以后可根据需要每天观察记录一次。观察记录的主要内容包括皮肤、毛色、眼睛、黏膜、呼吸、循环、自主活动及中枢神经系统行为表现等。要准确记录动物的死亡时间。给受试药物的前、后各一周、动物死亡及实验结束时均应准确称取动物的体重。包括死亡或处死的动物在内的所有动物均应进行尸检，尸检时如发现异常的组织器官应进一步做组织病理学检查。固定剂量实验法所获得的结果，参考表 19-2 标准进行评价。

表 19-2　固定剂量试验法结果的评价

试验结果	剂量（mg/kg）			
	5	50	500	2000
100% 存活但无明显中毒表现	用 50mg/kg 试验	用 500mg/kg 试验	用 2000mg/kg 试验	该化合物无毒
100% 存活但毒性表现明显	有毒（LD_{50} 25~200mg/kg）	有害（LD_{50} 200~2000mg/kg）	LD_{50} >2000mg/kg	严重急性中毒的危险性
存活数 <100%	高毒（LD_{50} ≤25mg/kg）	有毒或高毒，用 5mg/kg 试验	有毒或有害，用 50mg/kg 试验	用 500mg/kg 试验

4. 上下法　又称阶梯法或序贯法。该方法最大的特点是节省实验动物，同时不但可以进行毒性表现

的观察，还可以估算 LD_{50} 及其可信限，适合于能引起动物快速死亡的药物。该方法分为限度试验和主试验。限度试验主要用于有资料提示受试物毒性可能较小的情况。可以从与受试物相关的化合物、相似的混合物或产品中获得相关毒性资料。在相关毒性资料很少或没有时，或预期受试物有毒性时，应进行主试验。

限度试验是最多用 5 只动物进行的序列试验。试验剂量为 2000mg/kg，特殊情况下也可使用 5000mg/kg。

（1）2000mg/kg 剂量水平的限度试验　将受试物给予 1 只动物，如果该动物死亡，则进行主试验；如果该动物存活，依次将受试物给予另外 4 只动物，动物总数为 5 只。如果 1 只动物在试验后期死亡，而其他动物存活，应停止对其他动物给药，对所有动物进行观察是否在相似的观察期间也发生死亡。后期死亡的动物应与其他死亡的动物同样计数，对结果进行如下评价：有 3 只或 3 只以上动物死亡时，LD_{50} 小于 2000mg/kg；有 3 只或 3 只以上动物存活时，LD_{50} 大于 2000mg/kg；如果有 3 只动物死亡，则进行主试验。

（2）5000mg/kg 剂量水平的限度试验　特殊情况下，可考虑使用 5000mg/kg 的剂量。将受试物给予 1 只动物。如果该动物死亡，则进行主试验；如果该动物存活，将受试物给予另外 2 只动物。如果这 2 只动物都存活，则 LD_{50} 大于 5000mg/kg，停止试验（即不再对其他动物给药，观察 14 天）。如果这 2 只动物中有 1 只死亡或者 2 只均死亡，将受试药物给予另外 2 只动物，一次 1 只。如果 1 只动物在试验后期死亡，而其他动物存活，应停止对其他动物给药，对所有动物进行观察是否在相似的观察期间也发生死亡。后期死亡的动物应与其他死亡的动物同样计数，对结果进行如下评价。有 3 只或 3 只以上动物死亡时，LD_{50} 小于 5000mg/kg；有 3 只或 3 只以上动物存活时，LD_{50} 大于 5000mg/kg。

（3）主试验　由一个设定的给药程序组成，在此程序中，每次给药 1 只动物，间隔至少 48 小时。给药间隔取决于毒性出现时间、持续时间和毒性的严重程度。在确信前一只动物给药后能存活之前，应推迟按下一剂量给药。时间间隔可以适当调整，但使用单一时间间隔时，试验会更简便。第一只动物的给药剂量低于 LD_{50} 的最接近的估计值，如果该动物存活，则第二只动物给予高一级剂量；如果第一只动物死亡或出现濒死状态，则第二只动物给予低一级剂量。剂量级数因子应选定为 1/（剂量 – 反应曲线斜率估计值）的反对数（对应于斜率 2 的级数因子为 3.2），并应在整个试验过程中保持不变。当没有受试物斜率的有关资料时，使用 3.2 为剂量级数因子。使用默认级数因子时，剂量应从以下序列中选择：1.75、5.5、17.5、55、175、550、2000mg/kg（或有特殊要求时，应为 1.75、5.5、17.5、55、175、550、1750、5000mg/kg）。如果没有受试物的致死估计值，应该从 175mg/kg 开始。如果预期动物对该受试物的耐受程度变化很大（即估计斜率小于 2.0），那么开始试验前应考虑增加剂量级数因子超过按对数剂量计算的默认值 0.5（即级数因子为 3.2）。同样，对于已知斜率很陡的受试物，应选择小于默认值的级数因子。

在决定是否及如何对下一只动物给药之前，每只动物都应认真观察达 48 小时。当满足停止试验标准之一时，停止给药，同时根据终止时所有动物的状态计算 LD_{50} 估计值和可信区间。当满足下列停止试验标准之一时，则停止试验：①连续 3 只动物存活；②任意连续 6 只实验动物中有 5 只连续发生存活/死亡转换；③第一只动物发生转换之后至少有 4 只动物进入试验，并且其 LD_{50} 估算值的范围超出临界值 2.5 倍。

5. 累积剂量设计法　又称为金字塔法。非啮齿类动物进行急性毒性试验时可应用此方法。经典的试验设计需要 8 只动物，分为对照组和给药组，每组 4 只动物，雌雄各 2 只。

剂量的设计可以是 1、3、10、30、100、300、1000、3000mg/kg，也可以采用 10、20、40、80、160、320、640、1280mg/kg，通常隔日给予下一个高剂量，剂量逐渐加大，直到出现动物死亡时或达到剂量上限时为止。当没有动物死亡时，MLD（最小致死剂量）和 LD_{50} 大于最高剂量或受限制剂量。当在某一剂量所有动物均出现死亡时，MLD 和 LD_{50} 应在最后两个剂量之间。当在某一剂量部分动物出现死亡，部分死亡出现在后继的下一个高剂量，此时，MLD 位于首次出现死亡的剂量和前一低剂量之间，LD_{50} 则应在首次出现动物死亡的剂量和所有动物均死亡的剂量之间。假如没有动物死亡发生，常常以最高剂量给予动物 5~7 天，以确定后续的重复给药试验中高剂量的选择。

第二节　长期毒性作用的评价

一、概念和目的

长期毒性试验是连续多次重复给药的毒性试验的总称，描述动物重复接受受试物后，由于蓄积而对机体产生的毒性作用特征，是非临床安全性评价的重要内容之一。长期毒性试验主要研究受试物对机体产生的毒性反应及其严重程度，主要的毒性靶器官及其损害的可逆性，提供无毒性反应剂量及临床上主要的监测指标，为制定人用剂量提供参考。

长期毒性试验的主要目的应包括以下 5 个方面。

（1）反复长期给予受试物后，预测受试物可能对机体产生的临床不良反应，包括不良反应的特征、性质、程度、时间 – 反应和剂量 – 反应关系、可逆性等。

（2）推测受试物反复给药后的临床毒性靶器官或靶组织。

（3）判断临床试验的起始剂量和重复用药的安全剂量范围。

（4）提示临床试验中需要重点监测的安全性指标。

（5）对某些具有较强毒性、毒性作用发生较快、安全性较小的受试物，长期毒性试验可为临床试验中的解毒或解救措施提供参考信息。

二、基本内容

（一）实验动物

用于长期毒性试验的实验动物应符合国家有关规定的等级要求，品系、来源、遗传背景清楚，并具有实验动物质量合格证。

1. 种属或品系的选择　虽然理论上新药的长期毒性研究可选择任何种类的实验动物，但选择动物时应采用对受试药物敏感的动物和种属。依据我国相关规定，长期毒性试验应至少选择两种以上动物，一种为啮齿类，另一种为非啮齿类。啮齿类公认首选为大鼠，其次为小鼠、豚鼠或地鼠。非啮齿类最常用的是 Beagle 犬，兔、猫、猴等也可应用。猴可用于基因工程生物制品的长期毒性试验研究，猴或其他大动物可用于计划生育用药，皮肤的长期毒性实验可选择小型猪。理想的实验动物应具有以下特点：对受试物的生物转化与人体相近；对受试物反应敏感；已有大量历史对照数据。基于目前国内的研究现状，在大多数长期毒性试验开始时，都无法判断不同种系实验动物和人体对受试物的生物转化是否一致，通常以大鼠、Beagle 犬或猴作为长期毒性试验的实验动物。

2. 数量的选择　每组动物数量应满足实验结果的分析和评价的需要。一般大鼠 20 ~ 60 只；Beagle 犬或猴 6 ~ 12 只。

3. 性别的选择　由于性别的差异而造成反应性差别的问题在长期毒性试验中更为常见。通常在进行实验时采用两种性别的动物，雌雄各半。

4. 年龄和体重的选择　通常选择较为年轻的或处于发育阶段的动物用于长期毒性试验更为适合。根据长期毒性试验期限的长短和药物临床应用的患者群来选择适当年龄的动物。一般大鼠要求 6 ~ 8 周龄，实验周期 3 个月以上则选 5 ~ 6 周龄；Beagle 犬一般 4 ~ 9 月龄；猴 2 ~ 3 岁；小型猪 4 ~ 8 月龄。如受试药物用于儿童，则应根据情况采用幼年动物。实验动物的体重差异不应超过平均体重的 20%。

5. 健康状况的选择　长期毒性试验应采用健康、正常的动物。犬、猴要预先检疫和驱虫。

6. 生理状况的选择　雌性动物应选用健康、未产未孕的个体。

7. 饲养管理　长期毒性试验的时间相对较长，因此动物的饲养非常关键。饲料需表明供应单位，若自行配制应提供配方及成分含量的检测报告。笼养大鼠一般不超过 5 只，雌雄分开，有条件时单笼饲养，实验前至少适应观察 1 周。犬宜单笼饲养，定量喂食。猴实验前驯养 1 月，标准饲料喂养。动物长期毒性试验时动物的饲养应在取得动物实验合格证的动物房内进行。鼠笼垫料必须消毒灭菌，另外含树脂、胶油等物质的报纸，有可能存在残留农药的麦秸需采取必要的措施去除后使用。总之，环境要清洁、干燥，最好采用自动饮水及冲洗。

（二）受试药物

受试药物如为化学药及生物制品，该受试物应制备工艺稳定、符合临床试验用质量标准规定。同时应注明其名称、来源、批号、含量（或规格）、理化性质、纯度、稳定性、配制方法及保存条件等，并附有研制单位的质检报告。受试物务必符合临床试用质量标准，注射用药一定要用临床用制剂进行长期毒性试验。在药物研发的过程中，若药物的制备工艺发生改变，可能导致该药物安全性发生变化，应进行相应的安全性研究。

1. 给药途径 给药途径应与临床用药途径一致，临床口服给药，长期毒性实验在 3 个月以内，可直接灌胃；超过 3 个月时，为避免长期反复灌胃对食管黏膜造成损伤，可以将药物混在饲料或水中饲喂，保证药物入饲料后的稳定性、均匀性等，同时保证每只动物按规定剂量在一定时间内服入。大鼠一般常用灌胃，灌胃容量为每日 $1 \sim 2ml/100g$。除口服给药以外，还有静脉给药、皮肤给药、舌下给药及雾化吸入等途径，可根据相应情况进行调整。静脉注射要考虑注射剂溶液的 pH、刺激性和渗透性，同时注意给药浓度和滴速。皮肤给药将受试药物均匀地涂覆于动物背部脱毛区，实验方法固定，每日一次，每次接触全少 6 小时，按临床用药疗程的三倍时间连续给药。特殊情况下可根据情况改变给药途径。

2. 给药剂量 长期毒性实验一般设高、中、低三个剂量给药组和一个赋形剂对照组，如有必要还需设立正常对照组或阳性对照组。剂量一般以 mg（ml、U）/kg 或 mg（ml、U）/m^2 为单位。剂量设计是实验能否成功的关键因素之一。剂量选择的原则为：高剂量组能使实验动物产生明显或严重的毒性反应，甚至有时出现个别动物死亡的情况，但死亡动物数不应超过 20%；中剂量组应使动物产生轻微或中等毒性反应；低剂量组原则上应略高于有效剂量而不出现毒性反应，目的是寻找动物安全剂量范围。在设计长期毒性实验剂量时可根据不同的方法。如可根据急性毒性 LD_{50}，大鼠高、中、低剂量分别为 $1/10LD_{50}$、$1/50LD_{50}$、$1/100LD_{50}$；可根据最大耐受量（MTD），高、中、低剂量分别为 MTD、$1/3$MTD、$1/10$MTD；还可根据临床剂量推算，高、中、低剂量分别用临床剂量的 $50 \sim 100$ 倍、$30 \sim 50$ 倍、$10 \sim 20$ 倍。

3. 给药频率 原则上进行长期毒性试验应在每天固定时间给药。对于临床用药 3 个月以内的长期毒性试验必须每天给药一次，但对于 3 个月以上的毒性试验，每周可给药 6 天。特殊情况可根据药物特点设计给药频率。

4. 给药周期 我国规定动物长期毒性试验的周期应符合不同受试药物的临床用药周期，以一个临床治疗疗程为一个临床用药周期。如临床用药 1~3 天的药物，长期毒性试验给药周期为 1 个月；临床用药 1 周的药物，长期毒性试验给药周期为 1 个月；临床用药 4 周的药物；长期毒性试验给药周期为 3 个月，临床用药 3 个月的药物，长期毒性试验给药周期为至少半年以上。

5. 给药期限 长期毒性试验的给药期限通常与临床疗程、适应证和用药人群有关。临床疗程小于 2 周的药物通常可根据给药期限为 1 个月的长期毒性研究结果来进行临床试验和生产。

给药期限要根据不同的情况进行调整。如临床疗程超过 2 周的药物，一般 1 个月的长期毒性研究结果可支持用药时间小于 2 周的 I 期临床研究；也可以依据具体情况，以不同给药期限的长期毒性研究来分别支持药物进入 I 期、II 期或 III 期临床研究。给药期限较长的毒性研究设计所需要的给药频率、给药剂量等方面的信息，可以通过给药期限较短的毒性研究来获得。同时，为降低新药开发的风险，临床研究中获得的信息是给药期限较长的动物毒性研究方案设计的主要依据。

虽然药物进入 I 期、II 期或 III 期临床试验或生产时，需要不同给药期限的长期毒性研究来分别支持，但不同给药期限的长期毒性研究内容几乎相同，无论采用何种模式，长期毒性研究内容都应完整、规范，对结果分析评价应科学、合理。

6. 恢复期 为了了解受试药物毒性反应的可逆程度及可能出现的延迟毒性反应，长期毒性试验应在给药结束后对部分动物进行恢复期观察。通常最后一次给受试物后 24 小时检测各项指标，每组活杀 1/2 ~ 2/3 动物，剩下的动物在恢复期继续观察 2 ~ 4 周，再活杀检查。根据观察的结果确定恢复期的长短。

（三）观察记录

1. 观察时间　每天需要观察动物的一般状况。在实验前对动物进行一次全面的体检，确保所检查指标在正常范围之内。每周对动物称重一次并记录饲料消耗量。实验周期≤3 个月的，一般在最后一次给药 24 小时和恢复期结束时各进行一次各项指标的全面检测。根据情况可在实验中检测指标一次。实验周期 >3 个月的，可在实验中期活杀少量动物（对照组和高剂量组），进行各项指标的全面检测。对濒死或死亡动物应及时检测。检测时间和检测次数还应根据实验药物的特点和周期的长短确定。

2. 观察与检测指标

（1）一般观察内容　需观察实验动物的外观体征（包括被毛、皮肤、黏膜、眼睛等）、行为活动（包括呼吸频率及节律、心率及节律、动物的精神状态等）、体重（反映机体总体情况最灵敏的指标）、摄食量（比较给药组与对照组的食耗）和粪便（包括颜色与性状）等。通过以上几方面的观察，如发现疑似中毒反应的动物应酌情单笼饲养，观察该动物的一般体征，对其进行评价。如发现死亡或濒死动物应及时进行尸检，查找可能原因，进行综合评价。一般观察内容虽然是比较简单的毒性观察指标，但却是长期毒性试验中重要的基本观察内容之一。

（2）检测指标

1）脏器重量　脏器重量可反映受试药物毒性作用的靶器官。需要称取脏器重量并计算脏器系数。需要称重的脏器主要有心、脑、肝、肾、胃、小肠、大肠、脾、肺、肾上腺、甲状腺、胸腺、子宫、卵巢、前列腺、睾丸、附睾等。脏器系数为器官重量与体重的比值，因此对于脏器系数的分析，需要同时考虑体重与器官重量的变化，进而对受试药物的毒性做出评价。

2）血液学指标　血液学指标的检测对于反映受试药物的毒性作用具有重要的意义（表19-3）。在血液学检查中红细胞计数往往受到人们的重视，但实际上红细胞计数在反映红系造血功能和溶血反应上都不够灵敏，尤其长期毒性试验的实验周期较长，如果只用红细胞计数来判断受试药物对红细胞系统的影响可能会得到并不准确的结论，而使用网织红细胞计数却是反映溶血反应的一个灵敏指标。

表 19 - 3　血液学指标及引起血液学指标变化的原因

血液学指标	降低	升高
红细胞计数	出血、贫血、红细胞生成过少、溶血	利尿过度、慢性缺氧、血管性休克、肾上腺皮质功能亢进
红细胞压积	贫血、妊娠、血液过度稀释	休克、应激、红细胞升高
平均红细胞体积	铁缺乏	贫血、维生素 B_{12} 缺乏
血红蛋白	贫血、铅中毒	红细胞增多
平均红细胞血红蛋白含量	铁缺乏	网织红细胞增多症
白细胞	骨髓抑制、化疗	细菌感染、骨髓刺激
血小板	骨髓抑制	
中性粒细胞	病毒感染	急性细菌感染、抽搐
嗜酸粒细胞		放射病、恶性贫血、变态反应
嗜碱粒细胞		铅中毒
淋巴细胞		病毒感染、白血病、营养不良
单核细胞		原虫感染

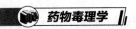

3）血液生化学指标的检测　是反映受试药物长期毒性作用中重要而有价值的指标，通过检测这些指标可间接反映药物的毒性作用靶器官。长期毒性试验检测的血液生化学指标及其变化时的参考意义详见表 19－4。

表 19－4　血液生化学指标及其参考意义

血液生化学指标	参考意义
天门冬氨酸氨基转移酶（AST）	主要存在于骨骼肌和心肌，心肌梗死和心肌炎时，明显升高
丙氨酸氨基转移酶（ALT）	肝脏中含量高，肝细胞坏死或炎症时，血中含量升高，用于评价肝脏损害
总胆红素（T－BIL）	胆汁淤积导致升高，可由梗阻或肝脏疾病引起
总胆固醇（T－CHO）	肝脏合成
碱性磷酸酶（ALP）	肝脏损伤、胆汁淤积时升高
肌酸磷酸激酶（CPK）	骨骼肌或心肌损伤引起
肌酐（Grea）	评价肾脏滤过能力
尿素氮（BUN）	评价肾脏滤过能力
血糖（GLU）	胰岛素不足、肾上腺皮质功能亢进时血糖升高；胰岛素过多、糖皮质激素不足时血糖降低
总蛋白（TP）	总蛋白下降时，说明肝脏合成量下降或肾脏丢失量增加
白蛋白（ALB）	肝脏合成，下降时表明肝脏损伤
三酰甘油	在肝脏和脂肪组织合成
γ－谷氨酰转移酶	广泛存在于人体各组织和器官，肝胆疾病时升高
电解质（K^+、Na^+、Cl^-）	腹泻、呕吐丢失，脱水、心衰增加

采血时应注意禁食 12 小时，从各组中随机捉取动物采血，注意实验操作的细节，不能溶血，同时得到足够数量的数据进行统计分析，最后进行数据与资料的分析。

4）尿液分析　对于评价药物长期毒性作用具有重要意义，长期毒性试验检测的尿液指标及其变化时的参考意义详见表 19－5。

表 19－5　尿液指标及其参考意义

尿液分析指标	参考意义
尿液外观	颜色、浑浊度，需在显微镜下检查，对肾功评价有意义
相对密度	对肾功评价有意义
pH	对肾功评价有意义
尿糖	可评价肾小管功能
尿蛋白	全身或局部病变可引起病理性蛋白尿
尿胆红素	各种原因所致的肝细胞性及阻塞性黄疸
尿胆原	肝毒性时，尿胆原升高
酮体	饥饿、各种原因引起的糖代谢发生障碍
尿潜血	炎症或结石
白细胞	泌尿系统感染
尿液沉渣	泌尿系统感染或肾功异常

　　5）尸解和组织病理学检查　①尸解：长期毒性试验结束时应进行全面细致的尸体解剖。在尸解过程中仔细观察脏器外观，比较对照组与受试组之间是否存在差异。如发现异常器官应重点进行组织病理学检查。②组织病理学检查：受试物对实验动物器官组织的形态和结构的改变是评价长期毒性作用的重要依据。啮齿类动物对照组和高剂量组动物以及尸检发现异常者应进行详细的检查，如发现某一组织病理有改变，其他剂量组动物也应进行相应的检查。需要进行病理学检查的组织和器官有：心、肺、肝、脾、垂体、肾、甲状腺、肾上腺、前列腺、甲状旁腺、胸腺、睾丸（附睾）、卵巢、胃、子宫、十二指肠、回肠、胰腺、食管、膀胱、气管、乳腺、脑（大脑、小脑、脑干）、主动脉、脊髓（颈、胸、腰段）、骨髓、视神经、坐骨神经、淋巴结（包括给药局部淋巴结、肠系膜淋巴结）。

　　非啮齿类动物还需进行胆囊、唾液腺、乳腺等组织病理学检查。病理检查应先进行宏观的肉眼观察，然后再用光学显微镜详细检查，需要时应用电镜观察，同时结合生理生化指标，进行综合分析与评价，为毒性靶器官的确定奠定基础。非啮齿类动物对照组和各给药组均应做组织病理学检查，除上述指标外，还应进行体温、心电图、眼科等检查。

（四）实验结果分析

　　通过对长期毒性试验结果的分析可判断受试药物是否对实验动物产生毒性，描述毒性作用的发生时间、毒性程度、持续时间及可逆程度、毒性靶器官，确定安全范围，探讨可能的毒性作用机制。长期毒性试验中的定量数据均用 $\bar{x} \pm S$ 表示，并标明国际单位，进行统计学处理与分析。除了给药组只与对照组进行比较外，还要进行各给药组两两之间的比较以说明剂量－反应关系。啮齿类动物长期毒性试验中，组均值的意义一般比实验中单个动物数据更有意义。非啮齿类实验动物因数量少、个体差异较大，所以单个动物的实验数据通常更具有重要的毒理学意义。若数据资料属于正态分布，则可用 t 检验或方差分析；若是非正态分布，应用非参数统计分析法（Ridit 分析或秩和检验），否则结果无实际意义。

　　在分析长期毒性研究结果时，统计学上 P 值意义要与临床实际相结合进行考虑，同时综合考虑数据的统计学意义和生物学意义。如 RBC、WBC、尿量及血小板计数由于系统误差，即使数值在正常范围内且很可能都有统计学意义，但实际上可能无临床意义。又如网织红细胞数如果有增高趋势，应注意其对红系的作用或引起溶血的可能性。正确运用统计学假设检验的结果有助于确定检验结果的生物学意义，但具有统计学意义并不一定说明具有生物学意义。

　　根据长期毒性试验正确判断毒性反应至关重要。在统计分析实验结果时，应注意参数变化的剂量－效应关系、组内动物的参数变化幅度和性别差异，综合考虑多项毒理学指标检测结果，分析其中的关联性和作用机制，以便于评价药物的毒性反应。不能仅凭单个参数的变化来判断化合物是否引起毒性反应，需要进一步进行相关的研究，长期毒性试验研究的结果是采用相应的实验动物得到的，这样的实验结果往往不能完全再现于人体临床试验，所以进行深入细致的作用机制研究将有助于评价动物和人体毒性反应的相关性和差异性。

（五）综合评价及需注意的问题

　　长期毒性试验是药物非临床安全性研究的重要组成部分，其特点是研究综合性最强、获得信息最多、最具临床指导意义的一项毒理学研究。对长期毒性试验结果进行评价时，应结合受试物的药学特点，药效学、药动学和其他毒理学研究的结果，以及已取得的临床研究结果，进行综合评价。对于长期毒性试验结果的评价最终应落到受试物的临床不良反应、临床毒性靶器官或靶组织、安全范围、临床需重点检测的指标，以及必要的临床监护或解救措施。

　　长期毒性试验研究中需要注意一些问题。首先应重视预实验，预实验是正式实验剂量设计的主要依据。虽然研究者从长期的经验积累中找出了几种长期毒性剂量设计方法，但真正要摸准剂量的最好办法就是慎重进行预实验。预实验时间最好同正式实验一致，一般 4 周左右就能得到结果。根据急性毒性、药效学、药动学或拟推荐临床的剂量，估测一高剂量进行预试验，高剂量确定后，中剂量和低剂量就容易确定了。

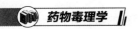

案例解析

【案例】 某一化学药物在进行急性毒性试验研究后，欲进行长期毒性试验，长期毒性试验中共设立高、中、低三个剂量组，同时设立一个赋形剂组，该化学药物临床疗程小于2周，因此长期毒性试验给药期限最少应该是3个月，经过长期给药结束后，对实验动物进行了尸检，各脏器肉眼观察未发现异常，同时，血液学指标、血液生化学指标、尿液等均未发现明显的异常，因此，实验人员决定可不对各组织和器官进行病理学检查，即判定该化学药物对实验动物没有毒性的评价。

【问题】 1. 案例中长期毒性试验给药期限说法是否正确？为什么？

2. 长期毒性试验中必须进行组织和器官的病理学检查吗？

扫描看解析

长期毒性试验的设计要遵循整体性原则，随机、对照、重复原则，具体问题具体分析原则。长期毒性研究是新药开发的一个不可或缺的有机组成部分，不能与药效学、药动学和其他毒理学研究相割裂。实验设计时应综合考虑受试物的结构特点、理化性质、同类化合物在国内外的临床使用情况（包括临床适应证、用药人群、临床用药方案等），以及相关的药效学、药动学和毒理学的研究信息。每个实验对象被分入各处理组的机会必须是均等的。要求各组动物必须体重相近、性别相同、健康状况基本类似，使各组非实验因素的条件均衡一致，以抵消这些非实验因素对实验结果的影响。要设空白对照组，必要时还要设阳性对照组。

注意不要将动物实验结果不加分析地外推到人，因为受试物在动物和人体内的毒性反应存在差异。首先，不同物种、同物种不同种属（或个体）之间对于某一受试物的毒性反应可能存在差异；其次，由于在长期毒性试验中的给药剂量通常较高，受试物可能在动物体内呈非线性动力学代谢过程，从而可能引起与人体无关的毒性反应；最后，长期毒性试验对一些在人体中发生率较低的毒性反应或仅在少部分人群中出现的特异质反应难以预测。总之，通过长期毒性试验，应该能够对于受试物的临床不良反应、临床毒性靶器官或靶组织、安全范围、临床需重点检测的指标，以及必要的临床监护或解救措施做出合理的预测和判断。

第三节　静脉注射制剂的安全性评价

静脉注射制剂根据我国药政部门相关规定，必须进行全身毒性试验，是临床前安全性评价的组成部分之一。注射制剂给药后可能引起给药部位的局部或全身毒性反应，因此静脉注射制剂的全身毒性试验主要包括血管刺激性试验、体外溶血性试验、过敏性试验等。药物的活性成分及其代谢物、辅料、有关物质及理化性质（如pH、渗透压等）均有可能引起刺激性和（或）过敏性和（或）溶血性的发生，因此药物在临床应用前应研究其制剂在给药部位使用后引起的局部和（或）全身毒性，以提示临床应用时可能出现的毒性反应、毒性靶器官、安全范围、临床研究监测指标，并为临床解毒或解救措施提供参考，保障临床用药的安全有效。

一、血管刺激性试验

（一）目的

刺激性是指非口服给药制剂给药后对给药部位产生的可逆性炎症反应，若给药部位产生了不可逆性的组织损伤则称为腐蚀性。刺激性试验是观察动物的血管、肌肉、皮肤、黏膜等部位接触受试物后是否引起红肿、充血、渗出、变性或坏死等局部反应。

（二）基本内容

1. 实验动物的选择　依据拟采用的试验模型和观察指标选择试验动物，一般每个试验选择一种动物进行评价。首选家兔，每组动物数大于 3 只。

2. 受试物　应与临床应用制剂一致。

3. 剂量　剂量设计主要应该考虑受试物浓度和总剂量。一般采用与临床制剂相同浓度，设一个剂量组，可以通过改变给药频率进行剂量的调整，必要时应该进行不同浓度的刺激性试验。对于皮肤刺激性试验，在给药面积不变的情况下，不应通过增加厚度来满足增加给药量的目的。

4. 给药的频率和期限　应根据拟定临床应用的情况来决定。单次给药的制剂可用单次给药的方法进行试验。重复给药的制剂，通常每天给药 1 次，给药期限最长不超过 4 周。

5. 给药方案　原则上应与临床用药方案一致，但设计给药容积、速率和频率时，应考虑所选用动物模型给药部位的解剖和生理特点。

6. 对照组　以溶媒和（或）赋形剂作为阴性对照。必要时采用已上市制剂作阳性对照。

7. 实验操作　家兔耳缘静脉注射后，肉眼观察是否出现明显肿胀、充血和坏死等刺激症状。在实验第 4 天取家兔耳注射部位和向前 5cm 部位的血管组织作病理切片检查。

8. 可逆性观察　为明确毒性反应的性质，建议进行停药后恢复期的观察。局部毒性反应的可逆性评价应包括局部及相关部位的反应。

9. 统计处理　根据实验模型和实验方法选择合适的统计方法。

二、溶血性试验

（一）目的

溶血性是指药物制剂引起的溶血和红细胞凝聚等反应。溶血性反应包括免疫性溶血与非免疫性溶血。免疫性溶血是药物通过免疫反应产生抗体而引起的溶血，为Ⅱ型和Ⅲ型过敏反应。非免疫性溶血包括药物为诱发因素导致的氧化性溶血和药物制剂引起血液稳态的改变而出现的溶血和红细胞凝聚等。

（二）适用范围

凡是注射剂和可能引起免疫性溶血或非免疫性溶血反应的其他药物制剂均应进行溶血性试验。

（三）溶血性试验设计中应考虑的问题

（1）对于未有相同给药途径上市的制剂，目前尚无标准的临床前体内试验方法以全面评价药物制剂的溶血反应，因为溶血反应发生机制复杂，因此推荐未有相同给药途径上市制剂在长期毒性研究中兼顾考察制剂的溶血性。试验时应注意观察溶血反应的有关指标及体征（如网织红细胞、红细胞数、尿蛋白、胆红素、肾炎和脾脏淤血等），如出现溶血时，应进行进一步研究。

（2）对于已有相同给药途径上市的注射剂，常可采用常规体外试管法评价药物的溶血性，若体外试管法试验结果为阳性，建议与相同给药途径上市制剂进行比较性研究，必要时进行动物体内试验。

（四）试验方法

1. 血细胞悬液的配制　取兔血 10ml，用玻璃棒搅动血液，除去纤维蛋白原，成为脱纤血液。加入 0.9% 氯化钠溶液至 10L，摇匀，1000 ～ 1500 转/分，离心 15 分钟，除去上清液，沉淀红细胞再用 0.9% 氯化钠溶液按上述方法洗涤 2 ～ 3 次，至上清液不显红色为止。将所得红细胞用 0.9% 氯化钠溶液配成 2% 混悬液，供实验用。

2. 受试物的制备　除特殊规定外，临床用于非血管内途径给药的注射剂，以各药品使用说明书规定的临床使用浓度，用 0.9% 氯化钠溶液 1∶3 稀释后作为供试品溶液；用于血管内给药的注射剂，以使用说明书规定的临床使用浓度作为供试品溶液。

3. 试验操作 取洁净试管5只，进行编号，1、2号管为供试品管，3号管为阴性对照管，4号管为阳性对照管，5号管为供试品对照管。按表19-6所示依次加入2%红细胞悬液、0.9%氯化钠溶液或纯化水，混匀后，立即置37℃±0.5℃的恒温箱中进行温育，开始每隔15分钟观察1次，1小时后，每隔1小时观察1次，观察3小时。

表19-6　溶血性试验加样表

试管编号	1、2	3	4	5
2%红细胞悬液（ml）	2.5	2.5	2.5	
生理盐水（ml）	2.2	2.5		4.7
纯化水（ml）			2.5	
受试物（ml）	0.3			0.3

4. 试验观察 若试验中的溶液呈澄明红色，管底无细胞残留或有少量红细胞残留，表明有溶血发生；如红细胞全部下沉，上清液体无色澄明，表明无溶血发生。若溶液中有棕红色或红棕色絮状沉淀，振摇后不分散，表明有红细胞凝聚发生。如有红细胞凝聚现象，可按下法进一步判定是真凝聚还是假凝聚。若凝聚物在试管振荡后又能均匀分散；或将凝聚物放在载玻片上，在盖玻片边缘滴加2滴0.9%氯化钠溶液，置显微镜下观察，凝聚红细胞能被冲散者为假凝聚，若凝聚物不被摇散或在玻片上不被冲散者为真凝聚。

5. 结果判断 当阴性对照管无溶血和凝聚发生，阳性对照管有溶血发生时，若受试物管中溶液在3小时内不发生溶血和凝聚，则受试物可注射使用；若受试物管中溶液在3小时内发生溶血（或）凝聚，则受试物不宜注射使用。

三、过敏性试验

（一）概念

过敏反应又称超敏反应，药物分子本身作为过敏原，进入机体刺激免疫系统产生相应IgE抗体，使嗜碱粒细胞和肥大细胞致敏，当同一抗原（药物）再次进入机体后，即与嗜碱粒细胞和肥大细胞表面的IgE抗体发生抗原-抗体反应，导致肥大细胞及嗜碱粒细胞脱颗粒并释放生物活性介质，该活性物质作用于不同的组织器官，产生不同的病理生理反应，表现为组织损伤或生理功能紊乱的特异性免疫反应。过敏性试验主要包括全身主动过敏试验（ASA）、皮肤主动过敏试验（ACA）和皮肤被动过敏试验（PCA）。本节将重点介绍全身主动过敏试验。

（二）基本内容

1. 实验动物 一般选用豚鼠，雄性，300~400g。通常分3组，每组动物至少6只。实验前观察5~7天。确保所选用动物身体健康，精神状态良好。

2. 受试药物

（1）给药途径 致敏期给药途径可选择容易产生抗体的方法，如腹腔、静脉或皮下注射等。激发时雾化吸入给药或采用一次快速静脉注射。

（2）给药剂量 受试药物应与临床用药一致。应设立阴性、阳性对照组和受试物不同剂量组。阴性对照组应给予同体积溶媒，阳性对照组给予每只1~5mg牛血清蛋白、卵清蛋白或已知致敏阳性物质，致敏过程中低剂量组受试药物剂量为临床用药最大剂量，高剂量组受试药物剂量是低剂量组的数倍。各组给药容积均相等。激发时受试药物高、低剂量组和阳性对照组的给药剂量是致敏剂量的2~5倍，给药容积1~2ml。

（3）给药频率　致敏期隔日给药1次，共3～5次。于首次给药后第21天激发1次。

3. 观察记录

（1）致敏期　每日仔细观察动物的临床表现。致敏初次、最后一次和激发当日称量每只动物的体重。

（2）激发　给药后观察，按表19-7症状观察每只动物的反应，反应出现的时间，消失的时间。最长观察3小时。

表19-7　过敏反应症状与体征

序号	症状	序号	症状	序号	症状
0	正常	7	呼吸急促	14	步态不稳
1	躁动	8	排尿	15	跳跃
2	竖毛	9	排粪	16	喘息
3	颤抖	10	流泪	17	痉挛
4	搔鼻	11	呼吸困难	18	旋转
5	喷嚏	12	哮鸣音	19	潮式呼吸
6	咳嗽	13	紫癜	20	死亡

4. 结果处理　按照表19-8判断过敏反应发生程度，计算过敏反应发生率。根据过敏反应发生率和发生程度进行综合判断。

表19-8　过敏反应评价标准

过敏症状	过敏程度	过敏强度
0	−	阴性
1～4	+	弱阳性
5～10	++	阳性
11～19	+++	强阳性
20	++++	极强阳性

5. 需注意的问题　进行过敏反应试验时，需注意如下几个问题：①受试物剂量设计应科学合理，某些情况可选择多个剂量，进行剂量与过敏反应的量效关系研究，尝试寻找出无过敏反应的剂量；②避免因剂量过低而导致假阴性结果的出现；③帮助判断阳性结果是否因强刺激反应引起，确认阳性结果的可靠性；④必须设立阳性和阴性对照组；⑤激发后如出现过敏反应，应取2只健康未致敏豚鼠进行对照研究，静脉注射激发量受试药物，以排除药物本身引起的类似过敏反应症状。

本章小结

急性毒性试验是临床前药物安全性评价的重要组成部分之一，该试验方法经济、简单、易行。通过该项试验可了解一些新药的毒理学特点，旨在阐明药物的毒性作用、了解其毒性靶器官、致死原因等，为该药物进一步的安全性评价研究及尽早认识、识别和处理临床上可能出现的不良反应提供必要的参考。长期毒性试验主要研究受试物对机体产生的毒性反应及其严重程度，主要毒性靶器官及其损害的可逆性，提供无毒性反应剂量及临床上主要的监测指标，为制定人用剂量提供参考。静脉注射制剂的全身毒性试验是临床前安全性评价的组成部分，主要包括血管刺激性试验、体外溶血性试验、过敏性试验。通过急性毒性试验、长期毒性试验及静脉注射制剂的全身毒性试验研究药物的毒性反应、毒性靶器官、安全范围并为临床解毒或解救措施提供参考，保障临床用药的安全。

思 考 题

题库

1. 简述急性毒性评价的概念、目的和意义。
2. 简述长期毒性评价的概念、目的和意义。
3. 长期毒性评价需要注意的问题有哪些？
4. 静脉注射制剂的全身毒性试验主要包括哪些？

（封　瑞）

第二十章

局部用药的毒性评价

第一节　局部用药毒性评价的概述及要求

微课

　　局部用药毒性指血管内给药及口服给药以外的其他给药途径引起的毒性反应。局部用药包括皮肤用药、皮下（内）注射、黏膜用药及肌内注射等。常用的局部用药制剂有皮肤用药制剂（擦剂、涂剂、透皮吸收剂、膏药剂等）、滴鼻剂、滴眼剂、喷雾剂、肌内注射剂、直肠和阴道用药制剂等。其中，透皮吸收制剂和肌内注射剂属于全身用药，滴鼻剂、喷雾剂、直肠和阴道用药制剂容易产生全身反应。局部用药全身毒性试验的方法及评价指标，与全身性用药的毒性试验非常相似。用药部位局部刺激性试验的基本方法是通过肉眼观察及组织切片镜检，综合评价给药局部病理性改变的发展和转归情况，从而提示临床应用时可能出现的毒性反应、临床研究检测指标，并为临床解毒或制定解救措施提供参考，保障临床用药的安全有效。局部用药毒性试验设计应遵循随机、对照、重复原则，评价研究过程必须执行药物非临床研究质量管理规范（GLP）。

第二节 皮肤用药的毒性评价

除全身给药的各种毒理学评价的研究，尚有一些经皮给药或有可能接触皮肤的非口服给药的中药、化学药物或生物技术药物制剂，由于其给药的特殊性，需要采取经皮给药的方式进行各种毒理学评价，经皮给药的药物活性成分及其代谢物、辅料、有关物质及理化性质（如 pH、渗透压等）均有可能引起各种毒性的发生，因此药物在临床应用前应研究其制剂在经皮给药后引起的反应，对评价药物的毒性作用具有重要价值。皮肤给药毒性试验包括皮肤给药的急性毒性试验，皮肤给药的长期毒性试验，皮肤刺激性试验，皮肤过敏试验和光毒性试验。

一、皮肤用药的急性毒性试验

1. 概念 皮肤用药的急性毒性试验是指动物完整或破损皮肤一次性接触受试药物后在短期内出现的毒性反应试验。

2. 受试物 应采用临床应用制剂，剂量用 g/kg、mg/kg 或 mg/m²、g/m² 表示。如果临床制剂浓度不能满足毒性试验的剂量要求，应根据临床制剂的制备标准来制备高浓度制剂用于试验研究。如果受试物是液体或膏剂一般不稀释；若受试物是固体粉末则需用适当水或合适的赋形剂（橄榄油、凡士林）溶解混匀，以确保受试药物与皮肤接触良好。

3. 实验动物及饲养条件 可选择大鼠、豚鼠、白色家兔及小型猪，如选择大鼠应为 SPF 级。选择任何一种动物均需说明理由。对于动物体重，大鼠 200～250g，豚鼠 200～300g，家兔 2～3kg，小型猪 30～40kg。如选择家兔、小型猪，则每组 4～6 只，大鼠或豚鼠每组 10 只，雌雄各半。

大鼠及豚鼠应选择雌雄分笼饲养，而家兔及小型猪宜选择单笼饲养。自由摄水、饮食。选择全价颗粒营养饲料，同时注明饲料的生产商、批号；豚鼠、家兔及小型猪饮用水应符合人用自来水标准，大鼠饮用水应符合 SPF 级动物标准。关于动物室温度和湿度，大鼠应控制在 20～25℃，相对湿度为 40%～70%，豚鼠、家兔及小型猪应控制在 18～26℃，相对湿度为 40%～70%。换气次数为 10～20 次/分。如采用人工光线照明，需 12 小时明暗交替。

4. 剂量设计 皮肤用药急性毒性试验应设至少三个剂量组，剂量设计应足以反映受试药物的剂量-毒性效应关系，并且根据药效剂量和预试验结果需确定组间距，通常为 0.65～0.85。此外，需设赋形剂对照组，必要时设空白对照组。

如果受试物剂量超过明显有效量 20 倍以上，试验动物仍然没有表现出明显毒性反应及死亡，可仅设高剂量组进行限量试验。此时，大鼠及豚鼠需 20 只，家兔、小型猪需 10 只，均雌雄各半。给药剂量≥2g/kg 体重。

5. 试验过程 给药前 24 小时对给药区（一般为背部）进行脱毛处理（可适当使用脱毛剂，剪毛、剃毛也可），脱毛范围原则上约为动物体表面积的 10%。给药时将受试药物均匀涂于动物脱毛区。当进行破损皮肤研究时，在脱毛部位用砂纸磨或划"井"字并以渗血为度，然后涂抹药物。如果受试药物为液体制剂，则应将受试物涂于敷料上，再贴于脱毛或破损皮肤区，并用半封闭外罩固定敷料。涂敷 24 小时后，除去敷料，用温水或适宜的溶剂除去残留的赋形剂及受试物。

6. 观察指标 给药后连续观察 14 天，每天观察 1～2 次。观察期可根据出现毒性反应的情况适当延长。给药前及给药后 7 天、14 天称动物体重。注意观察给药后动物的全身反应，包括眼睛、皮毛、呼吸、黏膜、行为、自主活动、肌张力等，观察有无颤抖、震颤、抽搐、腹泻、流涎、少动、精神萎靡不振、昏迷等毒性反应症状。如果动物死亡，应立即进行尸检，若肉眼检查有明显异常时，应进行病理组织学检查。

7. 结果评价 将观察到的阳性症状结合大鼠解剖、病理组织学结果进行综合评价，与对照组比较，对动物的毒性反应及死亡原因做出明确判断。

二、皮肤用药的长期毒性试验

1. 概念　指动物完整或破损皮肤长期多次接触受试物后出现的毒性反应及其可逆程度试验。外用药物在经过皮肤急性毒性试验获得初步的毒理学资料后，还需进一步实施长期毒性试验，以便更全面了解药物的毒理效应。

2. 受试物　应采用临床应用制剂，剂量用 g/kg、mg/kg 或 mg/m²、g/m² 表示。如果临床制剂浓度不能满足毒性试验的剂量要求，应根据临床制剂的制备标准来制备高浓度制剂用于试验研究。若受试物为固体粉末则需用适当水或合适的赋形剂（羊毛脂、凡士林）溶解混匀。

3. 实验动物及饲养条件　通常选择白色家兔、豚鼠、大鼠或小型猪，其中大鼠选择 SPF 级。如选择其他动物应有充分理由。大鼠或豚鼠每组 20~60 只，家兔、小型猪每组至少 6 只，均雌雄各半。关于动物体重，豚鼠 200~300g，大鼠 200~250 g，家兔 2~3kg，小型猪 30~40g。

实验动物饲养条件同皮肤用药的急性毒性试验。

4. 剂量设计　长期毒性试验至少应设三个剂量组。高剂量原则上应使动物产生明显的毒性反应，甚至出现个别动物死亡；低剂量原则上应高于动物药效学试验的等效剂量，并不使动物出现毒性反应；在高剂量和低剂量之间需设中剂量，动物可出现轻度毒性反应。另设赋形剂对照组，必要时设空白对照组。如果受试物在拟用临床给药时有可能与破损皮肤接触，则应另设破损皮肤组。

如果受试物可产生严重的皮肤刺激性，则应在保证给药剂量的前提下降低浓度给药。若受试物剂量超过明显有效剂量 20 倍以上，动物仍未出现明显毒性反应及死亡，可仅设高剂量组进行限量试验。

5. 给药期限　皮肤用药长期毒性试验的给药期限如表 20−1 所示。

表 20−1　皮肤用药长期毒性试验给药期限与药物临床疗程、临床研究阶段

药物临床疗程	皮肤长期毒性试验给药期限	可支持的临床研究阶段
大于 6 个月	6 个月	Ⅱ期、Ⅲ期（及生产）
小于等于 6 个月	6 个月	Ⅱ期、Ⅲ期（及生产）
小于等于 3 个月	6 个月	Ⅲ期（及生产）
	3 个月	Ⅱ期
2 周~1 个月	3 个月	Ⅲ期（及生产）
	1 个月	Ⅱ期
小于等于 2 周	1 个月	Ⅱ期、Ⅲ期（及生产）
单次给药	2 周	Ⅱ期、Ⅲ期（及生产）

6. 给药频率　如给药期限不超过 3 个月，原则上应每天给药；给药期限超过 3 个月的药物，每周至少应给药 6 天，也可根据临床给药频率给药。

7. 恢复期限　给药结束后保留部分动物，继续观察可能出现的延迟性毒性反应，并了解毒性反应的可逆程度。应根据受试物的药代动力学特点、靶器官或靶组织的毒性反应和实际恢复情况确定恢复期的长短。

8. 实验操作　实验动物的给药区通常在背部，首次给药前 24 小时对给药区进行脱毛处理，脱毛可通过剪、剃或用适宜的脱毛剂实现。脱毛范围原则上约为动物体表面积的 10%。试验期间每隔一周应重复进行一次。给药时将受试药物均匀涂于动物脱毛区。对毒性高的药物，敷盖面积可小些。进行破损皮肤研究时，在脱毛部位用砂纸磨或划"井"字并以渗血为度（试验期间应根据创面愈合情况定期重复），然后涂敷药物。每天给药一次，每次至少接触 6 小时。应保证受试物与给药部位具有良好接触并避免动物食入药物。可用纱布、胶布等无刺激性敷料包裹并加以固定。如果是液体制剂，则应将受试物首选涂于敷料上，再贴于脱毛或破损皮肤区，并用半封闭的外罩固定敷料。重复给药前应用温水或适宜的溶剂除去残留的受试物及赋形剂。

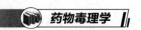

9. 观察指标　在整个试验期间，观察记录动物可能出现的毒性反应，包括毒性出现的时间、程度和持续时间。除观察给药部位皮肤及其周围组织乃至全身皮肤变化和皮肤病理学检查外，还需观察其余指标，这些指标与长期毒性试验要求一样。

10. 结果评价　全身毒性反应的结果评价与长期毒性试验要求一样，应根据各检测指标及病理组织学检查结果综合分析。除此以外，还应注意评价给药局部及其周围组织的毒性反应。试验结果需标明药物的安全剂量与中毒剂量，中毒靶器官和中毒表现以及中毒的可逆程度。

三、皮肤刺激性试验

1. 概念　皮肤刺激性是指经皮肤给药后，在皮肤上产生的可逆性炎性病变。若给药部位产生了不可逆性的组织损伤则称为腐蚀性。皮肤刺激性试验是观察动物的皮肤接触受试物后是否引起红肿、充血、渗出等局部反应。皮肤刺激性试验可分为急性皮肤刺激试验和多次皮肤刺激性试验。

2. 受试物　应采用与临床应用制剂一致，符合临床质量标准规定的受试物进行试验，同时注明其名称、来源、批号、含量（或规格）、赋形剂、保存条件及配制方法等，其中赋形剂和杂质等的名称和量应尽可能明确，并附有研制单位的自检报告。所用赋形剂应标明批号、规格和生产厂家，并符合试验要求。

3. 实验动物及试验条件　一般首选健康白色家兔，每组4~8只，雌雄各半。也可选用其他种属的动物，如小型猪等，选择家兔和小型猪以外的动物应说明其合理性。一般应进行相同备皮面积的正常皮肤和破损皮肤局部刺激性试验。试验动物饲养条件同皮肤用药的急性毒性试验。

4. 试验操作　采用同体左右侧自身对比法，同时应设赋形剂对照。试验前24小时对给药区进行脱毛处理。给药前应检查去毛皮肤是否因去毛受损，有损伤的皮肤不宜进行试验。进行破损皮肤的刺激性研究时，在用药部位用砂纸磨或划"井"字以渗血为度。

受试物药量一般固体或半固体0.5g，液体0.5ml，直接涂于一侧已去毛的皮肤上，然后用两层纱布覆盖，再用无刺激性胶布和绷带加以固定；另一侧涂布赋形剂作对照。贴敷时间至少4小时。贴敷结束后，除去受试物并用无刺激性溶剂或温水清洁给药部位。多次给药皮肤刺激性试验应连续在同一部位给药，每次给药时间相同，贴敷期限一般不超过4周。破损皮肤试验中皮肤破损程度以损伤表皮层为限。

5. 观察指标　单次给药皮肤刺激性试验时，在去除药物后30~60分钟、24小时、48小时和72小时，在自然光线下肉眼观察，并记录涂敷部位有无红斑和水肿等情况，如表20-2所示。如发现有持久性损伤，需延长观察时间，以更准确、更全面评价上述变化的恢复情况和时间，但观察期限通常不超过14天。对出现中度及以上皮肤刺激性的动物，应在观察期结束时对给药局部进行组织病理学检查。

多次给药皮肤刺激性试验，在每次去除药物后1小时以及再次贴敷前，需观察及记录红斑、水肿、涂敷部位是否有色素沉着、出血点、皮肤粗糙情况，以及发生时间和消退时间，并对红斑和水肿进行评分，如表20-2所示。末次贴敷后，在去除药物后30~60分钟、24小时、48小时和72小时，肉眼观察并记录涂敷部位有无红斑和水肿等情况。与单次给药皮肤刺激性试验相同，如发现皮肤持久性损伤，有必要延长观察期限以评价上述变化的恢复情况和时间，但延长期通常不超过14天。对出现中度及以上皮肤刺激性的动物，应在观察期结束时对给药局部进行组织病理学检查，并提供病理照片。

表20-2　皮肤刺激反应评分

皮肤刺激反应	程度	分值
水肿		
无水肿	-	0
轻度水肿（勉强可见）	+	1
中度水肿（明显隆起）	+ +	2
重度水肿（皮肤隆起1mm，轮廓清楚）	+ + +	3
严重水肿（皮肤隆起1mm以上并有扩大）	+ + + +	4

皮肤刺激反应	程度	分值
红斑		
无红斑	−	0
轻度红斑（勉强可见）	+	1
中度红斑（明显可见）	+ +	2
重度红斑	+ + +	3
紫红色红斑并有焦痂形成	+ + + +	4

6. 结果评价 单次给药皮肤刺激性试验，计算每一次观察时间点各组受试物及赋形剂皮肤反应积分的平均分值，反应的平均分值 =（红斑形成总分 + 水肿形成总分）/动物总数。按照表 20 - 3 进行刺激强度评价。多次给药皮肤刺激性试验，首先计算每一观察时间点各组积分平均值，然后计算观察期限内每天每只动物积分平均值，按表 20 - 3 进行刺激强度评分。

表 20 - 3 皮肤刺激反应强度评价标准

皮肤刺激强度	分值
无刺激性	0 ~ 0.49
轻度刺激性	0.5 ~ 2.99
中度刺激性	3.0 ~ 5.99
重度刺激性	6.0 ~ 8.00

试验研究发现，上述试验系统评价比人的皮肤刺激反应敏感。有研究者用此系统评价了 40 种化妆品，发现皮肤刺激反应的敏感顺序依次为兔、豚鼠、大鼠、人、猪。因此，有时采用兔进行皮肤刺激毒性试验时，由于兔的敏感性高于人，有可能会产生假阳性，试验时应注意此问题。故若受试药物不是大面积长期使用，轻度刺激反应可不予以重视。

经皮给药的制剂及有可能接触皮肤的非口服给药制剂，应进行皮肤刺激性试验。不需进行单独的皮肤刺激性试验的情况包括：在急性皮肤毒性试验、长期毒性试验或皮肤过敏性试验中已经评价过皮肤刺激性作用，或是受试物与拟进行临床研究的制剂相同或具有可比性时，可不进行此试验。

四、皮肤吸收试验

皮肤吸收是指药物透过完整皮肤进入血液的过程，包括渗透相和吸收相两个阶段。药物经皮肤吸收的速度与难易程度以及吸收特点具有十分重要的毒理学意义。目前，药物皮肤吸收试验主要有离体试验和整体试验。

1. 整体皮肤吸收试验 1984 年，Wester 等研究者发明了一种几乎无危害性整体经皮吸收的试验技术。任何化合物经皮渗透的量同皮肤微灌流量直接相关，设法产生与皮肤微灌流量相关的电压，通过测定皮肤给药后该电压的时相变化，可间接测算出化合物经皮肤吸收的速率。整体皮肤药物吸收、药动学测定也可采用在体皮肤微透析法，或者取皮肤组织匀浆后再进行测定。

2. 离体皮肤吸收试验 由于离体皮肤的表皮条件类似于整体皮肤，可影响经皮肤渗透的主要屏障是角质层，此外，真皮不影响渗透作用，因此建立了离体皮肤吸收试验。此方法的特点为简易、快速、灵敏等。

有静态渗透装置和流动渗透装置。静态渗透装置的渗透室为玻璃制品，分上、下两室，上室放药剂（通常是标记物），下室放接收液，接收液根据受试物性质不同采用中性盐溶液（适用于水溶性药物）。上、下室间放一个不锈钢细筛网托，离体皮肤放置上面。皮肤上再置一橡皮圈。上、下室对准，用螺钉夹紧。将药物置于皮肤表面由上室渗透到下室，上、下室均盖上密封瓶盖以防化合物挥发，全部渗透室用一塑料架支撑，塑料置于磁力搅拌器上。试验时，先放 10ml 接收液于下室，内置一小磁棒以搅匀接受液，盖紧瓶口。放好皮肤后，将一定量药液置于皮肤表面，上室盖以瓶盖。每隔一定时间自下室弯口处吸收接收液，进行测定。试验结束后测量渗透室内剩余接收液体积。计算受试药经皮肤渗透率。

流动渗透室装置是在静态渗透装置的基础上改良的一种新技术。在下室中加入灌流液，该液为一些白蛋白的水溶液或血浆，灌流液按 5ml/h 的流速经接收室从皮下流过，进入收集器中，从给药时开始，按一定时间换收集器，并测其中液体体积及药剂含量，以此计算该药剂经此吸收率。由于灌流液可以被吸收并运走经皮渗透的药剂，与整体条件更为近似，故认为相比于静态法更符合生理条件。

五、皮肤过敏试验

1. 概念 皮肤过敏性是指将受试物给予皮肤后，产生与免疫学反应相关的皮肤反应。皮肤过敏性试验主要观察动物的皮肤初次接触受试物后，再进行受试物激发接触，观察与检测是否产生全身或局部过敏反应的试验。同时，需考虑做 Buehler 试验（Buehler test，BT）、豚鼠最大化试验（guinea - pig maximization test，GPMT）。

2. 受试物 应采用与临床应用制剂一致，为含活性成分和赋形剂或含透皮促进剂的混合制剂，且符合临床用质量标准规定的受试物进行试验，同时注明其来源、名称、批号、赋形剂、含量（或规格）、保存条件及配制方法等，其中赋形剂和杂质等名称和量应尽可能明确，并附有研制单位的自检报告。若受试物为膏剂或液体，则一般不稀释；若受试物为固体粉末，则需与适量水或赋形剂混匀，以保证受试物与皮肤的良好接触。当使用赋形剂时，应考虑其对受试物透皮吸收的影响。所用赋形剂则应标明规格、批号和生产厂家，并符合试验要求。同时，应设立阴性对照组和阳性对照组。

3. 阳性对照组 推荐的阳性对照组有苯佐卡因、巯基苯并噻唑、二硝基氯苯、331 环氧树脂等，配制成 1% 致敏浓度和 0.1% 激发浓度。也可使用其他阳性对照物，但轻至中度的致敏剂在加佐剂和不加佐剂的试验中应分别至少有 30% 和 15% 有反应。

4. 实验动物及饲养条件 实验动物采用成年白色豚鼠，体重 300~500g，至少 18 只，雌雄各半。实验动物饲养条件同皮肤用药的急性毒性试验。

5. 试验方法

（1）分组 将体重均匀的豚鼠随机分成三组，每组 10 只，雌雄各半。分别为赋形剂对照组、阳性对照组、受试物组。

（2）致敏 将赋形剂、受试物及 1% 阳性致敏物 0.1~0.2ml（或 g）涂在同一动物脱毛区，采用合适的方法固定，持续作用 6 小时。于第 7 天和第 14 天，以同样方法重复一次。

（3）激发 于末次给受试物致敏后 14 天，将赋形剂、受试物及 0.1% 阳性致敏物 0.1~0.2ml（或 g）涂于同一豚鼠背部脱毛区，6 小时后去除受试物，立刻观察，然后于 24、48、72 小时再次观察皮肤超敏反应情况，各组结果按表 20-4 评分。

6. 结果评价及试验报告 试验结果按皮肤反应标准评分后，根据试验组与对照组豚鼠皮肤反应的差别，按表 20-4 判断受试物对皮肤超敏反应性质。

表 20-4 皮肤过敏反应评分标准

皮肤过敏反应强度	分 值
红斑形成	
无红斑	0
轻度红斑（勉强可见）	1
中度红斑（明显可见）	2
重度红斑	3
紫红色红斑并有焦痂形成	4

续表

皮肤过敏反应强度	分 值
水肿形成	
无水肿	0
轻度水肿（勉强可见）	1
中度水肿（明显可见，边缘高出周围皮肤）	2
重度水肿（皮肤隆起1mm，轮廓清楚）	3
严重水肿（皮肤隆起1mm以上或有水泡或破溃）	4

试验结果按上表标准记分，求出各组动物的平均积分值。同时应观察动物是否有哮喘、站立不稳或休克等全身过敏反应。数据可用 t 检验统计组间差异。反应平均分值 =（红斑形成总分值 + 水肿形成分值)/动物总数。为进一步反映受试物的致敏强度，也可按表20 – 5判断致敏率。致敏率为出现超敏反应皮肤红斑或水肿（不论程度轻重）的动物例数除以受试动物总数。致敏率（%）= 皮肤红斑和水肿动物总数/受试动物总数 × 100%。

表 20 – 5 皮肤过敏率分类

致敏率（%）	过敏反应强度	分级
0 ~ 10	弱致敏性	I
11 ~ 30	轻度致敏性	II
31 ~ 60	中度致敏性	III
61 ~ 80	高度致敏性	IV
81 ~ 100	极度致敏性	V

7. 过敏性试验设计需注意的问题 监测皮肤过敏性反应，通常采用涂皮或试验动物皮内或其他合理的试验方法。若文献报道产生其他过敏反应的化合物与受试药物的化学结构相同或相似，还应考虑采取适当的试验方法，考察其是否能引起其他过敏反应，如全身过敏性反应等。

实验动物在皮内或涂皮给予诱导剂量后，约经过10 ~ 14天的诱导期发生免疫反应，然后再给予激发剂量，观察是否出现了过敏反应。在诱导期和攻击期的皮肤反应及其程度均应进行对比，并与赋形剂组进行比较。

目前现有的试验方法仍存在某种程度上的不足，也可采用其他方法以获得更有价值的试验结果，但应阐明其合理性并说明具体方法及操作流程。

六、皮肤光过敏反应试验

1. 概念 光过敏性反应是指在局部或全身接触某些药物或化学物后，再暴露于太阳光下引起的类似过敏的反应，属于IV型迟发型过敏反应。光过敏性反应包括诱导阶段和激发阶段。临床表现为急性荨麻疹、迟发性疱疹或持续性湿疹，太阳光未照射部位的皮肤也经常产生过敏反应症状。

可引起光过敏反应的药物或化学物，往往具有环状结构，吸收光能后变成激活状态，并以半抗原形式与皮肤中的蛋白质结合成为药物 – 蛋白质复合物（全抗原），从而诱导抗体产生，经表皮的朗格汉斯细胞（Langerhans cell，LC）呈递给免疫活性细胞，引起过敏反应。光过敏反应有一定的潜伏期，发生时间相对较长，一般5 ~ 10天的连续用药和光照射可诱导免疫系统产生过敏反应。再次给药时，药物和光照作用24 ~ 48小时之内即会有光过敏反应发生。

2. 受试物 应采用与临床应用制剂一致，符合临床用质量标准规定的受试物进行试验，同时注明名称、来源、批号、含量（或规格）、赋形剂、保存条件及配制方法等，其中赋形剂和杂质等的名称和量应尽可能明确，并附有研制单位的质检报告。所用赋形剂应标明批号、规格和生产厂家，并符合试验要求。

应设立阳性对照组，推荐阳性对照组为溴化水杨酰苯胺。

3. 剂量设计 应设受试物组、阴性对照组和阳性对照组，受试物组给予临床用药剂量；阴性对照组应给予赋形剂或溶剂；阳性对照组给予溴化水杨酰苯胺。正式试验的每组动物数至少 6 只。

4. 实验动物及饲养条件 实验动物采用成年白色豚鼠，体重 300～500g，至少 18 只，雌雄各半。

动物饲养宜选择雌雄分笼饲养，自由摄水、饮食。饮用水应符合人用自来水标准。饲料应为含维生素 C 的全价颗粒营养饲料，并注明饲料生产商和批号；如饲料中不含维生素 C，则应供给蔬菜，每天每只动物约 50g，此时可不给水。动物室温度宜控制在 20～26℃，相对湿度为 40%～70%。如果用人工光线照明，应 12 小时明暗交替。

5. 试验方法

（1）Harber 法 涂抹受试物，照射紫外线，此操作隔日进行一次，共 3 次致敏。3 周后再次涂敷受试物的稀释液，30 分钟后照射紫外线激发。

（2）Morikawa 法 本法是 Harber 改良法，涂抹受试物，30 分钟后照射紫外线，本操作每周连续进行 5 天，共 2 周进行致敏。致敏 2 周后，涂抹受试物，30 分钟后照射紫外线进行激发。

（3）Horio 法 涂抹 20% 月桂醇硫酸钠，再涂抹受试物，立即照射紫外线，此操作每天进行一次，共 3 次致敏。14 天后再次涂抹受试物，照射紫外线激发。

（4）Adjuvant and Strip 法 先皮内注射 FCA（完全弗氏佐剂），用透明胶带擦伤皮肤透明角质层，涂抹受试物，照射紫外线，以上操作反复 5 次进行致敏，2 周后再次涂抹受试物，照射紫外线激发。

（5）Jordan 法 本法是用尼龙刷子擦伤皮肤后，涂敷受试物 1 小时后照射紫外线，此操作每周进行 5 次，连续 3 周进行致敏。2 周后再涂敷受试物，6 小时后照射紫外线，此操作连续进行 2 天激发。

（6）Maurer 法 涂抹受试物，1 小时后照射紫外线及可见光线进行致敏。分别在 6 周和 9 周后，连续 3 天涂敷受试物，30 分钟后照射紫外线进行激发。

（7）Vinson 法 涂抹受试物，照射紫外线，本操作每天一次，连续 5 次进行致敏。7～10 天后，再次进行涂敷受试物，照射紫外线进行激发。

6. 结果评价 比较对照组和受试组对皮肤光敏性试验的反应进行综合评价。在分析结果时，务必遵守各试验方法的判定标准与评分，对受试物的皮肤光敏性反应进行评价与分析。阳性结果时，应进行追加试验，如与已知阳性物质的比较试验及用其他具有很好合理性的方法进行试验，其中非擦伤性试验方法有利于光敏性反应评价。另外，光敏性是光毒性和光敏性两类混合难分的反应，需要时应追加研究光毒性试验。

七、皮肤光毒性试验

1. 概念 光毒性反应是指皮肤或全身接触化学物质后，药物吸收的紫外光能量在皮肤中释放导致皮肤损伤的作用，即经紫外光照射所引起的一种皮肤毒性反应。通常由紫外线 B 引起，偶尔也与紫外线 A 有关。

光毒性反应是光敏性反应中最常见的一种反应，具有剂量依赖性，其临床表现与晒伤相似。急性光毒性表现为水肿、红斑、水疱、皮肤瘙痒，严重者可产生局部坏死、溃烂或表皮脱落；慢性光毒性可表现为色素沉着和受损部位皮肤增厚。某些具有多个苯环结构的药物（吩噻嗪类、磺胺类等），在 <320nm 的紫外光线照射下，可转化为活性中间产物，产生直接的皮肤细胞毒性反应。

2. 受试物 应采用与临床应用制剂一致，符合临床质量标准规定的受试物进行试验，同时注明其名称、来源、批号、含量（或规格）、赋形剂、保存条件及配制方法等，其中赋形剂和杂质等的名称和含量应尽可能明确，并附有研制单位的质检报告。所用赋形剂应标明批号、规格和生产厂家，并符合试验要求。

应设阳性对照组。推荐的阳性对照物为 8 - 甲氧基补骨脂素。

3. 剂量设计 应设阴性对照组、阳性对照组和受试物不同剂量组，受试物低剂量组给予临床用药剂量，高剂量组给予不引起皮肤刺激反应的浓度。阴性对照组应给予高剂量组浓度相同的赋形剂或溶剂；阳性对照组给予 8 - 甲氧基补骨脂素。正式试验的每组动物数至少 6 只。

4. 实验动物及试验条件　实验常采用成年白色或无毛豚鼠，体重 300 ~ 500g，至少 18 只，雌雄各半；可选择小鼠，体重 18 ~ 20g，至少 10 只，雌雄各半。试验动物饲养条件同皮肤用药的急性毒性试验。

5. 光源

（1）UV 光源

1）UV 光源　照射光源为波长 320 ~ 400nm 的 UVA 光源，如含有 UVB，其剂量不得超过 $0.1J/cm^2$。

2）强度的测定　UV 光源使用前需用辐射剂量仪在试验动物背部照射，照射区设 6 个点测定光强度（mW/cm^2），以平均值计（$1mW/cm^2 = 1mJ/cm^2 \cdot s^{-1}$）。

3）照射时间的计算　照射剂量为 10 J/cm^2，按下式计算照射时间。照射时间（s）= 照射剂量（$10000mJ/cm^2$）/光强度 $[mJ/(cm^2 \cdot s^{-1})]$。

（2）黑光灯光源

1）黑光灯光源　220V，40W 黑光灯，波长 320 ~ 450nm，峰值 360 nm，加 3mm 厚的窗玻璃滤去致红斑的波长部分（290 ~ 340 nm）。

2）强度　10 ~ 22μW/ cm^2。

3）照射时间　连续 24 小时。

6. 试验操作

（1）局部用药操作　试验前 18 ~ 24 小时，将豚鼠脊柱两侧皮肤进行脱毛处理（可剪、剃或用适宜的脱毛剂），确保试验部位皮肤完好、无损伤及异常表现。备四块去毛区，每块去毛面积约为 2cm×2cm。

将动物固定在制动器上，按表 20 - 6 所示，在动物去毛区 1 和去毛区 2 涂敷 0.2ml（g）阳性对照药或受试物，去毛区 3 和去毛区 4 涂敷同体积（量）的赋形剂或溶剂。给药 30 分钟后，左侧用铝箔覆盖，胶带固定，右侧用 UV 光源进行照射。光照后给药部位残留的受试物或对照物应用温水清洗干净，将动物送回笼具。

表 20 - 6　动物去毛区的试验安排

去毛区编号	试验处理
1（左上区）	涂阳性对照药或受试物，不照射
2（右上区）	涂阳性对照药或受试物，照射
3（左下区）	涂赋形剂或溶剂，不照射
4（右下区）	涂赋形剂或溶剂，照射

（2）全身给药操作　试验前仔细检查双耳，剔除耳朵有明显或可疑红斑或水肿动物。给药 15 分钟后将小鼠放入特制的鼠笼（约 6cm×6cm×6cm），覆盖窗玻璃，将灯管调节至距小鼠耳部 12 cm 处，照射 24 小时。

7. 观察指标　分别于豚鼠试验结束后 1、24、48 和 72 小时观察皮肤反应，根据表 20 - 7 判定每只动物皮肤反应的分值。豚鼠试验观察 7 天后，检查耳朵、尾部或背部的变化。评价时可用耳朵的肿胀厚度（耳指数）或重量进行定量分析。根据表 20 - 8 评价。

表 20 - 7　皮肤反应的评分标准

水肿形成、红斑和焦痂形成	分值
无水肿	0
非常轻度水肿，勉强可见	1
轻度水肿（边缘清晰）	2
中度水肿（皮肤隆起约 1mm）	3

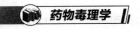

续表

水肿形成、红斑和焦痂形成	分值
重度水肿（皮肤隆起大于1mm，并超过涂受试物的区域）	4
无红斑	0
轻微红斑	1
明显的红斑	2
中度至重度的红斑	3
重度红斑（鲜红色）至轻度焦痂形成（深层损伤）	4

表20-8　小鼠光毒性反应评价标准

红斑及水肿情况	评价
双侧耳与正常鼠耳无差别	阴性
单侧或双侧耳出现红斑或水肿	轻度
单侧或双侧耳出现组织坏死	中度
单侧或双侧耳出现溃烂或脱落	重度

8. 结果评价　单纯涂受试物而未经照射区域未出现皮肤反应，而涂受试物后经照射的区域出现皮肤反应分值之和为2或2以上的动物数为1只或1只以上时，判定为受试物具有光毒性。

第三节　眼睛用药的刺激性试验

一、眼刺激性试验

1. 概念　观察动物经眼给予受试物后，在眼前部表面产生的可逆性炎症反应的试验。

2. 受试药　应与临床应用制剂一致。

3. 剂量设计　一般采用与临床应用制剂相同剂量，设一个剂量组。受试物若是液体则每只眼睛滴入0.05~0.1ml；如是固体或半固体则涂敷0.1g。应设置赋形剂对照或生理盐水对照，必要时采用已上市制剂作阳性对照。

4. 实验动物及饲养条件　首选成年健康白色家兔，每组动物数至少3只，体重2.5~3kg，雌雄不拘。应设赋形剂或生理盐水对照组，可采用同体左右侧自身对照法。试验前24小时对每只动物的双眼进行检查（包括使用荧光素钠检查）。有角膜缺陷、结膜损伤和眼睛刺激症状的动物不能用于试验。

家兔宜选择单笼饲养。自由饮食、摄水，饲料应为全价颗粒营养饲料，并注明饲料生产商和批号；家兔饮用水应符合人用自来水标准，动物室温度宜控制在15~26℃，相对湿度为40%~70%。换气次数应为10~20次/分。如果用人工光线照明，应12小时明暗交替。

5. 试验操作　试验人员轻轻拉开眼睑，将受试物滴入或涂敷于眼结膜囊内，然后轻合眼睑约10秒，一般不需冲洗眼睛。给药期限应根据受试物拟用于临床的情况来决定，需多次给药时，每天给受试物的次数应与临床用药频率相同，连续给受试物2~4周，一般不超过4周。

6. 观察指标

（1）观察期限　观察时间需根据受试物的特点和刺激性反应情况来选择。通常单次给药眼刺激试验，在给药后1、2、4、24、48和72小时对眼部进行检查，也可根据受试物的特点适当调整观察时间。多次给药眼刺激试验，每天给药前以及最后一次给药后1、2、4、24、48和72小时对眼部进行检查，也可根据受试物的特点适当调整观察时间。如果在72小时未见任何刺激症状，试验则可结束。如存在持久性损伤，有必要延长观察期限，但一般不超过 21 天。

（2）观察指标　一般采用裂隙灯（或手持裂隙灯）观察结膜、角膜和虹膜等反应，也可根据刺激性反应情况采用其他的合适器械（如放大镜、生物显微镜等）检查分泌物，并进一步用荧光素染色检查。每次检查，都应记录眼部反应的分值（表 20 - 9）。除观察所列出的角膜、结膜和虹膜损伤外，其他所观察到的损伤也应记录和报告。

表 20 - 9　眼刺激反应分值标准

眼刺激反应	分值
角膜混浊	
无混浊	0
散在或弥漫性混浊，虹膜清晰可见	1
半透明区易分辨，虹膜模糊不清	2
出现灰白色半透明区，虹膜细节不清，瞳孔大小勉强可见	3
角膜不透明，由于混浊，虹膜无法辨认	4
虹膜	
正常	0
皱褶明显加深，充血、肿胀、角膜周围有轻度充血，瞳孔对光仍有反应	1
出血，肉眼可见坏死，对光无反应（或出现其中一种反应）	2
结膜	
血管正常	0
血管充血（系指睑结膜、球结膜部位）呈鲜红色	1
血管充血呈深红色，血管不易分辨	2
弥漫性充血呈紫红色	3
水肿	
无水肿	0
明显水肿（包括瞬膜）	1
轻微水肿，伴有部分眼睑外翻	2
水肿至眼睑近半闭合	3
水肿至眼睑超过半闭合	4
分泌物	
无分泌物	0
少量分泌物	1
分泌物使眼睑和睫毛潮湿或黏着	2
分泌物使整个眼区潮湿或黏着	3

注：眼刺激反应最高综合评分为 16 分。

7. 结果评价　按表 20 - 9 的要求，详细论述试验过程，将每个观察时间点每个动物的眼角膜、虹膜和结膜的刺激反应分值相加得总积分，将每组的积分总和除以动物数，即得最后平均分值。按表 20 - 10 判断其刺激程度。值得注意的是有时家兔所出现的刺激反应大于人的反应。

表 20 - 10　眼刺激性评价标准

眼刺激性评价分值	眼刺激性评价
0 ~ 3	无刺激性
4 ~ 8	轻度刺激性
9 ~ 12	中度刺激性
13 ~ 16	强度刺激性

二、眼刺激试验离体替代方法

1. 离体器官模型 采用较大型的被宰杀动物（鸡、牛、猪、兔）的眼球或角膜等作为眼刺激试验材料，通过检测角膜浑浊、水肿及荧光素滞留并进行组织学观察，判断与评价受试物的眼刺激性。

2. 鸡胚绒毛膜尿囊膜试验 利用鸡胚绒毛膜尿囊膜血管与眼黏膜组织结构类似的特点，以鸡胚绒毛膜尿囊膜为替代材料研究化学物质的眼刺激性。

3. 基于细胞功能的试验 主要包括硅胶微生物仪检测试验和荧光素漏出试验。荧光素漏出试验以导致培养单层或多层细胞荧光素漏出 20% ~50% 时的受试物浓度为检测指标，评价受试物对细胞屏障功能的影响；硅胶微生物仪检测试验以受试物对培养细胞后培养液 pH 的改变，评价受试物对细胞能量代谢功能的影响，以代谢率下降 50% 时的浓度为评价指标。

第四节　肌内注射用药的局部刺激性试验

1. 概念 观察动物肌内注射受试物后，给药部位肌肉炎症反应情况。

2. 受试药 应与临床应用制剂一致。

3. 剂量设计 通常采用与临床制剂相同剂量，设一个临床剂量或高于临床剂量组，给药容积及速率应根据临床用药方案、动物情况等调整。给药期限应根据受试物拟用于临床应用的情况来决定，多次给药一般不超过 7 天。

4. 实验动物及饲养条件 首选健康白色家兔，也可选用大鼠。动物数每组不少于 2 只，家兔体重 2.5 ~3kg，大鼠体重 250 ~300g。雌雄不拘。应设生理盐水或溶剂对照。

家兔宜选择单笼饲养，大鼠宜雌雄分笼饲养。自由饮食、摄水，饲料应为全价颗粒营养饲料，并注明饲料生产商和批号；饮用水应符合人用自来水标准，动物室温度宜控制在 18 ~26℃，相对湿度为 40% ~70%。换气次数应为 10 ~20 次/分。如果用人工光线照明，应 12 小时明暗交替。

5. 试验操作及观察指标 试验时分别在家兔左右两侧股四头肌内以无菌操作法各注入一定量的受试物。注射后 48 小时牺牲动物，解剖取出股四头肌，纵向切开，观察注射部位肌肉的刺激反应，按表 20 – 11 计算相应的反应级，并进行局部组织病理学检查。

表 20 – 11　肌肉刺激反应分级标准

肌肉刺激反应	反应级
无明显变化	0
轻度充血，范围在 0.5cm×1.0cm 以下	1
中度充血，范围在 0.5cm×1.0cm 以下	2
重度充血，伴有肌肉变性	3
出现坏死，可有褐色变性	4
出现广泛性坏死	5

6. 结果评价 根据表 20 – 21 计算出 4 块股四头肌反应级的总和。若各股四头肌反应级的最高与最低之差 >2 时，应另取 2 只动物重新试验。在最初或重试的 2 只家兔 4 块股四头肌反应级之和 <10 时，则认为供试品的局部刺激试验符合规定。

第五节　静脉给药的局部刺激性试验

静脉给药的局部刺激性试验详见第 19 章第三节中血管刺激性试验。

第六节　滴鼻剂和吸入剂的毒性试验

1. 概念　观察受试药物经呼吸道给予后，呼吸道黏膜炎症反应情况。

2. 受试物　应与临床应用制剂一致，一般为液体或喷雾剂。

3. 剂量设计　一般采用与临床制剂相同的剂量，设一个临床剂量或高于临床剂量组。给药频率根据临床应用情况而定。

4. 实验动物及饲养条件　一般可选择豚鼠、大鼠或家兔，其中大鼠应选择 SPF 级。每组至少 3 只动物，雌雄不拘。动物体重家兔 2～3kg，大鼠、豚鼠 250～300g。

大鼠及豚鼠应选择雌雄分笼饲养，家兔宜选择单笼饲养。自由饮食、摄水，饲料应为适合所选动物的全价颗粒营养饲料（豚鼠应注意补充维生素 C），并注明饲料生产商和批号；家兔及豚鼠饮用水应符合人用自来水标准，大鼠饮用水应符合 SPF 级动物标准。动物室温度，家兔及豚鼠宜控制在 18～26℃，相对湿度 40%～70%。大鼠宜控制在 20～25℃，相对湿度 40%～70%。换气次数为 10～20 次/分。如果用人工光线照明，应 12 小时明暗交替。

5. 试验操作　将受试药物滴入动物鼻腔内或用喷雾剂喷雾给药，也可将动物置于喷雾室，使药物均匀喷出。每次给药与黏膜接触至少 2～4 小时。

6. 观察指标　给药后观察动物临床表现，如呼吸次数与频率、心率、心律、动物的精神状态、是否出现惊厥、动物的死亡情况等；是否出现局部刺激症状，如哮喘、咳嗽、呕吐、窒息等。于最后一次给受试药物后 24 小时牺牲动物，观察鼻、喉、气管、支气管等呼吸道黏膜有无充血、红肿等现象，并进行病理组织学检查。

7. 结果评价　根据肉眼观察和组织病理学检查的结果进行综合判断与评价。

第七节　直肠、阴道制剂的毒性试验

一、直肠刺激性试验

1. 定义　观察动物经直肠给予受试物后，直肠黏膜炎症反应情况。

2. 受试物　应于临床应用制剂一致。一般为栓剂、液体或膏剂。

3. 剂量设计　给药容积可参考拟订的人体治疗容积或不同动物种属的最大给药量。给药频率根据临床应用情况而定，通常每天 1～2 次，至少 7 天。

4. 实验动物及饲养条件　首选健康家兔，也可选用犬。动物数每组不少于 3 只，家兔体重 2.5～3.0kg，犬体重 6～8kg。雌雄不拘。应设生理盐水或溶剂对照。

家兔或犬宜选择单笼饲养，自由饮食、摄水，饲料应为全价颗粒营养饲料，并注明饲料生产商和批号；饮用水应符合人用自来水标准，动物室温度宜控制在 18～26℃，相对湿度 40%～70%。换气次数应为 10～20 次/分。如果用人工光线照明，应 12 小时明暗交替。

5. 试验操作　分别将受试样品置入动物直肠内。每次给药与黏膜接触至少 2～4 小时，必要时可封闭肛门一定时间。

6. 观察指标 给药后观察动物临床表现，是否有疼痛表现；观察粪便颜色与黏稠度；观察动物的死亡情况。于最后一次给受试药物后 24 小时牺牲动物，取出肛门括约肌和肛门区域黏膜，观察有无充血、红肿等现象，并进行肛周黏膜的病理组织学检查。

7. 结果评价 根据肉眼观察和组织病理学检查的结果进行综合判断。

二、阴道刺激性试验

1. 概念 观察动物经阴道给予受试物后，阴道黏膜炎症反应情况。

2. 受试物 应与临床应用制剂一致，一般为栓剂、液体或膏剂。

3. 剂量设计 给药容积可参考拟订的人体治疗容积或不同动物种属的最大给药量。给药频率根据临床应用情况而定，通常每天 1 ~ 2 次，至少 7 天。

4. 实验动物及饲养条件 首选健康家兔，也可选用大鼠或犬。动物数每组不少于 3 只。家兔体重 2.5 ~ 3.0kg，大鼠体重 250 ~ 300g，犬体重 6 ~ 8kg。全部雌性。应设生理盐水或溶剂对照。家兔或犬宜选择单笼饲养，自由饮食、摄水，饲料应为全价颗粒营养饲料，并注明饲料生产商和批号；家兔或犬饮用水应符合人用自来水标准，动物室温度宜控制在 18 ~ 26℃，相对湿度 40% ~ 70%。换气次数应为 10 ~ 20 次/分。如果用人工光线照明，应 12 小时明暗交替。

5. 试验操作 将受试品置入动物阴道内。每次与黏膜接触至少 2 ~ 4 小时。

6. 观察指标 给药后观察动物临床表现，是否出现疼痛表现；观察阴道分泌物的量、颜色和黏稠度；观察动物死亡情况。于最后一次给受试药物后 24 小时牺牲动物，取出阴道及子宫，观察有无充血、红肿等现象，并进行阴道黏膜的病理组织学检查。

7. 结果评价 根据肉眼观察和组织病理学检查的结果进行综合判断。

本章小结

局部用药的毒性反应指局部用药后引起的毒性反应，包括皮肤用药、皮下注射、滴眼剂、滴鼻剂、黏膜用药及肌内注射等。局部用药全身毒性试验的方法和评价指标与全身性用药的毒性试验相同。用药部位局部刺激性试验的基本方法，通过肉眼观察及组织切片镜检，综合评价给药局部病理性改变的发展和转归情况。观察可能出现的毒性反应，检测相关的临床研究指标，并为临床解毒或解救措施提供参考，保障临床用药的安全、有效。局部用药毒性评价研究过程必须执行药物非临床研究质量管理规范（GLP）。根据受试药物的特点选择适合的方法，再按照每种方法的操作规程严格执行，最终对药物的局部用药毒性进行综合的判断与评价。

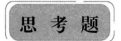
思 考 题

题库

1. 简述局部用药毒性的概念。
2. 简述皮肤刺激性试验、光过敏反应试验的方法。
3. 简述眼睛用药的刺激性试验的方法。
4. 简述直肠刺激性试验的方法。

（章常华）

第二十一章

生物/基因类药物安全性评价

案例解析

【案例】 患者，男，23岁，因上肢、胸腹部皮肤大面积烧伤，经对症支持治疗、抗菌治疗后进行了局部植皮，并于皮下注射重组人生长激素4.5U/d以配合治疗重度烧伤，用药10分钟后患者全身出现红疹、瘙痒、口唇发麻、心率加快等症状。给予异丙嗪25mg肌内注射后症状好转，次日用药后又出现上述症状，进行抗过敏处理后停药。

【问题】 患者为何在注射重组人生长激素后出现过敏症状？如何减少过敏反应的发生？

扫描看解析

近年来，以基因组学、蛋白组学、细胞工程、基因编辑为代表的生物技术取得了令人瞩目的成果，推动了生物类药物飞跃式发展。生物类药物（biopharmaceutics）是利用生物体、生物组织或器官等成分，综合运用多学科的原理与方法制得的一大类药物，包括生化药物（biochemical drugs）、生物技术药物（biotechnology drugs）和生物制品（biological products），三者在内容上无明显界限，所以通常也以生物制品或生物技术药物代称生物类药物。

生物技术很早就被用于人类疾病的治疗，如接种牛痘等。到20世纪80年代中期，生物类药物才逐渐应用于医疗领域。自1982年第一个生物类药物——人胰岛素上市至今，生物类药物已经发展成一大类药物。生物类药物以其经济、高效、副作用少等特点，展现出化学药物无法替代的优势，为广大患者所接受。

生物类药物并非人体内天然产物，由于其稳定性差、易失活和变性、序列或结构与机体成分不一致、分子量巨大且易形成聚合物等特点，可能造成免疫毒性反应。生产过程中，生物类药物难以避免地带入DNA、病毒、宿主细胞成分等杂质。部分生物类药物是细胞因子，在体内具有旁分泌或自分泌的特性，其受体在人体广泛分布。以上原因导致生物类药物在临床应用后可能会出现明显的、无法预料的不良反应，因此生物类药物的安全性评价与常规化学药物、中药制剂相比，既具有共同性，又具有特殊性。

国家市场监督管理总局于2020年1月15日通过的《药品注册管理办法》中定义生物制品为以微生物、细胞、动物或人源组织和体液等为起始原材料，用生物学技术制成，用于预防、治疗和诊断人类疾病的制剂。为规范生物制品注册申报和管理，《药品注册管理办法》明确地将生物制品分为预防用生物制品、治疗用生物制品和按生物制品管理的体外诊断试剂。

预防用生物制品是指为预防、控制疾病的发生、流行，用于人体免疫接种的疫苗类生物制品，包括免疫规划疫苗和非免疫规划疫苗。

治疗用生物制品是指用于人类疾病治疗的生物制品，如采用不同表达系统的工程细胞（如细菌、酵母、昆虫、植物和哺乳动物细胞）所制备的蛋白质、多肽及其衍生物；细胞治疗和基因治疗产品；变态反应原制品；微生态制品；人或动物组织或体液提取或通过发酵制备的具有生物活性的制品等。生物制品类体内诊断试剂按照治疗用生物制品管理。

按照生物制品管理的体外诊断试剂包括用于血源筛查的体外诊断试剂、采用放射性核素标记的体外诊断试剂等。

第一节　生物类药物的安全性

微课

一、生物类药物安全性评价的特殊性

生物类药物的产品包括激素、生长因子、细胞因子、血液制品、单克隆抗体、抗体相关性产品、疫苗、核酸类产品等。这些药物具有一定的共同特点：为生物体的基本生化成分类药物；具有细胞和组织特异性；具有一定的生物活性或生理功能，能够参与、影响和调控人体代谢和生理功能。生物类药物与化学药品和中药制剂相比，在安全性评价时应重点注意以下问题。

1. 结构确证不完全性　生物类药物化学成分为蛋白质、多肽、多糖、核酸类等大分子物质，分子量一般为几千至几十万，活性主要取决于核酸、氨基酸序列和空间结构等。目前的元素分析、X射线衍射、紫外法、红外法、质谱法和核磁共振光谱法等方法均难以证实其化学结构。

2. 种属特异性　生物类药物最终的作用靶点通常为受体、核酸序列或抗原表位。首先，人与动物之间、动物与动物之间、同种生物大分子在结构或功能上均可能存在差异，因此一个生物类药物在人体和动物体内表现的生物活性可能不同。其次，不同种属动物对同一生物类药物也可能表现出不同反应。故而生物类药物需要采用相关动物进行安全性评价，要求相关动物体内既表达所需的受体或抗原表位，又表现出类似的组织交叉反应性。有些药物，没有与人有组织交叉反应的动物，只能使用人体组织细胞进行简化的临床前安全性评价，再经严格临床试验来综合评价其安全性。

3. 多功能性　生物类药物作用的受体在同一生物体内可能广泛分布，导致药物作用于多种组织或细胞，在人体内互相诱生、相互调节、彼此协同或拮抗，形成网络效应，从而产生多种药理作用或毒理作用。如生长因子就具有调节骨骼系统、消化系统、血液系统、呼吸系统、内分泌系统、生殖系统、免疫系统和神经系统的多种作用。这也是生物类药物临床前安全评价的关注重点之一。

4. 免疫原性　免疫原性是药物诱导免疫系统发生相应反应的能力，在重复给药时，尤其是大分子蛋白重复给药时极易发生。免疫毒性是指受试药物引起免疫抑制或增强、过敏反应或自身免疫反应，结果导致免疫效应细胞和抗体对自身组织进行病理性免疫应答，引起组织结构的损伤。研究多数化学药物或中药制剂的免疫毒性时，免疫原性问题并不突出，但研究生物类药物的免疫毒性问题应包括免疫原性。

生物类药物的安全性评价中重点评估的一项就是评价非期望的免疫原性。生物类药物对人或动物而言大多是异源大分子，具有免疫原性，随即诱发的免疫反应可能对安全性评价的结果产生影响。在临床前安全性评价中应考虑以下因素：抗体形成对不良反应范围和程度的影响、补体活化引起的毒性干扰、与免疫复合物的形成和沉积有关的病理变化。

5. 质量受多种因素的影响 生物类药物受多种因素的影响，容易变性和失活，期间或产生新的生物活性。生产时由于菌种及细胞系的稳定性变化，在生物合成时易引入特殊杂质和污染物等原因，可能导致生物活性的变化。使用时生物类药物在体内的半衰期短，容易降解失活，降解产物容易引起免疫反应等。

知识链接

胰岛素的发展

胰岛素发展至今，已经历 3 个发展阶段。第一代胰岛素为动物胰岛素，从不同哺乳动物（牛、羊、猪）的胰腺中提纯，其中猪胰岛素与人胰岛素最为接近。但动物胰岛素与人胰岛素的氨基酸序列略有差异，容易诱发免疫反应，引起注射部位皮下脂肪萎缩或偶发过敏反应等。第二代胰岛素是重组人胰岛素，自 20 世纪 80 年代开始，通过重组 DNA 方法制造，其结构和人体自身分泌的胰岛素相同。相比动物胰岛素，人胰岛素稳定性高，保存时间长，较少发生过敏反应或胰岛素抵抗，皮下脂肪萎缩的现象基本消失，注射量比动物胰岛素平均减少 30%。第三代胰岛素是胰岛素类似物，针对胰岛素 B 链的氨基酸进行有目的地改造或修饰，以期研制出性能优于人胰岛素、满足糖尿病及其并发症治疗需要的胰岛素类似物。

二、生物类药物安全性评价的目的和内容

生物类药物的安全性评价贯穿非临床实验、临床试验和上市后评价阶段，本章重点阐释其临床前安全性评价。

1. 生物类药物安全性评价的目的 不同于化学药物，生物类药物的不同产品之间，特点及毒性反应不完全一致，目前国内外尚未形成普遍接受的生物类药物毒理试验规范。大体上，在临床前毒性试验一般性原则的指导下，应根据具体的生物类药物的特点，制定出能反映该品种特点的试验方案，即国外资料中"case by case"原则。生物类药物临床前安全性评价的目标与一般药物的目标基本一致，但同时还应考虑微生物、免疫、药理、致病性、生物分布及一般安全性、物种差异引起效能变化及临床使用方案等问题。生物类药物临床前安全性评价的主要目的有：①确定人体使用的安全起始剂量和随后的剂量递增方案；②确定潜在毒性靶器官并研究毒性的可逆性；③确定临床检测的安全性参数；④发现毒性作用机制或发病机制。

2. 生物类药物安全性评价的内容 国家药品监督管理局制定的《生物制品注册分类及申报资料要求》，将生物制品分为预防用生物制品、治疗用生物制品和按生物制品管理的体外诊断试剂。

对于预防用生物制品，根据《预防用生物制品临床前安全性评价技术审评一般原则》，重点关注疫苗的免疫毒性，包括超敏反应和自身免疫等。其研究内容包括长期毒性试验、急性毒性试验、局部刺激性试验、过敏试验、生殖毒性试验、其他特殊考虑（免疫原性试验、保护力试验、佐剂等）。

对于治疗用生物制品，需要对外源因子进行安全性系统分析；药理毒理研究资料部分，比化学药物多了免疫毒性和（或）免疫原性的研究要求。根据《治疗用生物制品非临床安全性技术审评一般原则》，非临床安全性评价主要考虑三方面的安全性问题：①生物制品药理作用的放大或延伸；②免疫毒性（包括免疫原性、免疫抑制、刺激反应及过敏反应）；③杂质或污染物所致毒性。其研究内容有生物活性测定/药效学试验、一般药理学试验、急性毒性试验、长期毒性试验、免疫原性/毒性试验、生殖毒性试验、遗传毒性试验、致癌性试验、局部耐受性试验、药代动力学/毒代动力学试验等。生物活性测定有助于毒理学结果的评价。在安全性研究过程中监测药效学/生物活性指标可提供在疾病状态下的安全性信息。一般药理学试验的目的在于提示治疗用生物制品对机体主要生理系统功能（如心血管、呼吸、泌尿和中枢

神经系统）的影响，测量潜在毒性的功能指数。急性毒性试验可获得剂量与全身和（或）局部毒性之间的剂量－反应关系，试验结果有助于选择长期毒性试验的剂量。急性毒性试验设计一般应包括恢复期，以观察毒性的可逆性、潜在的药理/毒性反应加剧和（或）潜在的延迟毒性。免疫毒性和（或）免疫原性试验需评价药物的潜在免疫原性，同时也评价药物对免疫系统的损害作用。治疗用生物制品通常不需要进行常规的遗传毒性试验和致癌试验，但如果制品存在有特殊的遗传安全性担忧或致癌可能性，则应进行相关研究。局部耐受性试验针对拟上市制剂，某些情况下可在急性或长期毒性试验中进行评价。治疗用生物制品的药代动力学研究应提供相关动物模型中的吸收、分布和清除的数据，以便根据暴露水平和给药剂量预测其安全范围，特别要注意中和抗体的存在和其对药动学的影响。

对于按生物制品管理的体外诊断试剂，由于主要原材料可能是由各种动物、病原体、人源的组织和体液、放射性同位素等材料经处理或添加某些物质制备而成，为保证产品在运输、使用过程中使用者和环境的安全，研究者应对上述原材料所采用的保护性措施进行说明。生物类药物安全性评价的影响因素见表 21 - 1。

表 21 - 1　生物类药物安全性评价的影响因素

评价内容	影响因素
微生物安全性	外来感染源：细菌、支原体、真菌、病毒、克雅病原体等 转基因产品体内重建为强复制型病毒载体的潜能 细胞携带同源性或异源性病毒，如反转录病毒、EB 病毒、巨细胞病毒 在环境中扩散的可能性，如微生物载体播散
免疫学安全性	抗药物抗体 宿主细胞的蛋白质或其他杂质 转基因产品的病毒载体 细胞治疗中的杂质细胞 组织（器官类）产品中的"外源"表位 DNA 疫苗的免疫耐受性
药理学安全性	扩大的药理作用或意外的受体结合 分布于非靶组织 细胞治疗中细胞表型、功能和定位的改变
生物分布	治疗中所用基因及细胞分布及其体内的持续时间 转基因产品转移至生殖细胞 转基因产品的插入突变 载体播散及病毒传播 产品（如生长因子）活性或药理作用、免疫调节活性
致癌性	产品中残留的致癌性 DNA 转基因产品的插入突变 细胞治疗中供体的恶化或癌前细胞 细胞培养过程导致永生化、恶性转化和生长因子非依赖性 细胞治疗产品中的杂质细胞
一般安全性问题	蛋白质、病毒载体的物理特性 共价结合性配体分子，如毒素 产品配方及赋形剂 局部耐受性

三、生物类药物临床前安全性评价的总体原则

在设计生物类药物临床前安全性评价方案时应遵循以下总体原则。

1. 毒性研究应以药物为基础　如药物的理化性质、生物学特性、作用方式及药理作用、药代动力学等，充分考虑药物在使用过程中的稳定性和给药量的恒定。

2. 动物种属的选择　生物类药物临床前安全性评价结果的可靠性和代表性，很大程度取决于动物毒

性反应和人体不良反应之间的相关性，因此选择一种与人体不良反应相关的相关动物对于临床前安全性评价至关重要。传统化学药物需要使用两种实验动物进行安全性评价，由于生物类药物大多数作用于特定的受体，很难与其他受体作用，原则上选择的试验动物需要体内药物靶标的表达与人接近，具有与人体类似的亲和力，并产生相似的药理作用。一般通过体外受体结合试验、组织结合试验、亲和力试验、细胞功能试验、动物体内药理活性筛选等确定相关种属的动物。

对于生物类药物而言，如果能够找到相关动物并充分了解该生物类药物的生物学活性时，可只使用一种动物。但前期试验或文献检索发现不同物种的毒性反应有差异，或用一种动物无法充分阐明某些临床不良反应时，应使用一种以上的动物。若不存在相关动物，可用表达人类药物靶标的转基因动物或同系蛋白进行试验。

3. 给药方式（包括给药途径、剂量、次数及周期）　给药方式应尽可能与临床一致，并参考受试动物的药代动力学和生物利用度，如果药物生物利用度低，给药途径可与临床不一致。选择的剂量应能提供量－效关系信息，包括中毒剂量和无不良反应剂量。若受试药物活性成分清除较快，可增加给药次数。最高剂量可通过药代动力学模型进行选择，一般为试验动物体内达到最大预期药理作用的剂量，或 10 倍于临床最大给药剂量的剂量。

4. 抗药抗体的检测　选择不易产生抗体的试验动物进行试验。长期毒性试验时，考虑生物类药物的免疫原性，必须检查是否产生抗体，以及分析抗体形成后对药理效应的影响，查清产生抗体的抗原来源为受试药物还是杂质。

5. 其他　由于生物类药物情况复杂，某些情况下一些毒性试验可以省略。毒性试验的设计可参考化学药物毒性试验指导原则。

四、预防用生物制品的临床前安全性评价

治疗用生物制品目前上市品种不多，而且对受试药物的毒性试验内容没有强制要求，可采用个案的方式灵活处理。本章以预防用生物制品为例，系统介绍生物类药物临床前安全性评价。预防用生物制品是指为了预防、控制传染病的发生、流行，用于人体预防接种的生物制品。预防用生物制品最成功的例子就是疫苗，疫苗含有抗原，是能够诱导人体产生特异性主动免疫的制剂，具有保护机体免受感染原、毒素及感染原引起的抗原性物质损伤的作用。

疫苗临床前安全性评价的主要目的是通过相关动物来考察疫苗的安全性，包括观察对免疫器官和其他毒性靶器官的影响、毒性的可逆性及与临床相关的其他参数；预测其在大规模人群中使用时可能出现的不良反应，降低临床试验受试者和临床使用者的承担风险，并为临床试验方案的制订提供依据。

疫苗可能导致的毒性反应主要包括：①制品成分本身作为毒性物质对机体造成的直接损伤；②诱导免疫系统引起的与免疫相关的毒性；③污染物和残余杂质引起的毒性。值得注意的是，常规药物安全性评价的方法并不完全适用于疫苗，因为疫苗接种的目的是通过诱导免疫系统产生抗体和（或）效应 T 细胞，激发人体自身产生针对病原体的适应性免疫力，所以以疫苗最主要的潜在毒性来自于免疫系统相关的毒性。疫苗临床前安全性评价重点考察局部刺激性试验和过敏性试验，一般情况下不需要进行安全药理学、遗传毒性、致癌性等试验。在疫苗临床前安全性评价前要完成免疫原性研究，确定相关动物和免疫程序，不同疫苗应针对其不同特点进行试验设计。

（一）试验设计中的重点问题

1. 相关动物　根据免疫原性研究，选用的相关动物应符合以下条件：对疫苗预防的感染原或毒素敏感，可反映在人体的感染过程；①免疫系统与人体相近，接种后产生相同或相近的免疫应答；②对制品成分本身的毒性敏感；③已有大量历史对照数据，可用于判断试验中出现的异常是动物散在的自发病变或者是与疫苗有关的毒性反应。由于尚不清楚幼年动物免疫器官的发育状态与婴幼儿之间的相关性或差别，目前不推荐仅采用幼年动物进行拟用于婴儿和儿童疫苗的毒理学研究。

2. 免疫毒性　疫苗的免疫毒性是临床前研究关注的重点，包括考察超敏反应和自身免疫反应等。自身免疫的病理学后果包括直接的组织损伤、激活补体的免疫复合物沉积及对靶器官功能的影响等。若发

现疫苗对免疫系统有影响，应追加有关免疫功能和免疫病理学研究。

3. 具体问题具体分析　考虑到疫苗自身的特点、目前免疫毒理学研究和临床前动物实验的局限性等原因，疫苗的临床前动物安全性评价应在遵循药物安全性评价的普遍规律上，采取"具体问题具体分析"原则。

（二）研究内容

1. 长期毒性试验　长期毒性试验设计的原则是尽可能模拟人体的临床接种效果，试验可以单独进行，也可以结合免疫原性试验同时进行。

（1）动物选择　至少选择一种相关动物进行长期毒性试验。

（2）接种剂量　原则上接种剂量应使动物体内达到最佳的免疫应答。可以通过免疫原性试验筛选出诱导动物产生最佳免疫应答的剂量，再进行长期毒性试验；也可以直接采用临床试验中拟采用的高剂量（按人份计）进行长期毒性试验。一些小动物由于给药体积的限制，接种剂量难以达到临床剂量，可进行相同途径多部位的方式给药。

（3）接种次数　建议至少比临床拟用的接种次数多一次。

（4）接种频率　由于动物代谢、存活期与人体有较大差别，不需要每日给药，动物一般在一次接种2~3周后抗体形成到达稳定期，因此长期毒性试验一般采取2~3周的给药间隔。

（5）观测指标　包括动物外观体征、行为活动、体温、局部刺激性、腺体分泌、粪便性状、摄食量、体重、血液学和血液生化学指标（如白细胞分类以及绝对和相对计数、白蛋白/球蛋白比例、血清酶等）、大体解剖和组织病理学检查等。其中重点观测与免疫细胞、组织和器官有关的指标，同时考察免疫原性（结合抗体、中和抗体测定等），以便判断试验动物的选择正确与否。

（6）观测时间　长期毒性试验应在接种过程和恢复期对毒理学指标进行观测。一般在首次接种和末次接种后1~3天，以及恢复期结束时（如末次接种2~3周后）进行血液学和血液生化学指标的观测；在末次接种及恢复期结束时还需要进行大体解剖和组织病理学检查。

2. 急性毒性试验　通常情况下，采用一种动物（不一定是相关动物）进行急性毒性试验，反映疫苗对机体的直接损伤，为临床使用提供可参考的安全范围。

3. 局部刺激性试验　疫苗的局部刺激性试验应根据临床拟用药途径进行。具体试验内容与化学药物的相关试验内容一致。观察给药部位红肿、硬结、脓肿、溃疡、坏死等，或通过检测C反应蛋白等反映局部急性炎症。

4. 过敏试验　超敏反应是疫苗在临床上最常见的不良反应，因此常规采用豚鼠主动过敏试验、检测动物血清总IgE和抗原特异性IgE水平等反映疫苗的过敏反应。

5. 生殖毒性试验　拟用于儿童的疫苗一般不需要进行生殖毒性试验。拟用于妊娠期妇女的疫苗必须进行生殖毒性试验。疫苗诱导的免疫应答主要可能影响胚胎和新生儿的发育，一般仅考察疫苗对动物胚胎和幼仔发育的影响。

（三）其他特殊考虑

1. 免疫原性试验和保护力试验　疫苗的免疫原性是疫苗产生效力和发挥保护作用的基础。与其他生物类药物不同，免疫原性试验是为了验证疫苗是否有效，因而考察疫苗在动物体内引起的免疫应答，包括细胞免疫和体液免疫的评价。对于体液免疫，主要测定结合抗体；对于细胞免疫，可检测相应的细胞因子、免疫细胞等；对于病毒性疫苗，通常测定中和抗体，以反映疫苗的实际效力。可能的情况下，还应在动物体内进行疫苗的保护力试验，以评价疫苗对群体的保护能力，便于疫苗间横向比较。

2. 佐剂　佐剂属于非特异性免疫增强剂，当与抗原一起注射或预先注入机体时，可增强机体对抗原的免疫应答或改变免疫应答的类型。佐剂通过增加抗体在体内的潴留时间、增强机体对抗原的处理和呈递能力、刺激淋巴细胞增殖与分化而发挥作用。佐剂的活性受多种因素影响，同一佐剂与不同抗原联合使用时可能获得完全不同的免疫应答。对于尚未在国内上市销售、缺少毒理学数据的佐剂，应按新的生物类药物单独进行安全性评价。研究蛋白类佐剂时，应考虑佐剂的种属特异性。

3. 其他　疫苗通常不需要进行一般药理学试验、遗传毒性试验、致癌性试验和常规药代动力学研究。但某些特殊疫苗应进行组织分布的研究。疫苗的组织分布研究，除考察主要组织脏器外，还应考察注射局部和注射局部附近的引流淋巴结，以反映疫苗的局部潴留特点。

第二节　基因类药物的安全性

基因治疗（gene therapy）是 20 世纪 90 年代初发展起来的一种新的治疗方法，指将有功能的、正常的基因导入患者的体细胞，以纠正基因缺陷或抑制、关闭表现异常的基因，达到治疗和预防疾病的目的。目前基因治疗主要用于治疗恶性肿瘤、单基因遗传病和感染性疾病等。基因导入细胞的方法分为：①培养患者体内靶细胞，将基因导入细胞中，再将细胞回输患者体内；②通过载体直接将基因导入人体内。

基因类药物（genetic drugs）是指利用重组 DNA 技术或基因工程生产的药物，也称为基因工程药物（genetic engineering drugs）。目前开始临床应用的基因工程药物有肽类药物、反义核酸类药物、DNA 疫苗（核酸疫苗）等，对多种疾病的治疗具有广阔的应用价值和前景。总之，基因治疗需要有成熟的 DNA 克隆技术和有效的基因转移载体，基因类药物的临床前安全性评价的特殊之处在于评价载体和表达蛋白的安全性、受试品的质量、动物种属的选择、明确采用的给药方式能否将目的基因传送到靶细胞。基因类药物在治疗疾病的同时，也潜藏各种安全性问题，引起人们广泛的关注。

1. 重组 DNA 试验过程中的隐患　实验室重组 DNA 操作的对象主要是病毒、细菌和实验动植物。这些试验材料的致病性、抗病性、转移能力及生态效应千差万别，一旦发生意外，后果不堪设想。实验室重组 DNA 试验的潜在危害主要有：①病原体，特别是重组病原体对操作者造成的污染；②病原体或携带重组 DNA 的载体/受体逃逸出实验室，对外界环境造成的污染。

2. 基因工程药物产业化的潜在危险　大规模基因工程药物的工业化生产涉及的安全性问题比重组 DNA 试验更为复杂，主要包括：①病原体及其代谢产物通过接触可能使人或其他生物被感染；②产品对人或其他生物的致毒性、致敏性或其他尚未预知的生物学反应；③小规模试验的情况下，原本安全的供体、载体、受体等材料，在大规模生产时可能产生对人和其他生物及其生存环境的危害；④短期研究和开发利用期间认为安全的基因工程药物，可能在长期使用后出现无法预料的危害。

3. 基因工程疫苗的安全性问题　部分病毒具有导致靶组织损伤的基因，如肝炎病毒的亲肝基因可能使原本无害的微生物变得危险，所以不能用于重组活疫苗的研制。质粒 DNA 疫苗可能的安全性问题有：①注入体内的质粒 DNA 可能导致插入突变，引起癌基因的活化或抑癌基因的失活；②目前对接种用 DNA 表达抗原的持续时间尚不完全清楚，外源蛋白的长期表达可能导致免疫病理反应；③部分疫苗接种涉及联合使用多种基因，以提高免疫力，可能导致免疫病理反应；④接种质粒 DNA 时，可能诱导机体表达相关抗体，诱发异常的自身免疫应答；⑤体内合成的抗原可能带有意外的生物学活性。

4. 基因治疗的安全性问题　基因治疗不等同于基因工程药物治疗，实质是通过转入人体的基因产生特定的功能分子发挥作用。基因治疗的安全性问题主要有：①反转录病毒导入宿主细胞后可能插入突变，使细胞生长调控异常或发生癌变；②导入的目的基因不具有表达调控系统，与正常基因的表达有所差异，可能影响机体的部分生理功能；③载体导入受体细胞的同时，有污染的潜在危险；④基因垂直传播和转移的风险；⑤产品蛋白的安全性。

本章小结

生物类药物是指利用生物体、生物组织或器官等成分，综合运用多学科的原理与方法制得的一大类药物。《药品注册管理办法》将生物制品分为预防用生物制品、治疗用生物制品和按生物制品管理的体外诊断试剂三类。生物类药物在安全性评价时应重点注意此类药物的 5 个特点：①结构确证不完全；②种属特异性；③多功能性；④免疫原性；⑤质量受到多种因素的影响。生物类药物的安全性评价目前采取灵活、个案处理和基于科学的方法评价临床前安全性，支持临床开发和批准上市。生物类药物的安全性不仅是产品毒性的问题，还包括微生物、免疫、药理、致病性、生物分布及一般安全性等一系列问题。相应的实验在动物选择、免疫毒性、给药方式和试验结果评价等具有自身的特点，需要"具体问题具体分析"。临床前安全性评价的主要目的：①确定人体使用的安全剂量及随后的剂量递增方案；②确定潜在毒性靶器官并研究毒性是否可逆；③确定临床检测的安全性参数；④发现毒性作用机制或发病机制。预防用生物制品及治疗用生物制品的安全性评价的内容与原则有轻微的差别，需要区别对待。基因类药物是指利用重组DNA技术或基因工程生产的药物，主要用于肿瘤、单基因遗传病和部分感染性疾病的治疗。虽然基因类药物临床应用前景广阔，但目前在小规模试验、工业化生产、实际应用中都存在着生物学和生态学等问题，更引起了社会学、伦理学上的争议。

思 考 题

题库

1. 治疗用、预防用生物制品安全性评价的特点、内容与目的分别是什么？
2. 生物类药物安全性评价的特殊性体现在哪些方面？
3. 免疫原性与免疫毒性的异同是什么？

（甘诗泉）

第二十二章

药用纳米材料的安全性评价

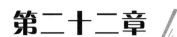

学习导引

知识要求

1. **掌握** 药用纳米材料的药动学特点以及毒理学特点。
2. **熟悉** 药用纳米材料生物学效应的评价。
3. **了解** 药用纳米材料的毒理学研究内容。

能力要求

具备药用纳米材料安全性评价的能力。

纳米载体药物是借助于纳米载体材料将药物吸附、结合、分散或包裹而成，能够有效改善药物的药动学与药效学特点，在药剂学领域研究广泛。纳米粒子与大体积的传统药物辅料相比，具有优异的物理性能和生物学性能。将其作为药物载体后能够显著提高疗效，减少药物副作用，提高药物稳定性，起到靶向定位作用及建立一些新的给药途径。目前用于研究药物载体的材料有金属纳米颗粒、生物降解性高分子纳米颗粒及生物活性纳米粒等。

制备纳米药物的载体材料主要有无机材料、有机高分子材料、生物材料等。无机纳米材料具有良好的惰性，稳定性和易于修饰性，如二氧化硅纳米粒、碳纳米材料和磁性纳米粒等。脂质纳米材料、聚合物纳米材料等均属于有机纳米材料，可用其制成脂质体、纳米乳、聚合物胶束、聚合物纳米凝胶等药物载体。有机纳米材料制备的药物载体具有生物相容性高、靶向性好、毒性低、可多药荷载等优势。其中纳米脂质体是纳米药物递送系统的经典代表，现在已经有许多相关产品上市。生物纳米材料具有生物相容性好、易降解、安全性高的特点，如脂蛋白、DNA 纳米材料等。

由于纳米材料固有的小尺寸效应、量子效应和巨大比表面积等特殊的物理化学性质，药用纳米材料和体内生物大分子之间的相互作用，与相同的宏观物质有很大不同，有可能给人类健康带来严重损害，并成为一些重大疾病的诱因。因此药用纳米材料毒理学（nanotoxicology）的提出和迅速发展成为药物毒理学研究领域的一项重要内容。

第一节 药用纳米材料生物效应的特殊性

与非纳米粒的相同药物剂型相比，载药纳米粒药物的体内过程有以下特征，这些特征可能与药物毒性相关。

1. 吸收 可防止药物在胃酸中水解，并降低与胃蛋白酶等消化酶接触机会，从而提高药物在胃肠道中的稳定性。纳米粒的黏附性和小粒径，有利于局部用药滞留性增加，也有利于增加口服给药时与肠壁的接触时间和接触面积，提高口服药物的生物利用度，因此相同药物的常用剂量，可能由此达到最小中毒量范围。

2. 分布 纳米颗粒能够在体内广泛分布，且小颗粒的分布比大颗粒更广泛。载药纳米粒可改变膜转运机制，增加生物膜对药物的通透性，有利于药物体内转运，既有利于药物吸收，也有利于药物到达靶部位，进入细胞内发挥作用，因此药效学和药动学两方面都将受到影响。如载有抗肿瘤药物阿霉素的纳米粒，可产生比常规水溶液强 10 倍的药效，为避免毒性作用，要充分重视合适的剂量范围和给药间隔。

纳米粒用适当表面活性剂包衣后，可跨越血－脑屏障，实现脑位靶向。纳米粒表面修饰后，静脉给药可降低肝脏蓄积，有利于非肝脏病灶的导向治疗。纳米粒中加入磁性物质，通过外加磁场将其导向靶位，对浅表部位病灶或外加磁场容易触及的部位治疗具有一定的可行性。这种分布上的改变，可出现与常规制剂对机体毒性靶器官的差异。

3. 消除 纳米粒的表面电荷影响其与体内物质（如调理素等）的静电作用力，负电荷表面往往比正电荷或中性表面在体内更易被消除，中性表面最适合用于延长纳米粒在体内的循环时间，常选用非离子性表面活性剂进行纳米粒表面修饰，因此可影响药物消除，延长半衰期。

案例解析

【**案例**】患者，女，65 岁，颈左侧肿物 40 天，并向下蔓延至左锁骨上窝，双腋下、双腹股沟淋巴结肿大，推之不移。诊断：左颈部弥漫型恶性淋巴瘤。给予 ABVD 方案化疗，即使用多柔比星脂质体、博来霉素、长春碱和达卡巴嗪进行化疗，每 4 周重复一次。

【**问题**】本方案中使用的多柔比星脂质体与普通多柔比星制剂比较，有何优缺点？

扫描看解析

第二节　药用纳米材料的毒理学特点

纳米颗粒的大小是其毒性的关键因素，其他因素包括化学组成、表面电荷、表面结构、聚集性和可溶性等。如大多数分子不能通过血－脑屏障，但纳米颗粒能够穿过血－脑屏障，引起神经毒性。纳米颗粒由于粒径微小，难以被肺巨噬细胞识别而吞噬，可以被内皮细胞摄取，沉积在支气管上皮、肺间质和肺泡壁，可能引起严重的肺部炎症、上皮细胞增生、肺纤维化及肺肿瘤。另外，也有纳米材料对肝脏、肾脏、生殖系统影响的研究报道。目前认为，ROS（reactive oxygen species）的产生是纳米材料致毒的主要机制之一。

纳米材料进入体内后，通过血液、组织液、淋巴液到达组织器官并产生蓄积。体液中的纳米材料，有可能会与细胞表面的载体蛋白、受体等结合，使蛋白质构象改变，在分子水平上引起细胞功能的损害。纳米材料可通过细胞膜，进入细胞内的纳米粒子的破坏作用更强，能引起 DNA 损伤，诱导细胞凋亡，扰乱细胞周期，诱导氧化应激，降低细胞黏附力等。纳米材料毒性效应的另一方面是引起炎症反应，进入细胞内的纳米材料，可刺激免疫细胞产生炎症因子和趋化因子，诱导和加速炎症反应。

知识链接

纳米安全性

早在 1997 年，英国科学家发现防晒霜中的二氧化钛/氧化锌纳米颗粒能引起皮肤细胞的氧化损伤，破坏 DNA。2004 年 11 月，以"纳米安全性"为主题的中科院香山科学会议上，专家提出：

在发展纳米技术的同时，同步开展其安全性研究，使纳米技术有可能成为第一个在其可能产生负面效应之前就已经过认真研究，并引起广泛重视，最终能安全造福人类的新技术。2006年6月22日，中国科学院高能物理所正式建立"纳米生物效应与安全性联合实验室"，开展纳米材料的生物负效应以及纳米生物负效应的反向应用研究，标志着我国纳米生物效应与安全性研究已初步进入系统化、规模化的研究阶段。

药用纳米材料的毒理学研究内容包括：①生物屏障对纳米颗粒的防御能力，通过研究不同特性的纳米颗粒与主要生物屏障（如皮肤、肺泡－毛细血管屏障、血－脑屏障）相互作用的基本规律，揭示纳米颗粒进入体内的关键途径和机制；②进入体内纳米颗粒在生物体内的特殊行为，不同功能的纳米材料如颗粒大小、表面电荷等在不同生物基质中可能不同，通过研究在各种体液环境下，纳米颗粒动态变化及其引发体内局部微环境的变化，引发的机体应激反应、作用靶器官等，了解其与疾病的相互关系问题，并探索纳米生物（毒理）学效应机制与纳米特性的关系；③纳米材料进入体内的方式有：呼吸道、消化道、注射和经皮肤吸收几种途径，通过建立体内纳米颗粒的实时、定量探测的方法，研究不同纳米颗粒、不同剂量、不同暴露途径下的毒物代谢动力学；④建立纳米安全性模型，通过从分子、细胞、器官到整体生物水平，系统揭示纳米材料与生命过程相互作用的共性规律，发展理想的体内动物实验模型，建立可行的纳米材料检测技术，探索纳米安全性问题解决方案等。

第三节　药用纳米材料生物学效应的评价

1. 纳米材料的表征　这是进行纳米材料安全性评价的前提，包括纳米材料的化学组成、尺寸大小、表面积等。在纳米材料的毒性评价试验中，由于纳米粒子的特殊性，在溶液中很容易团聚，形成絮状大颗粒物。因此，如何表征溶液体系中纳米粒子也很重要。

2. 纳米材料染毒途径和剂量　主要包括活体染毒和体外研究等手段。利用整体动物，可进行不同途径给予纳米材料，研究其一般毒性和特殊毒性，研究纳米颗粒在体内的吸收、分布和排泄等特殊生物转运过程和代谢过程等。由于纳米颗粒的聚集性，剂量选择不能超过纳米颗粒产生聚集效应的最小浓度。在生产过程中，呼吸道暴露是其主要接触途径之一，目前常用的呼吸道染毒模式主要包括气管滴注和吸入染毒。动式吸入染毒是最接近现实、最理想的一种染毒方式，但由于纳米材料团聚性较强，如何保持染毒容器中纳米材料空气浓度的稳定性，是该研究方法的主要问题。在体外毒理学研究中，需注意纳米材料染毒剂量的表示，常规颗粒物体外染毒常用质量浓度来表示，但对于纳米材料，目前多主张用其表面积或单位培养基体积（或培养皿面积）来表示。

3. 纳米材料生物学效应观察指标的选择　由于纳米材料具有较大的比表面积和反应活性等，用于常规物质生物学效应或毒性研究的指标不一定适合纳米材料。如常用来表示细胞毒性的二苯基四氮唑溴盐（MTT）法，对于碳纳米管来讲并不理想，因为碳纳米管可以与MTT结合，影响了线粒体对MTT的代谢。因此，应结合多项指标如细胞形态观察、乳酸脱氢酶（LDH）漏出及线粒体膜电位变化等，综合评价纳米材料的细胞毒性。

虽然纳米材料在医药学领域有着广泛的应用前景，但由于纳米材料的特殊性，现行的药物毒理学试验和安全性评价并不完全适用于药物纳米粒，且目前对纳米材料毒理学研究还处在初步阶段，其毒性机制也并未被完全阐明。目前认为，纳米药物的安全性评价，既要遵循新药毒理学研究的一般原则，同时也应结合纳米材料的物理特性、生物学特点等进行具体研究，建立和完善纳米材料的安全性评价标准，以确保纳米药物的安全性。

本章小结

　　以纳米粒作为药物载体具有提高生物利用度、体内分布广泛、半衰期延长、实现靶向给药（能通过血-脑屏障）、显著提高疗效、减少药物毒副作用等多种优点。载药纳米粒可通过氧化损伤和诱导炎症反应等多种途径对肝脏、肺脏、神经系统等造成损伤。药用纳米材料的安全性评价需要考虑药动学、药效学以及进行体内外实验所采用的研究方法等，以充分评价载药纳米粒的安全性。

思 考 题

题库

1. 载药纳米粒药物的体内过程有哪些特点？
2. 纳米材料对生物体的毒性作用有哪些？
3. 如何进行载药纳米粒的安全性评价？

（陈美华）

第二十三章

药物非临床安全性评价和 GLP 实验室

学习导引

知识要求

1. **掌握** 药物非临床安全性评价的目的与意义；GLP 的概念。
2. **熟悉** 药物非临床安全性评价的内容。
3. **了解** GLP 实验室建设所需的软件和硬件的要求。

能力要求

1. 熟练掌握对药物进行安全性评价所需进行实验设计的技能。
2. 具备运用 GLP 实验室的基本要求管理 GLP 实验质量的能力。

第一节　药物非临床安全性评价的目的和意义

微课

　　药物非临床安全性评价是药物研发的主要内容之一，是决定一个药物能否进入 I 期临床试验和获准上市、评价其是否具有临床价值的关键过程之一。药物非临床安全性评价的目的是阐明药物对靶器官的毒性反应、剂量依赖性、毒性与药物暴露的关系以及毒性的可逆性。非临床安全性评价通过毒理学试验对受试物的毒性反应进行暴露，以提示受试物的临床安全性。通过不同类型的毒理学试验，根据受试物给药的剂量和暴露的程度、给药周期、给药途径、出现的毒性反应症状及性质、病理学检查发现的靶器官的毒性反应、毒性损伤是否可逆等，对毒性反应进行定性和定量的暴露，推算受试物临床试验的安全参考剂量和安全范围，从而预测临床用药时可能出现的人体毒性，以制定临床监测指标和防治措施。

　　非临床安全性评价的基本内容包括一般药理学研究，急性毒性试验，长期毒性试验，遗传毒性、生殖毒性、致癌性、依赖性试验，过敏性、局部刺激性、溶血性试验等。

　　药物安全性评价大致可分为临床前、临床的安全性评价，以及药物在上市后进行的安全性再评价。根据不同药物的特点，经一系列的试验研究，判定该药物可能毒性作用的性质及其特点，剂量与毒效的关系等，进行全面而客观的综合性评价，从而对其进行安全性评价。虽然临床前安全性评价能较好的反映药物毒性作用和推算人用安全剂量，但某些药物毒性作用却只能在人体上显现出来。因此，《药品注册管理办法》中规定，凡药品申请注册，需进行临床试验，临床试验分为 I 、II 、III 、IV 期，新药在批准上市前，应当进行 I 、II 、III 期临床试验。经批准后，在某些情况下可仅进行 II 期和 III 期临床试验或者仅进行 III 期临床试验。I 期临床试验是初步的临床药理学及人体安全性评价试验。用于观察人体对于新药的耐受程度和药代动力学，为制定给药方案提供依据。II 期临床试验属于药物治疗作用初步评价阶段，是初步评价药物对目标适应证患者的治疗作用和安全性，也可为 III 期临床试验研究设计和给药剂量方案的确定提供依据。III 期临床试验是治疗作用确证阶段，进一步验证药物对目标适应证患者的治疗作用和安全性，评价利益与风险关系，最终为药物注册申请的审查提供充分的依据。试验一般应为具有足够样本量的随机盲法对照试验。Ⅳ期临床试验为新药上市后由申请人进行的应用研究阶段。其目的是考察在广泛使用条件下的药物的疗效和不良反应、评价在普通或者特殊人群中使用的利益与风险关系以及改进给药剂量等。

第二节　GLP 实验室

一、GLP 的概念及实施 GLP 的目的和意义

"药品非临床研究质量管理规范"，即为 GLP（good laboratory practice of drug），是指有关非临床安全性评价研究机构运行管理和非临床安全性评价研究项目试验方案设计、组织实施、执行、检查、记录、存档和报告等全过程的质量管理要求。对于药品安全性的关注始于 20 世纪 60 年代，由于药害事件的产生，世界各国开始意识到科学实验室的规范管理十分重要。美国在 20 世纪 70 年代发现了药物安全性评价实验室的管理存在许多问题，致使得到的实验结果并不可靠，针对一系列的问题，美国 FDA 决定加强对实验室的管理，于 1976 年颁布了 GLP 法规草案，此后对于不符合 GLP 标准的实验室出具的药物非临床安全性研究资料不予承认。我国在 20 世纪 90 年代初资助和扶持了部分 GLP 实验室的建设，2003 年印发了《药物非临床研究质量管理规范检查办法（试行）》，并在药品注册中试行，2007 年开始对一类新药和中药注射剂强制执行 GLP（国食药监安 2006587 号），迄今通过国家药品监督管理局的 GLP 认证的药物非临床安全性评价机构已从 2003 年的 4 家发展到 50 多家。

GLP 是用于规范与人类环境和健康有关的非临床安全性研究的一整套组织管理体系，就实验室实验研究的计划、实施过程、记录、实验监督、实验报告的完成等一系列的管理。GLP 主要是针对医药、农药、兽药、化妆品、食品添加剂等进行的安全性评价实验而制定的规范。其目的主要是组织和管理科学技术人员的研究行为，严格控制化学品安全性评价试验的各个环节，即严格控制可能影响实验结果准确性的各种主客观因素，降低实验误差，确保实验结果的真实性，帮助科学家避免假阳性或假阴性结果出现，促进数据的国际相互认可，保障实验结果的完整性、可靠性和可重复性。

二、GLP 的软件建设

GLP 的基本内容主要包括：标准、资源、实验系统、文件和质量保证体系。其中标准包括标准操作规程（SOP）、实验方案；资源包括人员、设施、仪器；实验系统包括受试药物、动物、细胞、离体组织器官、微生物等；文件包括原始实验数据、最终报告、档案；质量保证体系包括审核、检查、培训和忠告。

完善的组织管理体系是非临床安全性评价研究机构必须建立的内容，需配备机构负责人、专题负责人和质量保证部门负责人等。机构人员素质是 GLP 软件建设的核心内容。实验室研究人员应具备相应的学历、严谨的科学态度和良好的职业道德。经过专业的技术培训，具备所承担研究工作需要的相应知识结构和丰富的工作经验，具有相应的业务能力；每一位研究技术人员经过培训、考核才能取得上岗资格；熟练掌握并严格执行与所承担工作有关的标准操作规程；能准确、及时和清楚地进行实验观察并作规范的记录，能够分析应对实验中发生的可能影响实验结果的任何情况，并能及时形成书面报告递交到专题负责人。为确保供试品、对照品和实验系统不受污染，需建立技术人员健康档案，定期进行体检，如发现研究者患有影响结果的疾病需换岗。另外，研究者应根据工作岗位的需要着装，规范管理。

1. 对 GLP 机构负责人的要求　GLP 机构负责人是确保科学的、严格遵守 GLP 法规的前提，具有按时完成所接受委托的实验任务，负责全面管理的责任。机构负责人应具备与药学、医学相关专业本科以上学历和相应的业务素质，具有较强的工作能力，能胜任非临床安全性评价研究机构的建设和组织管理工作。同时，机构负责人还应执行以下职责：①确保各种设施、设备和实验条件符合要求；②保证足够

数量的工作人员，并指导工作人员掌握相关的标准操作规程及按规定履行其职责；③制定主计划表，掌握各项研究工作的进展；④组织制定和修改标准操作规程，每项研究工作开始前，聘任专题负责人，有必要更换时，应记录更换的原因和时间；⑤审查批准实验方案和总结报告，及时处理质量保证部门的报告，详细记录采取的措施；⑥确保供试品、对照品的质量和稳定性符合要求；⑦与协作或委托单位签订书面合同；⑧建立工作人员学历、专业培训及专业工作经历的档案材料。

2. 对 GLP 机构专题负责人的要求　专题负责人是每项研究工作的责任人。其主要职责有以下内容：①全面负责该项研究工作的运行管理；②制定并严格执行实验方案，统计分析研究结果并撰写总结报告；③实行标准操作规程，提出修订或补充相应的标准操作规程的建议；明确工作人员所承担的工作；④检查各种实验记录，保证实验记录及时、直接、准确和清楚；⑤对实验中出现的各种情况和采取的措施进行详细记录；⑥实验完成后，归档保存实验方案、应保存的标本、原始资料、各种实验记录文件和总结报告等内容；⑦与质量保证部门配合，确保研究的各环节符合规范要求。

3. 对 GLP 机构质量保证部门负责人的要求　质量保证部门是 GLP 机构设立的，根据非临床安全性评价研究机构的规模确定质量保证部门人员的数量。质量保证部门负责人的职责有以下内容：①审核实验方案、实验记录和总结报告；②检查每项研究工作的实施情况，依据研究内容和持续时间制定相应的审查和检查计划，详细记录检查内容和发现问题以及采取的措施等，并在记录上签名，保存备查；③及时检查动物饲养设施、实验仪器和档案管理；④定期向机构负责人和（或）专题负责人书面报告检查发现的问题及建议；⑤保存非临床研究机构的主计划实验方案和总结报告的副本；⑥制定标准操作规程，保存标准操作规程的副本。

三、GLP 的硬件建设

1. 对实验设施的要求　根据所从事的非临床研究的需要，建立相应的实验设施。对各种设施的要求如下：①各种实验设施应保持清洁卫生，运转正常；②各类设施布局合理，防止交叉污染；③根据实验设施的要求调控环境条件。

GLP 各种实验设施中，实验动物的实验室和相应的设施十分重要，GLP 实验室需具备设计合理、配置适当的动物饲养设施。并且能根据需要调控温度、湿度、通风、照明和空气洁净度等环境条件。实验动物设施条件应与所使用的实验动物级别相符。动物饲养设施主要包括以下几方面：①不同种属动物或不同实验系统的饲养和管理设施；②动物的检疫和患病动物的隔离设施；③收集和处置试验废弃物的设施；④清洗消毒设施；⑤供试品和对照品含有挥发性、放射性或生物危害性等物质时，应设置相应的饲养设施；⑥饲料、垫料、笼具及其动物用品的存放设施。各类设施的配置应合理，防止与实验系统互相污染。易腐败的动物用品应有适当的保管措施。

除了饲养动物的设施，GLP 机构需具有供试品和对照品的处置设施；接收和储存供试品和对照品的设施；供试品和对照品的配制和储存设施。根据工作需要设立相应的实验室；使用有生物危害的动物、微生物、放射性等材料应设立专门实验室，并应符合国家有关规定。具备保管实验方案、各类标本、原始记录、总结报告及有关文件档案的设施。此外，还需具有根据工作需要配备相应的环境调控设施。

2. 对仪器设备的要求　仪器设备的配备应根据研究工作的需要。具体有如下要求：①地点放置合理，有专人负责保管；②实验室内备有相应仪器设备使用方法、校正和保养的标准操作规程；③对仪器设备的使用、检查、测试、校正及故障修理，应详细记录日期、有关情况及操作人员的姓名等；④定期进行检查、清洁保养、测试和校正，确保仪器设备的性能稳定可靠。

3. 对实验材料的要求　实验材料在药品的安全性评价中占有重要地位，是实验研究的支持条件，也是数据可靠的保证。由于实验材料种类繁多，所以管理起来相对难度较大。以下为对供试品、对照品、试剂和动物用品的主要要求：①供试品和对照品应有专人监管，有完善的接收、登记、保存和分发记录；②供试品和对照品的批号、稳定性、纯度或含量及其他理化性质应有记录，对照品为市售商品时用标签标示内容；③供试品或对照品的储存保管条件应符合要求，储存的容器应贴有标签，标明品名、缩写名、代号、批号、有效期和储存条件；④供试品和对照品在分发过程中应避免污染或变质，并按批号记录分发、归还的日期和数量；⑤需要将供试品和对照品与介质混合时，应在给药前测定其混合的均匀性，并记录其溶解度、均一性等特性；⑥实验室的试剂和溶液等均应标明品名、浓度、配制日期、有效期和储存条件等；⑦动物的饲料和饮水应定期检验，确保其符合营养和卫生标准；⑧动物饲养室内使用的清洁剂、消毒剂及杀虫剂等应不影响实验结果，并应详细记录其名称、浓度、使用方法及使用时间等。

四、GLP 基本操作过程

1. 标准操作规程　制定 GLP 标准操作规程是实验工作顺利进行的前提。标准操作规程主要包括以下几方面：①供试品和对照品的接收、标识、保存、处理、配制、领用及取样分析；②动物房和实验室的准备及环境因素的调控；③实验设施和仪器设备的维护、保养、校正、使用和管理；④计算机系统的操作和管理；⑤实验动物的运输、检疫、编号及饲养管理；⑥实验动物的观察记录及实验操作；⑦各种实验样品的采集、各种指标的检查和测定等操作技术；⑧濒死或已死亡动物的检查处理，动物的尸检、组织病理学检查；⑨实验标本的采集、编号和检验，各种实验数据的管理和处理；⑩工作人员的健康检查制度；标准操作规程的编辑和管理，质量保证程序，需要制定标准操作规程的其他工作。标准操作规程经质量保证部门签字确认和机构负责人批准后生效。工作人员应严格按照标准操作规程进行一系列的研究工作。

2. 研究工作的实施

（1）前期准备工作　采用专题名称或代号标注每项研究，并在实验记录及有关文件资料中统一使用该名称或代号。在后续实验中所采集的各种标本应标明专题名称或代号、动物编号和收集日期。课题负责人首先制定实验方案，经质量保证部门审查、机构负责人批准后方可执行，批准日期作为实验的起始日期。接受委托的研究，实验方案应经委托单位进行。

（2）实验方案的制定　根据研究内容制定相应的实验方案，实验方案需包括以下主要内容：①研究专题的名称或代号及研究目的；②非临床安全性评价机构和委托单位的名称及地址；③专题负责人和参加实验的工作人员姓名；④供试药品的名称、缩写名、代号、批号、有关理化性质及生物特性；⑤实验动物的饲养与选择，实验动物的种、系、数量、年龄、性别、体重范围、来源和等级，实验动物筛选方法和实验动物饲养管理的环境条件，饲料名称或代号；⑥实验用溶剂、乳化剂和其他介质；⑦供试品和对照品的给药途径、方法、剂量、频率和用药期限及选择的药物毒性研究指导原则的文件及文献；⑧各种指标的检测方法和频率，数据统计方法，实验资料的保存地点；⑨实验过程中需要修改实验方案时，应经质量保证部门审查，机构负责人批准。变化的原因、理由及日期应记入档案，并与实验方案一起保存。

（3）实验过程的监督　实验数据的记录对于整个研究至关重要。实验记录应做到及时、准确、直接、清楚和不易消除，并应注明记录日期和签名。记录的数据需要修改时，应保持原记录清楚可辨，并注明修改的理由和修改日期，修改者签名。当实验出现非供试品引起的疾病或出现干扰研究目的的异常情况时，应立即隔离。需要用药物治疗时，应经专题负责人批准，并详细记录治疗的理由、批准手续、用药情况、药物处方、用药日期和结果等。治疗措施不得干扰研究。在整个实验进行的过程中，课题负责人应全面负责研究专题的运行管理。其他参加实验的相关工作人员应严格执行实验相应的标准操作规程，发现异常情况时应及时向专题负责人报告。

（4）实验结束后的相关工作　实验总结报告是对整个研究的总结、归纳以及评价。研究结束后专题负责人应及时写出总结报告，签名或盖章后交给质量保证部门审查和签署意见，机构负责人批准。批准日期作为实验结束日期。

总结报告的书写应包括以下主要内容：①研究专题的名称或代号及研究目的；②非临床安全性评价部门和委托单位的名称、地址和研究起止日期；③供试品和对照品的名称、缩写名称、批号、稳定性、含量、纯度、组分及其他特性；④实验动物的种属、年龄、性别、体重范围、来源、动物合格证号及签发单位、接收日期和饲料；⑤供试品和对照品的给药途径、剂量、方法、频率和给药期限，供试品和对照品设计依据，各种用药方法和频率；⑥影响研究可靠性和造成研究工作偏离实验方案的异常情况；

⑦专题负责人与所有参加工作的人员姓名和承担的工作内容；⑧采用的统计学方法，实验结果和结论、原始资料和标本的保存地点。

报告经机构负责人签字后，经质量保证部门负责人审查和机构批准。如需要修改或补充时，有关人员应详细说明修改或补充的内容、理由和日期，经专题负责人认可。

（5）资料档案 研究工作结束后，需对一系列的资料进行整理归档，以备后期需要时使用。专题负责人将实验方案、标本、原始资料、文字记录和总结报告的原文件、与实验有关的各种书面文件、质量保证部门的检查报告等按标准操作规程的要求整理交资料档案室，并按标准操作规程的要求编号归档。如遇到研究项目被取消或中止时，专题负责人应书面说明被取消或中止的原因，并将实验资料整理归档。资料档案应有专人负责，按标准操作规程的要求进行管理。实验方案、标本、原始资料、文字记录、总结报告以及其他资料的保存期应在药物上市后至少五年。质量容易变化的标本，如组织器官、血液涂片、电镜标本等的保存期，应以能够进行质量评价为时限。

五、我国 GLP 目前存在的问题和建议

1. 我国 GLP 建设存在的实际问题 对于我国 GLP 的建设已经具有几十年的历程，但大多数的时间都处于倡导和建议阶段，整体处于一个相对缓慢发展的状态。近几年我国各级政府部门对于 GLP 的建设给予了大力支持，有了长足的进展，然而在某些方面还是存在一些不足，特别是在受试物浓度和纯度分析方面、独立的质量保证部门（QAC）和安全药理学等方面均相对不足。由于之前国内在新药注册申报资料中没有明确要求临床前安全性评价实验中要进行受试物浓度分析，所以这方面的要求没有得到应有的重视。在 QAC 的检查方面，由于质量保证人员的经验不足，还需长时间的锻炼才能成为合格的质量保证人员。

2. 我国 GLP 建设取得的新进展 虽然我国的 GLP 起步比世界发达国家要晚得多，但由于我国在该领域法律法规的制定和投资的增加，我国的 GLP 机构近年来取得了长足的进步，主要体现在以下方面：一是目前药品安全评价的硬件条件和关键技术已达到先进水平，在某些领域甚至达到世界领先水平；二是许多 GLP 机构及其提供的新药临床前安全性评价已经被国际认可，如经济合作与发展组织（OECD）成员国的 GLP 检验和国际实验动物评估和认可委员会（AAALAC）认证。近年来我国的 CRO（医药研发外包）企业已进军全球前十名。我国 CRO 产业 2020 年规模 950 亿元，同比增速 18.0%。这背后不仅是研发外包这个行业的热度从美国慢慢迁移到中国的过程，也是本土 CRO 在中国崛起的过程。越来越多的 CRO 服务逐渐转移到中国，这些原因包括中国 GLP 机构标准的快速提升，通过了各种国际认证，已达到国际水平。

3. 我国 GLP 建设的展望 GLP 水平的提高是一个长期循序渐进的过程，需要所有从事相关工作的人共同努力。首先，我们应该从自身认识出发，增强对 GLP 的认识程度，同时，增强业务水平，积极学习，参加相关培训，进行长期不断的艰苦努力工作，尽快组建成一支既符合 GLP 法规要求，又有很高专业素质的新药安全评价技术团队。药物安全评价的实验室，与一般的科研活动的实验室不同，是商业行为和科研工作结合的产物，在构成形式和管理方式上与普通的科研实验室应存在不同，更应符合企业管理的特点，同时遵循商业活动的规律，这样才能更好地发展。政府对执行 GLP 法规的严格要求以及对这方面的加大投入，也是 GLP 实验室发展不可缺少的因素，GLP 实验室的实验成本大大高于普通科研实验室，所以组建起来需要更多的人力和财力方面的投入，可能对某些企业造成不同程度的负担。但是，要想获得可信赖的实验结果，我国必须强制执行 GLP 法规，如 GLP 法规不能很好地执行，最终损害的可能是我国整个医药产业的发展水平和在国际上的竞争能力。

本章小结

药物安全性评价是指通过实验室研究和动物体外系统对治疗药物的安全性进行评估，是受试药品进入最终临床试验和最终批准前的必要程序和重要步骤。药物临床前安全性评价主要包括全身用药的急性

毒性、局部用药的急性毒性、一般药理学实验等内容。GLP 是用于规范与人类环境和健康有关的非临床安全性研究的一整套组织管理体系，是对实验室的研究计划、实施过程、记录、实验的监督、实验报告的完成等一系列的管理。GLP 主要是针对医药、农药、兽药、化妆品、食品添加剂等进行的安全性评价实验而制定的规范，帮助科学家得到具有可靠性、可重复性、可审核性和可被承认的实验结果。完善的组织管理体系是非临床安全性评价研究机构必须建立的内容，需配备机构负责人、专题负责人和质量保证部门负责人等。机构人员素质是 GLP 软件建设的核心内容。GLP 硬件建设也是从实验设施、仪器设备及实验材料等内容进行建设。我国 GLP 的建设在不同方面还存在不足，希望国家和政府的有关部门根据我国的具体情况制定出适合中国 GLP 良性发展的长期规划。

思 考 题

题库

1. 简述药物安全性评价的概念、目的和意义。
2. GLP 实验室建设所需的软件要求有哪些？
3. GLP 实验室建设所需的硬件要求有哪些？

（王彩艳）

第二十四章

临床药物毒理学概述

案例解析

【案例】 患者，女，40岁，因肱骨骨折入院。平时体健，术前检查一切正常，否认药物过敏史。入院后行2%利多卡因10ml、0.75%布比卡因5ml臂丛神经阻滞麻醉，进行手术复位和内固定。注射局麻药时边注射边回抽。注射结束1分钟后，患者立即出现四肢抽搐、谵妄、面色发绀、心率减慢、血压下降、小便失禁。诊断为局麻药中毒。

【问题】 1. 局麻药中毒后应采取什么抢救措施？
2. 使用局麻药时应该如何避免中毒？

扫描看解析

临床药物毒理学（clinical drug toxicology）是临床毒理学的重要组成部分之一，是从临床角度分析药物对机体的毒性作用及防治的科学。其主要内容是阐明在临床用药过程中，药物中毒的临床表现及其发生发展的规律、诊断和治疗方法，为临床安全用药与防治药源性疾病提供理论依据。

药源性疾病（drug－induced disease，DID）是指药物作为致病因子，用于预防、诊断或治疗疾病过程中，由于药物本身的作用或药物相互作用引起人体功能或组织结构损害，并具有相应临床经过的疾病。

新药在完成临床前安全性评价后，需按照新药上市前各期临床研究中符合《药物临床试验质量管理规范》（good clinical practice，GCP）要求的安全性评价规范方法进行临床试验。由于临床研究的局限性，观察病例样本较少，不易在较小样本的人群中和较短时间内出现一些罕见的不良反应，需要上市后对大量人群进行长时间观察后才可能被发现。因此，对上市后药品进行再评价，进一步监测药品的安全性和有效性，才能最大限度地确保用药安全。

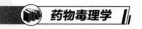

第一节　药物中毒的诊断

药物中毒在诊断上与一般疾病的诊断过程基本相同，诊断时需要注意以下问题。

1. 必须追溯用药史　详细询问病史，包括患者的一般情况，发病时具体情况，发病与用药的关系，特别是发病前的用药史，包括用药时间、用药剂量、剂型、给药途径、用药频率以及药物过敏史和家族史。如果不能追溯出明确的用药史，则药物中毒或药源性疾病的诊断不能成立。

2. 必须确定用药与临床症状发生的关系　确定用药品种、时间、用药剂量和临床症状发生的关系，明确临床症状与可疑药物之间是否存在因果联系。不同的药物引起的中毒症状或毒性反应出现的时间不同，有的毒性反应在用药后立即发生，如青霉素引起的过敏性休克，用药后几秒钟就会出现；而有些可在用药后1个月出现，如药物性肝炎。患者生命体征和神经系统异常不仅是中毒严重性的重要指征，也有助于提示中毒药物的种类，如巴比妥类、吗啡类药物可引起呼吸抑制，拟肾上腺素药物可引起心动过速和高血压等。有些特异性中毒症状也有助于药物中毒的诊断，如吗啡可引起针尖样瞳孔。

3. 须排除药物以外的因素　如氯丙嗪引起的帕金森综合征和原发的帕金森病以及脑血管病引起的症状相似，需注意鉴别。

4. 停用疑似药物，观察停药后的症状变化　应根据用药的时间顺序确定最可疑的中毒药物，有针对性地停用最可疑的药物或引起相互作用的药物，观察停药后的症状变化，分析确定致病的药物。

5. 根据药物对机体损害的特性，进行必要的体格检查和实验室检查　如通过检测血液、尿液和胃内容物中的毒物，对诊断有较大的参考价值。

知识拓展

药物相关性肝损伤的诊断

许多药物可以引起肝损伤，其中较常见的是中草药、抗结核病药和抗肿瘤药。中华中医药学会肝胆病学会和消化病学分会制定了药物相关性肝损伤的诊断标准：①有药物治疗与症状出现的时间规律性：初次用药后出现肝损伤的潜伏期在5～90天，有特异质反应者潜伏期可少于5天或超过90天；②有停药后肝脏生化指标迅速改善的病程经过；③必须排除其他病因或疾病所致的肝损伤；④再次用药反应阳性：再次用药后，迅速激发肝损伤，肝酶活性水平升高至少大于正常范围上限2倍以上。符合以上诊断标准的①+②+③，或前3项中有2项符合，加上第④项，均可确诊为药物性肝损伤。目前有些中药被应用于治疗药物性肝损伤，如五味子中的主要成分可用于治疗药物性肝损伤；三七总皂苷能够逆转异烟肼联用利福平造成的肝毒性等。随着对中药活性成分的不断研究，中医药可以为肝损伤患者提供更多安全有效、经济的治疗药物和方案。

第二节　药物中毒的防治

一、预防

预防药物不良反应，除了有关部门加强行政管理，加强对药品生产、销售等环节进行监测的力度外，临床合理用药是非常重要的措施。安全、有效、适当、经济是合理用药的评价标准，贯穿于正确的选择药物、正确的剂量、给药途径和疗程，以及正确选择治疗终点的全过程，其中正确选药是首要环节。

对于临床医生，除了加强有关药品不良反应知识的学习外，在临床选药时，还须了解患者的既往史（尤其是过敏史）、家族史、疾病状况及靶器官的功能状态，根据具体情况合理选用药物。对于特殊人群，如老人、儿童、妊娠期妇女及哺乳期妇女、肝肾功能受损的患者等，依据不同情况，合理调整药物品种、剂量和疗程，注意发现药品不良反应的早期症状。

患者在购买药品、使用过程中应注意：①不轻信药品广告；②不盲目迷信新药；③严格按照规定的用法用量服药；④如出现异常感觉或症状，应停药就诊。药物引起的过敏反应，可通过用药进行预防。如使用肥大细胞膜稳定剂色甘酸钠（吸入给药），能有效预防速发型和迟发型哮喘。对容易出现药物变态反应的患者，应尽量避免再次使用致敏药物，但如果没有合适的替代药物而必须采用原致敏药物时，则可采用脱敏疗法。该方法为采用不同浓度的过敏原，反复给患者皮下注射，剂量由小到大，浓度由低到高，以逐渐诱导患者能耐受该抗原而不出现变态反应。

二、治疗

出现药物中毒或药源性疾病后，应及时就诊，其治疗原则包括：①及时停用可疑药物，清除未吸收的药物；②减少药物吸收，加速药物排泄；③应用特异性拮抗药拮抗中毒药物；④对症治疗等。对药物引起的各组织器官损伤的治疗与其他病因引起的相应组织器官损害治疗方法相同。

1. 停用致病药物，清除未吸收的药物 一旦明确中毒或致病的药物，应立即停药，以免中毒症状进一步加重。停药后，为防止残留在体内的药物继续吸收，需及时清除。经皮肤和黏膜途径给药者，可清洗皮肤和黏膜上的药物。经消化道途径给药且神志清醒者，可应用催吐、洗胃的方法消除胃内药物。

2. 减少药物吸收，加速药物排泄 除通过催吐、洗胃清除经口进入的中毒药物外，还可通过导泻和灌肠，以促进药物从肠道尽快排出，减少中毒药物在肠道的吸收。导泻常采用口服硫酸钠或硫酸镁 15～30g。但对于中毒药物本身会导致严重腹泻者、具有腐蚀性药物中毒或患者极度衰弱者禁用。镇静催眠药中毒时应避免使用硫酸镁导泻。灌肠可用 1% 氯化钠溶液、1% 肥皂水或清水，必要时可将药用炭加于灌肠液中，以吸附中毒药物。

由于大多数药物进入机体后由肾脏排泄，因此，可通过利尿来加速中毒药物的排泄。通常为静脉补液后，静脉注射呋塞米 20～40mg，但注意易引起电解质紊乱，特别是低血钾，应密切观察。通过碱化尿液，使弱酸性药物解离度提高，肾小管重吸收减少，从而促进弱酸性药物排泄。如促进水杨酸类和巴比妥类等弱酸性药物的排泄，效果良好。虽然酸化尿液也能促进苯丙胺、苯环利定等弱碱性药物的排泄，但同时也会引起明显的不良反应，如急性肾功能衰竭、酸碱和水盐代谢失衡等。因此，酸化尿液治疗已不再推荐作为中毒治疗的干预措施。

血液净化疗法可迅速清除体内毒物，适用于毒性强烈或大量毒物突然进入体内，在短时间内导致心、肾等重要脏器功能受损的患者，可明显改善预后。血液净化的主要方法有血液透析、腹膜透析、血液灌注、血液滤过和血浆置换等。血液透析疗法可以用于下列药物中毒，且效果较好，如苯丙胺类、氨基糖苷类抗生素、碘化物、异烟肼、阿替洛尔、二甲双胍、甲氨蝶呤、苯巴比妥等巴比妥类药物、水杨酸盐类、茶碱等。

3. 应用特异性拮抗药 对于诊断明确的药物毒性反应，尤其是发生急性中毒的情况下，使用特异性拮抗药进行解救是重要的治疗措施。

（1）物理性拮抗 药用炭吸附中毒药物，减少中毒药物的吸收。

（2）化学性拮抗 肝素中毒时，可用鱼精蛋白对抗。肝素是大分子多糖硫酸酯，带强大的负电荷，鱼精蛋白是带强大正电荷的蛋白，能与肝素形成稳定的复合物，使肝素抗凝血作用消失。

（3）生理性拮抗 M 受体阻断药能够阻断节后胆碱能神经支配的效应器细胞上的 M 胆碱受体，发挥抗 M 样作用，其典型药物是阿托品，注射大剂量阿托品是解救有机磷酸酯类中毒的重要措施。

（4）药理性拮抗 注射去甲肾上腺素药液外漏时，引起局部组织的坏死，可通过浸润注射酚妥拉明进行拮抗。苯二氮䓬类受体拮抗药氟马西尼可特异性拮抗地西泮中毒。阿片受体拮抗药纳洛酮可特异性拮抗急性阿片类药物中毒。

4. 对症治疗

（1）抗炎　对于不同组织器官的感染，应根据抗菌药的特点，如抗菌谱、抗菌活性、药动学特点等合理选择，必要时做药敏试验，可同时使用糖皮质激素，有利于度过感染急性期。

（2）抗变态反应　一旦发生变态反应，反应不严重者，停药后可迅速消失，无需特殊治疗。变态反应严重或持久者可应用药物治疗，包括非特异性抗过敏治疗，如钙剂、维生素 C、苯海拉明，对症治疗包括氨茶碱，糖皮质激素如氢化可的松、地塞米松。喉头水肿者可因窒息而危及生命，应及时做气管切开。应用肾上腺素可减轻喉头水肿与支气管痉挛。

（3）解除平滑肌痉挛　使用解痉药可以缓解一些由于平滑肌痉挛引起的症状，如茶碱类药物、M 胆碱受体阻断药等，严重者可考虑使用糖皮质激素类药物。

（4）抗癫痫、抗惊厥　药源性癫痫和惊厥，多与抗癫痫药和抗惊厥药的不合理使用有关，因此，调整给药方案是救治的一种方法。对于惊厥的治疗常用地西泮，儿童可以使用苯巴比妥。

（5）抗休克　抗药源性休克的治疗原则与其他病因所致休克一致，去除致休克药，保证充足的血容量，保护重要脏器功能。

（6）改善呼吸功能　当呼吸功能障碍时，维护和恢复呼吸功能对药物中毒的急救至关重要。维护呼吸功能的措施主要包括保持呼吸道通畅、吸氧和使用呼吸兴奋剂（如尼可刹米、洛贝林、二甲弗林等）、防治肺部感染等。

（7）改善心血管功能　改善心血管功能是治疗药源性心血管系统疾病及其他严重药源性疾病的重要环节之一，包括保证充足的血容量、稳定血压、纠正各种心律失常。血压升高者可给予小剂量的抗高血压药或血管扩张药，血压降低者如停药不能改善血压，可酌情使用升压药。心律失常须根据心电图明确诊断后，首先纠正电解质紊乱，必要时给予对症治疗。

（8）纠正水、电解质紊乱和酸碱失衡　水、电解质紊乱是使用利尿药常见的不良反应，由于电解质紊乱，出现恶心、呕吐、肌肉痉挛、感觉异常及体位性低血压，甚至心律失常，故开始用药剂量不宜过大，用药过程中注意监测 K^+、Na^+、Cl^- 等，必要时可补充钾盐。药物致肾功能障碍、呕吐及腹泻时，也可以造成体内酸碱平衡紊乱。对于严重酸中毒，可给予碳酸氢钠治疗；对于代谢性碱中毒，在病因治疗的同时，可酌情给予精氨酸或氯化铵等酸性制剂。

第三节　临床易混淆的药物毒性

微课

临床上一些药物中毒产生的症状极其相似，临床表现缺乏特异性，在诊断过程中须谨慎。本节介绍几例临床上易被混淆的实例。

1. 强心苷中毒与用量不足　目前强心苷仍是治疗充血性心力衰竭、阵发性室上性心动过速及慢性房颤的主要药物。强心苷的治疗量与中毒量接近，安全范围小，加上某些患者的易感因素，使得临床使用强心苷容易发生中毒。出现强心苷中毒时，会发生消化道不良反应，如厌食、恶心、呕吐及腹泻。但在做出强心苷中毒的诊断之前，必须首先鉴别消化道不良反应是由于心功能不全症状加重引起的，还是由于强心苷过量所导致的，因为前者需加量，后者则宜停药。

任何病例的强心苷中毒诊断都应依据临床标准，根据临床症状结合心电图及血药浓度测定，进行综合考虑。血浆地高辛浓度大于 3.0ng/ml，血钾小于 3.5mmol/L，或具备下述两个条件以上者，应疑有强心苷中毒：①血钾大于 5.5 mmol/L；②患者年龄大于 60 岁；③血肌酐大于 150mmol/L；④长期服用地高辛治疗者，每天地高辛用量大于 6mg/kg 等。某些心律失常对强心苷中毒诊断有特异性，尤其伴有多样性时，应考虑为强心苷中毒，如室性期前收缩二联律、双向性心律或心动过速、双重性心动过速等，尤其是在房颤基础上出现期前收缩，具有诊断意义。难以确定强心苷中毒或用量不足时，可辅以诊断性试验进行鉴别。如毛花苷 C 耐量试验：用毛花苷 C 0.2mg 稀释后注射，注射后观察 10、15、30、60 分钟，若心力衰竭改善或心电图上宽大畸形的 QRS 波消失或明显减少则提示药量不足，反之则为过量。

2. 吗啡、地西泮、有机磷中毒等的区别 在采用吗啡镇痛时，会产生一种欣快的感觉，且容易成瘾，临床应用有较严格的规定。但某些吸毒人员可通过不法途径获取吗啡并滥用导致中毒。除此之外，同时服用乙醇或其他镇静催眠药时也易发生吗啡中毒。轻度中毒者有头痛、头晕、恶心、呕吐等非特异性症状，并出现幻觉。当脊髓反射增强时，常有惊厥、牙关紧闭和角弓反张。重度中毒者会出现昏迷、针尖样瞳孔和高度呼吸抑制的三联征。其最危险的不良反应是直接抑制脑干呼吸中枢。而一些镇静催眠药如地西泮的中毒反应也包括昏迷和呼吸抑制，有机磷中毒也会出现瞳孔缩小的症状，在诊断过程中须加以鉴别。

地西泮轻度中毒者有头晕、嗜睡、动作不协调的表现，呼吸变慢但很有规则，重度中毒者呼吸浅慢而不规则。心血管系统抑制可出现四肢冰冷、脉细速、血压下降等症状。早期也有瞳孔缩小，肌张力增高，晚期出现瞳孔散大，肌张力降低，腱反射消失等症状。此外，长期应用会产生耐受性和依赖性，突然停药的患者会出现停药反应等。

有机磷酸酯类能与乙酰胆碱酯酶的活性部位结合，从而抑制酶活性，导致突触间隙的乙酰胆碱大量堆积，引起中毒症状。毒蕈碱样症状出现较早，主要有瞳孔缩小、视物模糊、腺体分泌亢进（大汗淋漓、口吐白沫等），呼吸有大蒜味，平滑肌痉挛，出现恶心、呕吐、腹痛等，肛门及膀胱括约肌松弛，大小便失禁。烟碱样症状主要有皮肤血管收缩所致的面色苍白、心率增快、血压升高、肌肉颤动等。呼吸中枢常为先兴奋后抑制。长期接触有机磷酸酯类农药也会产生慢性中毒，多见于农药厂工人，部分患者表现出毒蕈碱样症状，或是发生致敏作用出现皮肤损伤。

本章小结

临床药物毒理学是从临床角度分析药物对机体的毒性作用及防治的科学。诊断药物中毒必须追溯用药史；必须确定用药与临床症状发生的关系；排除药物以外的因素；注意停药后症状的变化等。药物中毒的治疗原则包括及时停用可疑药物，清除未吸收的药物；减少药物吸收，加速药物排泄；应用特效拮抗药拮抗中毒药物；对症治疗等。对临床易混淆的药物中毒，需要进行综合分析判断。

思 考 题

题库

1. 何谓临床药物毒理学？其研究内容有哪些？
2. 如何防治药物中毒？

（王立辉）

实 验 指 导

实验一 基本训练——实验动物样品的采集方法

【目的和要求】本实验主要介绍常用实验动物血液、体液及组织的取材方法，为后续药物毒理学各个实验的学习研究奠定基础。

【实验原理】血液、体液及组织病理学检查是毒理学实验重要的组成部分，有助于确定毒物在机体当中的吸收、分布、代谢和排泄过程，确定机体损伤靶器官及损伤程度。正确的实验动物样品的采集方法是保证药物毒理学实验数据完整，结果准确、可靠的基础。

【实验方法】

一、常用动物血液样品的采集方法

（一）小鼠和大鼠

1. 尾静脉采血 需少量血时，常采用尾静脉采血，该方法主要用于大鼠、小鼠。剪尾法：将动物固定或麻醉后，露出尾巴，用乙醇、二甲苯反复擦拭或用温水（45~50℃）浸泡数分钟使血管扩张，剪断尾尖后（小鼠约 1~2mm，大鼠约 5~10mm）。尾静脉血即可流出，用手轻轻地自尾根部向尾尖挤压，可取到一定量的血液（实验图 1-1）。取血后，用棉球压迫止血。也可采用切开尾静脉法：用锐利刀片切开尾尖部尾静脉，静脉血即可流出。尾静脉每次可取 0.2~0.3ml 血液，供一般血常规实验。连续采血可采用尾部左右两侧两根尾静脉交替切割，

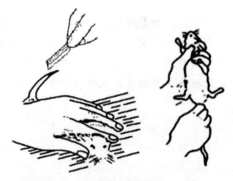

实验图 1-1 小鼠尾静脉取血法

由尾尖向尾根方向切开。这种方法在大鼠较好，可以在较长的间隔时间内连续采血。鼠血易凝，如实验需要全血，注意应事先于采血管中加入抗凝剂，如用血细胞混悬液，则应立即与生理盐水混合。

2. 眶静脉丛（窦）采血 当需要多次反复采血时，常使用本法。左手持鼠，拇指与中指抓住颈部皮肤，示指按压头部向下（应防止动物窒息），阻滞静脉回流，眼球外突，使眶静脉丛（窦）充血。右手持 1% 肝素溶液浸泡过的自制采血器或毛细管，将采血管与鼠成 45°，从内眦部刺入，沿内下眼眶壁，向眼球后推进 4~5mm，旋转吸血针头，切开静脉丛，血液自动进入采血管，得到所需的血量后，即除去加于颈部的压力，同时拔出采血管，出血可自然停止（实验图 1-2）。一般体重 20~30g 的小鼠每次可采血 0.2~0.3ml，体重在 200~300g 的大鼠每次可采血 0.4~0.6ml。也可用特制的玻璃取血管（管长 7~10cm，前端拉成毛细管，内径 0.1~1.5mm，长为 1cm，后端管径为 0.6cm）。此法也适用于豚鼠和家兔。

3. 眶动（静）脉取血 即摘眼球取血法，多用于小鼠，所采血液为眶动脉和眶静脉的混合血，当需要采较大量血液时常用。左手持鼠，拇指与示指捏紧头颈部皮肤，使鼠眼球突出充血，右手持弯镊或止血钳迅速摘除眼球，并将鼠倒置，头部向下，此时眼眶很快流血，直至血流停止。此法取血过程中动物

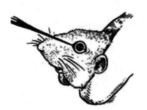
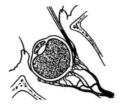

实验图 1-2　鼠眼眶静脉丛（窦）采血

未死，心脏仍在不断跳动，因此取血量较大，一般可取小鼠体重 4%～5% 的血液量，是一种较好的取血方法，但该方法易导致动物死亡，只适用于一次性取血，如需多次采血样时，则不能使用此种方法。

4. 心脏取血　将动物仰卧固定于操作台上，剪去胸前区局部的被毛，再用碘酒、酒精消毒皮肤，用左手示指摸到心搏（左侧第 3～4 肋间处），右手持装有 4～5 号针头的注射器，选择心搏最明显处穿刺，当针头刺入心脏时，血液由于心脏搏动的压力，自动进入注射器。若不需要保持动物存活，也可麻醉后打开动物胸腔，将注射器直接刺入心脏抽取血液。鼠类等小动物因心脏搏动快，心腔小，位置较难确定，故一般较少采用此法。

5. 断头采血　实验者带上棉手套，用左手固定鼠颈部位，右手持剪刀或大鼠专用断头器，从鼠颈部剪掉或切断鼠头后迅速将鼠颈断端向下，收集从颈部流出的血液。一般小鼠可取血 0.8～1.2ml，大鼠可取血 5～10ml。但断头取血时，可能会因组织液混入而导致有溶血现象。

6. 大血管采血　大鼠和小鼠均可从颈部动（静）脉、股动（静）脉、腹主动（静）脉或腋下动（静）脉等大血管采血。动物麻醉后仰卧位固定，手术区域剪毛，行所需动（静）脉血管分离术，用注射器沿动（静）脉逆血流方向刺入血管，抽取血液。一般 20g 小鼠可取血 0.6ml，300g 大鼠可取血 8ml。也可直接将血管剪断，用吸管或注射器吸取。

（二）家兔

1. 心脏取血　家兔心脏取血比较常用。基本方法如前所述。家兔仰卧固定，剪去心前区被毛，消毒皮肤。左手触摸胸骨左缘第 3～4 肋间隙，摸到心脏跳动最明显处（一般在胸骨左缘外 3mm 处），右手持注射器，垂直刺进心脏，血液自动进入注射器。

2. 耳缘静脉取血　常用家兔采血，可反复采取。基本方法类似耳缘静脉注射给药。固定家兔，选好耳缘静脉，拔去被毛，手指轻弹或二甲苯、75% 酒精涂擦局部，小血管夹子夹紧耳根部，使血管充血扩张。用 6 号针头从耳缘静脉逆回流方向刺入血管取血，或用刀片切一小口，使血液自动流出（实验图 1-3）。取血后用棉球压迫止血，一般取血量为 2～3ml。

3. 耳中央动脉取血　固定家兔，用手揉搓耳部，使中央动脉扩张。左手固定兔耳，右手持注射器，从中央动脉末端逆血流方向刺入动脉。一般用 6 号针头采血。取血完毕后棉球压迫止血，压迫止血时间比耳缘静脉止血时间要长一些。此法一次可取血 10～15ml。注意兔中央动脉易发生痉挛性收缩。抽血前要充分使血管扩张，在痉挛前尽快抽血，抽血时间不宜过长。中央动脉耳根部组织较厚，抽血难以成功，末端抽血比较容易，也可用刀片切割法（实验图 1-3）。

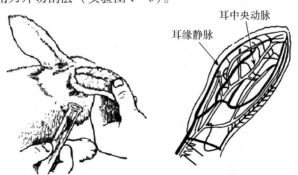

实验图 1-3　家兔耳缘静脉及耳中央动脉取血法

4. 股动脉取血 家兔麻醉后，行股动脉分离手术，注射器平行于血管，沿股动脉下端向心端方向刺入取血。抽血完毕后，要注意止血，用干纱布压迫取血部位止血。若连续多次取血，取血部位应尽量选择远心端开始。

5. 颈动（静）脉取血 家兔麻醉后，仰卧位固定。在颈部上 1/3 的静脉部位剪去被毛，消毒，剪开一个小口，暴露颈外静脉，注射器沿向心端刺入血管，即可取血。此处血管较粗，很容易取血，取血量也较多，一次可取 10ml 以上，用干纱布或棉球压迫取血部位止血。也可以颈正中线为中心广泛剃毛，消毒，分离颈总动脉，用颈总动脉采血。

（三）豚鼠

1. 心脏取血 采血方法同大鼠、小鼠心脏采血，豚鼠心脏跳动一般在第 4～6 肋间、选择搏动最明显部位进针穿刺取血。

2. 背跖静脉采血 由实验助手固定动物，将其左或右后肢膝关节伸直，术者将动物脚背消毒，找出内侧或外侧跖静脉，以左手的拇指和示指拉住豚鼠的趾端，右手拿注射器刺入静脉，拔针后立即止血，可见刺入部位出现半球状隆起，用纱布或棉花压迫止血。可反复取血，两后肢交替使用。

3. 眶静脉丛（窦）采血 参见大、小鼠眶静脉丛（窦）采血方法。

（四）狗

1. 心脏取血 参见家兔心脏采血。狗心脏搏动明显处一般在胸骨左缘外 1cm，第 4 肋间处可触到，用 6～7 号针头注射器取血，要垂直向背部方向进针，一次可采血 20ml 左右。

2. 前、后肢皮下浅层静脉采血 前后肢皮下浅层静脉采血在犬、猫类使用最为广泛且方便。主要包括前肢内侧皮下静脉、后肢外侧小隐静脉。操作方法基本与注射方法相同。将狗固定，抽血部位去毛，消毒皮肤，可在静脉上端用手加压或胶皮管束缚，充盈血管，用注射器直接抽取。抽取速度要稍慢，以防抽瘪血管。注意当针头刺入血管后，应解除静脉上端加压的手或胶皮管。取血完毕后，应注意及时压迫止血。一般采血量为 10～20ml。

3. 颈静脉取血 狗取侧卧位固定于犬台上，剪去颈部被毛，常规消毒。助手协助将狗颈部拉直，头尽量后仰。术者左手拇指压住颈静脉入胸腔处，使颈静脉充盈。右手持连有 7 号针头的注射器，针头平行血管，由远心端向心端方向刺入血管。注意此处颈静脉在皮下易滑动，穿刺时要拉紧皮肤，用左手固定好血管，取血后棉球压迫止血。本法一次可采较多血。

4. 股动脉取血 股动脉采血时可不麻醉，仰卧位固定于犬台上，助手协助伸展后肢向外拉直，暴露腹股沟，在腹股沟三角区动脉搏动明显处剪去被毛，常规消毒，并用左手示指、中指在动脉搏动部位固定好血管，右手持注射器，针头与皮肤呈 45°，抽取所需血液量，取血后，需较长时间（3 分钟以上）压迫止血。本法可采大量血液。

血液是动物实验常用的生物样品。血液的采集除了考虑选择合适的实验方法，还应从动物伦理学方面考虑，尽量避免使实验动物恐惧、痛苦，甚至出现应激反应。这不仅仅是从伦理学考虑，也是因为实验动物出现应激反应时，机体许多生化和生理指标也会随之变化，甚至影响实验结果，如血中儿茶酚胺类、糖皮质激素等会出现升高的变化。因此，当选择一些较痛苦的实验方法（如断头采血）时，可考虑提前给予动物适量麻醉药，提高实验动物福利。

二、常用动物体液样品的采集方法

（一）胆汁收集法

一般通过手术收集。动物麻醉后，仰卧位固定，手术区域去毛，常规消毒。自剑突下沿腹中线做 3～5cm 切口。暴露腹腔，将肝脏向上翻起。在门静脉一侧，找出肝总管和胆总管。分离出胆总管，在胆总管近十二指肠侧的膨大部位后端剪口，插入聚乙烯管，一直向上插入至肝总管后，结扎固定，可收取胆汁。注意：插管深度要够，若插管前端在胆总管处，收集到的将是胆汁和胰液混合液。为准确起见，也可在肝总管处剪口插入。如需连续采集，可放置引流管。

（二）尿液收集法

1. 代谢笼采集尿液　将动物饲养于特制的代谢笼内，动物排便时，可通过笼底部的大小便分离漏斗将尿液与粪便分开并收集。

2. 输尿管插管采集尿液　在动物输尿管内插一根塑料套管收集尿液。适用于兔、猫、犬等。动物麻醉后，仰卧位固定于实验台上，于耻骨联合上缘向上，沿正中线皮肤切口，再沿腹白线剪开腹壁寻找膀胱，外翻至腹外，在膀胱底两侧找到输尿管。剪口，向肾脏方向插入一根适当大小的细塑料导管，结扎，固定。

3. 尿道插管采集尿液　根据动物大小、种类选择适当塑料管或专用导尿管，要求前端圆滑，有开口。先以液状石蜡润滑导管滑头端，然后由尿道口缓缓插入，一般均无阻力。插入深度一般雄犬约22～26cm，雌犬10～12cm。当导尿管插入膀胱时，尿液立即从管口流出，证明插入正确。用胶布或在尿道开口处缝一针，结扎固定导尿管。若用于长时间反复取样的实验，导尿管末端应按无菌技术要求保护，不开放时应用无菌敷料包扎夹闭，避免尿液污染和尿道逆行感染。

4. 膀胱插管采集尿液　一般用于犬等较大动物，麻醉后固定于手术台上，于耻骨联合上缘向上做手术切口，取出膀胱，在膀胱顶部少血管处剪口，将套管插入膀胱，结扎固定。也可不插管，一手用小镊子夹住膀胱，另一手于固定处直接穿刺抽取尿液。

5. 穿刺膀胱采集尿液　经皮膀胱穿刺插管导尿技术近几年在临床上已被广泛采用，制有穿刺针。具有快速、方便和对尿道损伤小的优点，可在较大动物的实验中采用此法。以犬为例，动物麻醉后仰卧位固定，剃去腹正中线区域被毛，在准备穿刺点耻骨联合上方消毒后，用左手触摸并固定膀胱，右手持预先准备好的连有注射器的10cm长的粗针头经皮刺入膀胱，入皮后针头应稍微改变一下角度，以免刺穿后漏尿。缓慢进入，边进边抽吸，以抽出尿液为度。之后用左手固定针头，取下针筒，再选用5号儿童导尿管经针头管道插入，直到尿液从导管流出。然后慢慢拔出针头，固定导管。

6. 压迫膀胱采集尿液　动物浅麻醉后，用手在动物小腹部轻柔而有力的加压。可使动物的膀胱括约肌松弛，尿液就会自动由尿道排出。此法适用于家兔、犬、猫等较大动物。

7. 反射排尿采集尿液　此法适用于小鼠少量尿液采集。当小鼠被人抓尾提起时排便反射比较明显，同时也会引起小鼠排尿反射。故可通过提起小鼠，将小鼠排出的少量尿液吸取，供实验用。

（三）粪便收集法（代谢笼采集法）

将动物饲养在特制的代谢笼内，动物在排便时，可以通过代谢笼底部的大小便分离漏斗，自动将尿液与粪便分开，达到采集粪便的目的。

（四）其他体液采集

1. 胃液的采集　取少量胃液时，可用灌胃针插入胃内抽取，操作方法同灌胃。如需大量、连续采集胃液（如慢性实验）时，可先手术放置瘘管，然后通过刺激方法采集。包括全胃瘘、巴氏小胃瘘、海氏小胃瘘等。

以犬全胃瘘制备为例，将犬麻醉后，仰卧位固定。腹部去毛，开腹，由剑突下沿腹白线向下做正中切开。首先分离胃贲门外表面迷走神经，使其与贲门部分开。之后用两把肠钳在食道下端的无血管及神经区并排钳夹，相距1cm左右，在此处用刀将胃与食道切开。幽门处同样操作，将胃与十二指肠切断分开。然后将十二指肠断端与食道下端做端端吻合，如果十二指肠口比食道小，则做端侧吻合。而后将胃的贲门与幽门断端分别做双层缝合。在胃前壁近大弯做切口，埋入胃瘘管，缝合，注意局部用大网膜覆盖以防渗漏。在腹部切口的左侧皮肤剪一小口，将瘘管经此引出，缝合固定于皮肤表面。可经静脉给予各种刺激或实验因素，如乙酰胆碱溶液或四肽胃泌素溶液等，通过瘘管采集胃液观察。

2. 胰液的采集　因胰液的基础分泌量少或无，故一般采取手术在胰腺部位插管，然后注入0.5%盐酸溶液或粗制促胰液素促进胰液的分泌。

3. 肠液的采集　一般采用肠造瘘术收集肠液。最好取用空肠的上部，因为该部小肠的消化液含有多种酶。以比格犬为例，麻醉后仰卧位固定，腹部去毛，消毒。在脐水平或稍低位置向上沿腹白线做6～

8cm 长的皮肤切口。于腹腔内右侧肋下，可触及肝缘附近的十二指肠，将十二指肠拉出至腹腔外（如可看到胰腺头，说明所取肠祥确实是十二指肠）。选取接近十二指肠的一段 2.0 ~ 3.0cm 空肠。由于小肠这部分肠系膜非常短，不可能把整个肠祥拉到腹壁表面，故必须用手翻过所选择的那部分肠管壁，追踪肠管在深部的走行，尽量选择肠系膜最短的一段作游离肠祥。结扎邻近的血管，将肠系膜及肠管切开、分离，未游离端肠切口做内翻缝合，并做侧侧或端端吻合。游离的肠祥的两端自右侧腹腔壁两个小切口引出。用特制的肠瘘管缝合于肠祥断端，并与肌层和皮肤缝合固定。也可直接将肠管断端缝合于皮肤切口，注意肠管应稍高出皮肤切口，使肠黏膜稍呈外翻，避免日后瘘管闭合。可将肠祥的近端缝合于腹壁上部的切口，远端缝合于下部切口以便于区分。若在非实验期间，可将瘘管盖紧，实验时将盖旋下，收集肠液。

4. 脑脊液的采集 脑脊液的采集可采用麻醉后，穿刺抽取法。脑脊液的采集是在动物背部髋骨脊连线之中点稍下方找到第七腰椎间隙，插入腰椎穿刺针头，用注射器抽取。

5. 骨髓的采集 大动物骨髓的采集一般采用活体穿刺法，多为胸骨、肋骨、股骨骨髓。小动物因其骨髓少，常先将动物处死后，在胸骨和股骨采集骨髓。

三、常用动物脏器的采出方法

（一）腹腔和盆腔脏器采出

实验动物的内部剖检，一般取仰卧位。先切断肩胛骨内侧和髋关节周围肌肉，使四肢完全张开，仅以部分皮肤与躯干相连。然后自剑突软骨至肛门之间的腹壁沿腹壁正中线切开，再沿左右最后一节肋骨和腹侧壁至脊柱部切开。使腹腔脏器全部暴露。可由横膈处切断食管，由盆腔处切断直肠，将腹腔及盆腔脏器一起采出，分别检查。也可按脾、胰、胃、肠、肾、肝、膀胱、生殖器官的顺序分别采出。

1. 脾脏采出 腹腔打开后，脾脏位于左侧，用镊子将脾脏提起，剪刀剪断韧带，采出脾脏。

2. 胰脏采出 胰脏靠近胃大弯和十二指肠，其周围有很多脂肪组织，不易区别。可将胰脏连同周围的脂肪组织一同采出，浸入 10% 甲醛溶液中数秒钟后，可见胰脏变硬成灰白色，脂肪不变色，进行区分。

3. 胃肠采出 在食道与贲门部分别结扎，中间剪断。提起胃贲门部，边牵拉，边切断周围韧带，分离胃组织，然后依此切断十二指肠、空肠、回肠的肠系膜根部，将胃肠组织从腹腔取出，注意动作要轻，以免中途拉断肠管。

4. 肾上腺采出 在肾脏上方可见被脂肪组织包围的肾上腺，用镊子剥离肾上腺周围的脂肪，然后将肾上腺采出。

5. 肾脏采出 剥离肾脏周围的脂肪，然后将肾脏采出。

6. 肝脏采出 用镊子固定门静脉的根部，切断血管和韧带，将肝脏分离。肝脏较易受损，操作时应小心。

7. 膀胱与生殖器官采出 膀胱采出时，注意不要损伤膀胱，以免尿液外溢。采出子宫和卵巢时也应小心，因为子宫和卵巢易损伤。

（二）胸腔脏器采出

用镊子固定胸骨剑突，剪断横膈膜与胸骨的连接，然后提起胸骨，在靠近胸椎基部，剪断左右胸壁的肋骨，将整个胸壁取下。采取胸部器官时，首先要采出胸腺，然后采出心脏和肺脏。

1. 胸腺采出 不同动物胸腺所在位置不尽相同，但几乎所有动物的胸腔内均有部分或全部胸腺组织。胸腺易被破坏，采出过程要小心。

2. 心脏采出 在心包左侧中央作十字形切口，镊子夹住心尖，提起心脏。沿心脏的左纵沟切开左右心室，检查心室内血液及其性状，然后用镊子轻拉，切断心基部的血管，取出心脏。

3. 肺脏采出 用镊子夹住气管向上提起，剪断肺脏与胸膜的连接韧带，将肺脏采出。

（三）口腔及颈部脏器采出

剥离下颌和颈部皮肤后，可见颈部气管、食道及腺体。切断舌与两下颌支内侧连接的肌肉，再用镊子夹住舌，拉出，将咽、喉、气管、食道与周围组织切离，直至胸腔入口处一并取出。甲状腺位于气管环状软骨左右两侧。小鼠、大鼠等小动物的甲状腺极小，宜直接连同气管剪取。

（四）颅腔组织采出

沿环枕关节横断颈部，使头颈分离。用骨钳将头盖骨去掉，用镊子小心提起脑膜，用剪刀剪开，用镊子钝性剥离脑组织与周围的连接，然后将脑从颅腔内取出。随后用小弯镊揭去垂体窝的膜，取出脑垂体。

（五）鼻腔黏膜的采出

下颌支去掉后，在鼻中隔的一侧，纵向切开鼻骨、底骨和硬腭，检查鼻腔黏膜和中隔黏膜的色泽，以及表面附着物。刮掉附着物后，可进一步检查黏膜的完整性。

实验过程中应注意：各实验组取材标本位置要一致。所选组织应包括脏器的重要结构或全层。切取组织时尽量用利器取材，避免挤压。取材过程中，一般小鼠内脏组织可全保留，大动物只需留取一部分即可。对过小标本组织保存可贴在吸水纸片上。进行组织病理学检查时，应将组织尽早浸入固定液中，组织厚度一般 3~5mm，面积一般 15mm×15mm。所有标本应及时保存，如需检测生化、分子生物学等指标，需尽早在 -80℃ 或液氮保存；电镜标本要求活体取材，取材后应立即（1分钟内）投入固定液中。

【注意事项】

1. 实验动物的基本操作既要大胆果断，又要小心谨慎。操作既要有一定力度，同时又忌粗暴，动作要尽量轻柔。

2. 捉拿动物要小心，防止被动物抓伤、咬伤。若不慎发生需及时妥善处理。

3. 尊重生命，善待生命。捉拿动物要规范，防止对动物造成伤害。不得做与实验要求无关的刺激项目，不得虐待动物。

（王　丽）

实验二　急性毒性实验

【目的和要求】 学习急性毒性实验的方法，并掌握 LD_{50} 的测定方法。

【实验原理】 急性毒性实验是指研究实验动物一次或 24 小时内多次给予受试药物后，一定时间内所产生的毒性反应，以评价药物的急性毒性。半数致死量（LD_{50}）的测定是评价药物急性毒性的常用实验方法，表示能使全部实验对象死亡半数的剂量。测定 LD_{50} 的方法很多，有寇氏法、Bliss 法、累计法、序贯法等。Bliss 法为最准确、最经典的方法。寇氏法较常用，并且计算简便、结果也较准确，这里主要介绍寇氏法。

【实验动物】 小白鼠（18~22g）。

【仪器和试剂】 鼠笼、动物天平、1ml 注射器、电子计算器，美曲膦酯。

【实验方法】

1. 预备实验　探索剂量范围，找出 100% 和 0% 死亡的最小剂量。方法为根据文献或根据经验设定一个估计量，观察 2~4 只动物的死亡情况。如果全部死亡，则降低剂量；如果全不死亡，则增加剂量，直到找出 Pm=100% 和 Pn=0% 的剂量，此两个剂量分别为上下限。

确定组数：通常 5~8 组，可根据适宜的组距确定组数。也可根据动物死亡情况来决定适当增减组数。

确定组距：组距指相邻两组剂量对数之差，常用"d"表示。组距应适当，一般要求组距在 0.08~0.1 之间。

配制等比溶液：需使每剂量组每 10g 体重小鼠的用药容量相等。小鼠腹腔注射给药容量一般采用 0.2ml/10g。

2. 正式实验 将动物分成 7 组，每组 10 只小鼠。分组方法：首先按性别将动物雌雄分开，然后按体重分群，再随机分组，力求使各组体重相等。小鼠腹腔注射给药，每只动物的给药容积可按个体体重或平均体重确定。给药后观察动物不再因药物作用死亡而止。最后将动物死亡情况及各种数据填入下表。

【结果记录】

实验表 2 - 1　急性毒性试验的结果记录

组别	浓度（%）	剂量（mg/kg）	对数剂量 Xi	动物数 n	死亡数 r	死亡率 P（r/n）
1	1.4	357	2.553	10		
2	1.7	420	2.623	10		
3	2.0	493	2.693	10		
4	2.3	579	2.763	10		
5	2.7	681	2.833	10		
6	3.2	800	2.903	10		
7	3.8	940	2.973	10		
Σ						

【计算公式】

1. 基本公式

$$\text{Log LD}_{50} = XK - d\left(\sum p - 0.5\right)$$

式中，XK 表示死亡率为 100% 组的对数剂量；d 为对数组距；$\sum p$ 各组死亡率之和。

2. 校正公式 P_m 表示最大剂量组的死亡率；P_n 表示最小剂量组的死亡率；当 $P_m > 0.8$ 或 $P_n < 0.2$ 时可用以下公式计算：

$$\text{Log LD}_{50} = XK - d\left[\sum p - (3 - P_m - P_n)/4\right]$$

3. $\text{LD}_{50} = \text{Log}^{-1}\text{Log LD}_{50}$，单位应换算成 mg/kg 或 g/kg 表示。

4. 95% 可信限

$$\text{LD}_{50} \pm 4.5 S \log \text{LD}_{50} \cdot \text{LD}_{50}$$

$$S \log \text{LD}_{50} = d\sqrt{\sum p(1-p)/(n-1)}$$

式中，$S \log \text{LD}_{50}$ 为 $\text{Log } LD_{50}$ 的标准误差；P 各组死亡率；n 每组动物数；d 为对数组距。

【注意事项】

1. 受试药物剂量必须按等比级数分组（剂量对数按等差级数）。
2. 每组动物数必须多于组数。
3. 各组动物数应相等，"反应"应大致呈正态分布。
4. 实验结束时用颈椎脱位处死小白鼠。

【思考题】

1. 如何根据给药剂量和给药容积配制成相应浓度的药液？
2. 什么是半数致死量？其临床意义是什么？

（封　瑞）

实验三　肝功能对药物作用的影响

【目的和要求】 本实验采用在小白鼠皮下注射四氯化碳制成肝功能不全的病理模型，观察肝功能对戊巴比妥钠麻醉作用的影响。学习评价肝功能损伤的基本方法。

【实验原理】 肝是代谢药物的主要器官，肝功能不全时应用以肝代谢为主要消除方式的药物易发生蓄积中毒。四氯化碳是一种对肝细胞有严重毒性作用的化学物质，给动物灌胃后可从肠道吸收进入肝脏，引起中毒性肝炎，使肝脏的解毒功能降低。

【实验动物】 小白鼠（18～22g）。

【仪器和试剂】 1ml 注射器、5 号针头、组织剪刀，5% 四氯化碳油溶液、0.3% 戊巴比妥钠溶液、生理盐水。

【实验方法】 取小白鼠 2 只，在实验前 24 小时皮下注射 5% 四氯化碳油溶液 0.1ml/10g，制成肝功能不全病理模型。实验课中取病理模型小白鼠和正常小白鼠各 2 只，均腹腔注射 0.3% 戊巴比妥钠溶液 0.15ml/10g，观察实验动物对药物的反应。记录各小白鼠翻正反射消失时间和恢复时间，比较肝功能不全小白鼠与肝功能正常小白鼠的麻醉持续时间有无差异。

【结果记录】

实验表 3－1　肝功能对戊巴比妥钠作用的影响

动物	肝功能	戊巴比妥钠		麻醉作用	
		剂量（mg/10g）	给药途径	潜伏期（min）	维持时间（min）
1 号					
2 号					
3 号					
4 号					

【注意事项】

1. 从开始给药到动物翻正反射消失为麻醉作用的潜伏期，翻正反射消失至恢复为麻醉作用维持时间。

2. 如室温在 20℃ 以下，应给麻醉小白鼠保温，否则动物因代谢减慢而不易苏醒。

3. 实验结束时用颈椎脱位处死小白鼠，剖腹取肝，比较两组小白鼠肝外观的不同。四氯化碳中毒小白鼠肝大，其肝小叶比正常肝更清楚。

【思考题】

1. 分析肝功能不全对药物作用的影响。

2. 肝脏功能状态对临床用药有何指导意义？

（毋亚男）

实验四　肾功能对药物作用的影响

【目的和要求】 本实验采用氯化汞制成中毒性肾病理模型，用于观察肾功能不全对卡那霉素（链霉

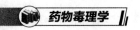

素）毒性作用的影响。学习评价肾功能损伤的基本方法。

【实验原理】肾是主要的排泄药物器官之一，肾功能不全时应用以肾脏排泄为主要消除方式的药物易发生蓄积中毒。氯化汞是一种被淘汰的具有细胞毒性作用的消毒药，一旦被机体吸收，可损伤肾小管上皮细胞，使肾排泄功能降低。卡那霉素（链霉素）属于氨基糖苷类抗生素，主要从肾排泄，有肾毒性及神经 – 肌肉阻断作用等不良反应。

【实验动物】小白鼠（18~22g）。

【仪器和试剂】天平、鼠笼、1ml 注射器、4 号针头，0.04% 氯化汞溶液、2.4% 卡那霉素溶液（2.5% 硫酸链霉素溶液）、生理盐水。

【实验方法】

1. 小白鼠 4 只，称重标记。在实验前 24 小时，1 号和 2 号小白鼠腹腔注射 0.04% 氯化汞溶液 0.2ml/10g，制成中毒性肾病模型。3 号和 4 号小白鼠腹腔注射生理盐水，作为对照。

2. 实验时，先观察小白鼠的活动及反应，然后给 1 号、2 号、3 号、4 号小白鼠分别腹腔注射 2.4% 卡那霉素溶液 0.25ml/10g（2.5% 硫酸链霉素溶液 0.2ml/10g），继续观察并记录实验动物对药物的反应，包括肌张力、呼吸、口唇黏膜颜色、死亡。

3. 实验结束后将小白鼠处死，比较两组小白鼠肾脏的外观差别。

【结果记录】

实验表 4 – 1　肾功能对卡那霉素（链霉素）作用的影响

动物	卡那霉素（链霉素）(mg/10g)	动物反应	肾病理变化
1 号			
2 号			
3 号			
4 号			

【注意事项】

氯化汞中毒小白鼠肾明显肿大，纵行剖开后，可见皮质苍白，髓质充血。正常对照组小白鼠一切正常。

【思考题】

1. 分析肾功能不全对药物作用的影响。

2. 肾脏功能状态对临床用药有何指导意义？

（毋亚男）

实验五　急性肺损伤实验

【目的和要求】本实验通过比较静脉注射油酸后，小鼠肺脏系数和外观形态以及肺组织灌流液的变化，学习评价急性肺损伤的基本方法。

【实验原理】肺脏组织结构疏松，血流丰富。急性肺损伤以渗出、水肿和出血为主。肺形态、重量和肺灌洗液的变化，可以反应急性肺损伤的严重程度。油酸可造成严重的急性肺损伤，是制备动物呼吸窘迫综合征的常用模型之一。

【实验动物】成年小鼠 40 只，单一性别或雌雄各半。

【仪器和试剂】1ml 注射器、5 号针头、手术剪、镊子、止血钳、手术线、小鼠固定器、气管插管、电子天平、玻璃试管、小鼠手术台，生理盐水、动物血清、含2.5%油酸的动物血清。

【实验方法】

1. 小鼠称重，按随机分配原则分为对照组和油酸组，每组20只，分别以0.1ml/10g尾静脉注射血清和含2.5%油酸的血清。观察注射后两组小鼠的一般活动及呼吸状况的变化。

2. 注射30分钟后，颈椎脱位处死小鼠，每个实验组再按随机原则为两组（10只/组）进行以下实验。

（1）肺形态和肺重量变化　剖开小鼠胸腔，先观察小鼠肺脏的外观形态变化，如肿胀、出血、渗出等，然后剥离肺脏，称取肺重量。

（2）肺灌洗　小鼠固定，分离出气管并进行插管，用手术线结扎后，以0.5ml生理盐水缓慢注入气管内，然后回抽液体，注入试管内。观察肺灌洗液的体积、颜色、浊度等外观变化。

【结果记录】

按公式：肺系数＝肺重/体重×100%，计算各组肺系数的均数和标准差，将肺系数计算结果和观察项目的变化填入下表，进行组间 t 检验。

实验表 5-1　油酸的急性肺损伤作用

组别	肺系数（$\bar{X} \pm SD$, $n = 10$）	一般活动、呼吸、肺脏和灌洗液的变化
对照组		
油酸组		
t 值		
P 值		

【注意事项】

1. 尾静脉注射是造模成功的前提，选用体重大的小鼠，尾巴用温水或乙醇处理，以及以正确方法注射，有助于提高造模成功率。

2. 油酸与血清充分混匀至关重要。可用两个用细管相连的注射器反复相互推注，直至油酸与血清形成均匀的浊液。在临用前配制，并尽快使用。

3. 油酸尾静脉注射不可过快，快速注射有可能导致小鼠在短时间内死亡。

4. 小鼠气管插管后须用手术线结扎好，防止注入的生理盐水外漏。

【思考题】

1. 肺急性损伤的主要病理变化特征有哪些？

2. 评价肺损伤的主要指标有哪些？

（朱正光）

实验六　药物免疫毒性实验

【目的和要求】 本实验通过比较染毒动物与正常对照动物胸腺和脾脏的大小和重量差异，学习评价外源性化学物对动物免疫器官毒性的基本方法。

【实验原理】 环磷酰胺是影响DNA结构与功能的周期非特异性抗肿瘤药，可阻碍DNA复制，破坏细胞的有丝分裂，对快速增殖细胞的杀灭作用尤为突出。因此，环磷酰胺可显著抑制动物免疫器官的细胞增殖，引起免疫器官重量减轻。

【实验动物】小白鼠（18～22g）20只，单一性别或雌雄各半。

【仪器和试剂】1ml注射器、手术剪、眼科剪、眼科镊、止血钳、电子天平、小鼠手术台，1%环磷酰胺注射液、生理盐水。

【实验方法】

1. 染毒 小鼠随机分成对照组和环磷酰胺组，10只/组，按0.3ml/10g分别腹腔注射生理盐水和1%环磷酰胺注射液。

2. 标本采集 注射24小时后，小鼠称重后颈椎脱臼处死，将小鼠仰卧固定于手术台，剪开腹腔和胸腔，剥离脾脏和胸腺，并立即称重。

【结果记录】

根据公式：

$$胸腺系数 = 小鼠胸腺重量/小鼠体重 \times 100\%$$

$$脾脏系数 = 小鼠脾脏重量/小鼠体重 \times 100\%$$

分别计算两组动物的胸腺系数和脾脏系数（$\overline{X} \pm SD$），填入下表，进行组间 t 检验。

实验表6-1 环磷酰胺对小鼠胸腺和脾脏重量的影响（$\overline{X} \pm SD$，$n = 10$）

分组	胸腺系数	脾脏系数
对照组		
实验组		
t 值		
P 值		

【注意事项】

1. 取胸腺时，可在胸腔下缘距离胸骨0.5cm的左右两侧向上剪开胸壁，然后上翻胸骨。这样可以完全暴露胸腺，并避免剪到胸腺。

2. 脾脏和胸腺剥离时应小心，防止脾脏和胸腺被撕裂，应将附着的脂肪、筋膜和沾染的血液清理干净，并及时称重，防止组织干燥脱水影响称重的准确性。

【思考题】

药物免疫毒性检测的主要方法有哪些？

（朱正光）

实验七 小鼠精子致畸实验

【目的和要求】精子致畸实验是检测受试药物破坏哺乳动物精子正常形态的实验学方法。通过实验，要求学生能概述小鼠精子畸形产生的原因；能熟练完成染液配制、实验动物解剖、取材、标本制作和阅片工作。

【实验原理】精子畸形就是指精子的形态发生异常。在正常情况下，精子分为头、体、尾三部分。哺乳动物的精子中天然存在少量的畸形精子，在诱变药物作用下，畸形精子数量可大量增加，如环磷酰胺、顺铂、雌激素和雄激素、灭虫药、抗感染药等。除了药物等化学因素外，引起精子发生畸形的因素还包括：①年龄，年龄越大，精子畸形的比例越高；②环境因素，可导致精子畸形率升高；③不良的生活习惯，如长期的吸烟、酗酒、熬夜、缺乏运动等会导致精子畸形率的升高；④其他，如变态反应、缺血、体温升高、感染、辐射、温度等因素也可能会导致精子畸形率的升高。生殖系统对外来化学物的作用十分敏感，在其他系统还未出现毒性反应之前，生殖系统就可能出现了毒性反应。目前，化学毒物引起精子畸形的机制尚未完全清楚。正常情况下，精子的成熟和正常形态的发生过程是受多基因控制，具有高度遗传性，任何一个基因发生突变都可能会导致精子的畸形率增加。同时，多基因遗传易受环境因素的影响，环境因素的改变也可引起精子畸形，故本实验也可用作检测环境因子在体内对生殖细胞的致突变作用。

畸形精子在总计数精子数中所占的比率为精子畸形率。最常见的畸形为头部畸形，如胖头、双头、无头等畸形。尾部可能会发生卷曲、双尾、缺尾、断裂等畸形。精子形态发生异常以后，可以影响精子的受精能力，往往畸形精子越多，受精率就越低，正常人精液中也有一定量的畸形精子，因此畸形精子的存在不代表无法生育，正常情况下畸形精子率为20% ~40%，如果正常形态精子比例小于30%则称为畸形精子症，严重影响精液质量、受精能力和生育能力，可导致男性不育症。

【实验动物】 成年雄性小鼠，体重28~30g。

【仪器和试剂】 手术剪、无齿镊、眼科手术剪、眼科镊、载玻片、染色缸、显微镜、1ml 注射器、滤纸、擦镜纸、标签纸，甲醇、1%伊红染色液、环磷酰胺注射液、生理盐水。

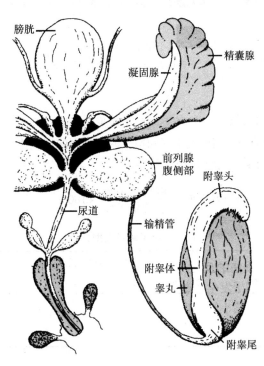

实验图 7 - 1　小鼠雄性生殖系统

【实验方法】

1. 剂量及分组　设受试物组与对照组，受试物组按40mg/kg 剂量给予环磷酰胺注射液，对照组给予等容量的生理盐水。

2. 染毒　称重后，给药容量为0.1ml/10g，连续5天，进行染毒。

3. 标本制备

（1）实验动物处理　用颈椎脱臼法牺牲小鼠，用眼科手术剪从左侧（或右侧）剪开外生殖器至尾巴根部三角区域的皮肤，在皮下找到被脂肪包裹的睾丸和附睾，取出睾丸和附睾，分离出附睾。用眼科剪轻轻剪去附睾尾部（或头部）的包膜，用小镊子将精液轻轻挤压到预滴1滴生理盐水的载玻片上，混匀后推片。推好的片子晾干备用。

（2）固定　待载玻片干燥后，用待载玻片干燥后，甲醇液中固定10分钟，取出晾干。

（3）染色　将晾干的涂片晾干的于 1% 伊红溶液中染色 10 分钟，然后用自来水轻轻冲洗，洗去多余染色液，晾干。

4. 观察　先以 10 倍物镜粗检，选择细胞背景清晰、精子分布均匀、重叠较少的区域，再在 40 倍物镜下按顺序进行镜检，观察并计数结构完整的 200 个精子。按 Wyrobeks 的分类标准，主要畸形类型有：胖头（图 7-2A）、无钩（图 7-2B）、双头（图 7-2C）、多尾（图 7-2D）、无定形、尾折叠精子。

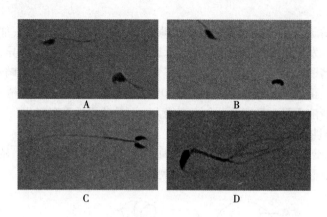

实验图 7-2　小鼠精子畸形的类型

A，胖头精子；B，无钩精子；C，双头精子；D，多尾精子

【结果记录】

1. 分别记录每张涂片精子畸形类型，并计数不同类型畸形精子数。

2. 全班结果汇总，计算各组的精子畸形发生率和精子畸形类型的构成比，填入表 7-1。

进行受试物组与对照组间的比较，标注显著性差异。

$$畸形发生率 = \frac{畸形精子数}{受检精子数} \times 100\%$$

实验表 7-1　精子畸形类型分析

组别	受检精子总数	精子畸形分类及构成（%）					
		无钩	香蕉形	胖头	无定形	其他	总计
受试物							
对照组							

【注意事项】

1. 涂片时生理盐水 1 滴为宜，过多则细胞过于分散，过少则细胞凝集一团。

2. 正确拿取载玻片，全程保持载玻片干净，避免指纹污染。

3. 对照组也会出现畸形的精子，一般正常小鼠的精子畸形率为 0.8%～3.4%。

4. 有头无尾、有尾无头、与其他的精子或杂质重叠、明显人为损伤（剪碎）的精子均不计数。

5. 判断双头、双尾精子时，可用轻轻来回转动显微镜微调观察，双头或双尾应位于同一平面，同时清晰，同时模糊。注意与两条精子的部分重叠（双头或双尾位于不同平面）相区别。

【思考题】

1. 产生精子畸形的原因有哪些？

2. 怎样判断精子致畸实验结果为阳性或阴性？

（王　鹏）

实验八 小鼠骨髓细胞微核实验

【目的和要求】 本实验利用显微镜下观察骨髓嗜多染红细胞（polychromatic erythrocyte，PCE）微核（micronucleus）出现率，验证受试药物是否具有致突变性。通过实验，要求学生能概述微核产生的原因，能独立完成检测工作。

【实验原理】 微核（micronucleus）是细胞内染色体或染色单体的无着丝点断片或纺锤丝受损而滞留在细胞核外的遗传物质，多数呈圆形，直径相当于细胞的1/20~1/5，边缘整齐，嗜色性与细胞核质相同，呈紫红色或蓝紫色。所有细胞均可因基因突变而产生微核，正常人PCE中也可检出少量的微核。致突变剂可以使细胞中微核的数量明显增多。微核实验是以微核发生率或有微核的细胞率为指标来评价受试物是否具有致突变性，是染色体损伤和干扰细胞有丝分裂的药物的快速检测方法。实验首选骨髓PCE，因为红细胞在成熟前最后一次分离后数小时，可将细胞核细胞外，而PCE细胞内会留下微核。与其他有核细胞比较，PCE细胞内的微核更容易观察和确认（实验图8-1）。PCE可进一步发育成熟，转变为正染红细胞（normochromatic erythrocyte，NCE），NCE会长期存在。NCE与PCE均为无核红细胞，只是染色性质不一致，PCE细胞呈灰蓝色、NCE呈橘黄色。NCE内也可检出微核，但无法判断染色体损伤是受试物引起的，还是原来就存在的。而PCE是新生成的无核红细胞，存在时间短，却更能体现近期染毒的致突变作用，即由受试药物引起的染色体畸变。

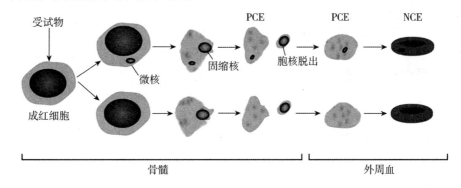

实验图8-1 小鼠骨髓PCE微核的形成

【实验动物】 小鼠，体重20~22g。

【仪器和试剂】 手术剪、无齿镊、弯止血钳、载玻片、推片、染色缸、显微镜、1ml注射器、干净纱布、滴管、擦镜纸、香柏油、标签纸、甲醇、Giemsa储备液、磷酸盐缓冲液、小牛血清、环磷酰胺注射液、生理盐水。

【实验方法】

1. 剂量及分组 设受试物组与对照组，受试物组按50mg/kg剂量给予环磷酰胺注射液，对照组给予等容量的生理盐水。

2. 染毒 在实验前24小时，称重后，按上述剂量一次性腹腔注射给药，给药容量为0.1ml/10g。

3. 标本制备

（1）实验动物处理 染毒24小时后，颈椎脱臼牺牲动物，沿前正中线迅速剪开胸部皮肤、肌肉，取下胸骨，剔去肌肉，用干净纱布擦拭，剪去每节胸骨骨骺端。在载玻片一端滴上一滴小牛血清，用弯止血钳挤出胸骨骨髓液，溶解在小牛血清中，混匀后推片。推好的片子晾干备用。

（2）固定 待载玻片干燥后，放入甲醇液中固定10分钟，取出晾干。

（3）染色 将晾干的载玻片置于10% Giemsa染液中染色10分钟，然后用自来水轻轻冲洗，洗去多余的染色液，晾干。

4. 观察 依次用 4 倍、10 倍镜、40 倍物镜粗检，选择细胞分布均匀、疏密适度、形态完整、染色良好的区域，再在油镜下按顺序进行镜检，同时进行 PCE 和微核计数。PCE 细胞中微核多为一个，也可有两个或两个以上微核，此时仍按一个有微核的 PCE 计算（实验图 8 - 2）。

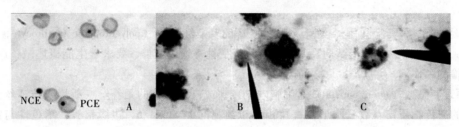

实验图 8 - 2 微核的形成
A，PCE 与 NCE；B，有一个微核的 PCE；C，有多个微核的 PCE

【结果记录】
1. 计数每张骨髓片 200 个 PCE 中含微核 PCE 细胞数，计算微核率，以千分率表示。
2. 计数每张骨髓片 200 个无核红细胞，计算 PCE/NCE 比值。
3. 全班结果汇总，进行实验组与对照组间的比较。

【注意事项】
1. 防止小牛血清污染。
2. 实验过程尽量避免其他细胞混入，以免影响结果。
3. 使用完油镜后，用擦镜纸蘸二甲苯清理干净镜头，以免香柏油干燥在镜头上，破坏镜头屈光。
4. Giemsa 染液的 pH 是染色成功与否的关键，最好用酸度计辅助配液，pH 定标在 6.8。
5. 注意微核与颗粒异物的区分，无核细胞与其他有核细胞进行区分。

【思考题】
1. 微核可以出现在哪些细胞？本实验为什么选择 PCE 细胞？
2. 怎样判断微核实验结果为阳性或阴性？

（王　鹏）

实验九　溶血性实验

【目的和要求】考察药物有无溶血和凝集反应的发生。通过本实验，使学生认识药物引起的溶血现象，并掌握溶血实验的基本操作方法。

【实验原理】溶血是指红细胞破裂溶解的一种现象，溶血性实验可以观察药物是否能够引起溶血反应，也可以观察药物有无引起红细胞凝集的作用。由于药物本身的理化特点及制剂中的杂质等原因，可能会引起溶血。为保证用药安全，以中草药制成的注射剂，特别是供静脉注射的药品，都应考虑做溶血性实验。

【实验动物】家兔 1 只（2.5 ~ 3.0kg）。

【仪器和试剂】烧杯、试管、试管架、滴管、吸管、离心机、恒温水浴、竹签，生理盐水、供试药品（50mg/ml 远志煎剂）、蒸馏水。

【实验方法】

1. 制备 2% 红细胞悬液 取家兔 1 只，自耳静脉取血 10ml，置三角瓶中，用竹签搅拌除去纤维蛋白，再将血液转移至离心管中，加生理盐水 5 ~ 10ml，混匀，2500 转/分钟，离心 5 分钟，弃上清，再加生理盐水混匀离心，如此反复 3~5 次，直至上清液不呈红色为止。按所得红细胞的容积，用生理盐水配成 2% 混悬液，供实验用。

2. 样品制备 取清洁试管 7 支，编号，按实验表 9-1 所示的顺序，依次加入试剂和 2% 红细胞混悬液，混匀后于 37℃ 水浴条件下，观察 0.5 小时、1 小时、2 小时、3 小时内各管的溶血情况，并记录于实验表 9-2。

实验表 9-1　溶血性实验设计表

试剂	1	2	3	4	5	6	7
远志煎剂（ml）	0.1	0.2	0.3	0.4	0.5	–	–
生理盐水（ml）	2.4	2.3	2.2	2.1	2.0	2.5	–
蒸馏水（ml）	–	–	–	–	–	–	2.5
2%红细胞混悬液（ml）	2.5	2.5	2.5	2.5	2.5	2.5	2.5

3. 结果的判定

全溶血：溶液澄明，红色，管底无红细胞残留。

部分溶血：溶液透明，红色或棕色，底部有少量红细胞残留；镜检红细胞稀少或变形。

不溶血：红细胞全部下沉，上层液体无色澄明。

凝集：出现棕红色或红棕色沉淀，振摇后不分散。

一般认为 1 小时后第 3 管以前各管和第 3 管若出现溶血、部分溶血或凝集反应，则不宜供静脉注射用。

【结果记录】

实验表 9-2　溶血性实验结果记录表

时间（小时）	1	2	3	4	5	6	7
0.5							
1							
2							
3							

注：管 6 为阴性对照管，管 7 为阳性对照管。

【注意事项】

1. 采血后，一定要用竹签充分搅拌血液。

2. 当体外溶血实验阳性时，应进行药物的体内溶血实验，而目前缺乏全面评价药物临床前体内溶血实验的方法，因此在长期毒性研究中应该考虑药物制剂的溶血性，注意观察溶血反应的有关指标，如网织红细胞数、红细胞数、胆红素及尿蛋白等。

【思考题】

1. 什么是溶血？哪些药物可以引起溶血现象？

2. 溶血性实验结果如何判定？

（陈美华）

实验十　血管刺激性实验

【目的和要求】 本实验通过家兔耳缘静脉注射受试药物后，观察对血管的刺激性反应。通过实验，使学生掌握血管刺激性实验的基本方法。

【实验原理】 刺激性是指非口服给药制剂给药后对给药部位产生的可逆性炎症反应，若给药部位产生了不可逆性的组织损伤则称为腐蚀性。刺激性实验是观察动物的血管、肌肉、皮肤、黏膜等部位接触受试药物后是否引起红肿、充血、渗出、变性或坏死等局部反应。

【实验动物】 家兔（1.8 ~ 2.0kg）。

【仪器和试剂】 1ml 注射器、注射用头皮针、组织剪刀，注射用降纤酶、生理盐水。

【实验方法】 家兔耳缘静脉注射注射用降纤酶后，肉眼观察是否出现明显的肿胀、充血和坏死等刺激症状。在实验的第 4 天取家兔耳注射部位和向前 5cm 部位的血管组织制作病理切片检查。肉眼观察是否存在充血、水肿、坏死；观察血管是否破碎，即血管内皮是否完整、光滑；观察炎性浸润情况，即镜下是否可见白细胞，组织液是否渗出；观察血栓形成情况，即是否有红细胞凝集。

【结果记录】

实验表 10 – 1   血管刺激性实验结果记录表

观察内容	表现
肉眼大体观察	
血管破碎	
炎性浸润	
血栓形成	

【注意事项】

1. 注射部位要从远心端开始注射，如果有注射失败时，向近心端选择其他位置注射。

2. 注射时头皮针内不要有气泡，另外，注意分清静脉与动脉，本次实验药物注射到静脉内。

3. 捉拿家兔时，抓住颈背部皮肤，不要抓耳朵，否则会影响实验结果。

【思考题】

是否有轻微血管刺激的药物就可判定不应用于临床？如果可以用，为什么？

（封　瑞）

参 考 文 献

［1］谭毓治. 药物毒理学［M］. 北京：科学出版社，2009.

［2］谭毓治，唐圣松. 药物毒理学［M］. 北京：中国医药科技出版社，2009.

［3］周立国. 药物毒理学［M］. 2 版. 北京：中国医药科技出版社，2009.

［4］杨祥良，徐辉碧，谬明阳等. 纳米药物安全性［M］. 北京：科学出版社，2010.

［5］周聊生，牟燕. 药源性疾病与防治［M］. 北京：人民卫生出版社，2010.

［6］蔡际群. 药物毒理学［M］. 上海：上海科学技术出版社，2011.

［7］郝丽英，吕莉. 药物毒理学［M］. 北京：清华大学出版社，2011.

［8］孙晗笑，李秀英. 药物分子毒理学［M］. 广州：暨南大学出版社，2012.

［9］孙祖越，周莉. 药物生殖与发育毒理学［M］. 上海：上海科学技术出版社，2015.

［10］光红梅，王庆利，王海学. 解读《药物刺激性、过敏性和溶血性研究技术指导原则》［J］. 中国新药与临床杂志，2015，34（9）：700－702.

［11］楼宜嘉. 药物毒理学［M］. 4 版. 北京：人民卫生出版社，2016.

［12］Ana Filipe Monteiro, Margarida Rato, César Martins. Drug－induced photosensitivity：Photoallergic and phototoxic reactions［J］. Clinics in Dermatology. 2016，34（5）：571－581.

［13］张学军，郑捷. 皮肤性病学［M］. 9 版. 北京：人民卫生出版社，2018.

［14］李继承，曾园山. 组织学与胚胎学［M］. 9 版. 北京：人民卫生出版社，2018.

［15］Shaocheng Wang. Historical Review：Opiate Addiction and Opioid Receptors［J］. Cell Transplantation. 2019，28（3）：233－238.

［16］Shao－Cheng Wang, Yuan－Chuan Chen, Chun－Hung Lee, Ching－Ming Cheng. Opioid Addiction, Genetic Susceptibility, and Medical Treatments：A Review［J］. International Journal of Molecular Sciences. 2019，20（17）：4294.